肺癌解剖性肺段切除图谱

Illustrated Anatomical Segmentectomy for Lung Cancer

〔日〕 野守裕明 冈田守人 编 著

葛 棣 主 译

天津出版传媒集团

天津科技翻译出版有限公司

著作权合同登记号:图字:02－2014－112

图书在版编目(CIP)数据

肺癌解剖性肺段切除图谱/(日)野守裕明(Hiroaki Nomori),(日)冈田守人(Morihito Okada)编著;葛棣等译.——天津:天津科技翻译出版有限公司,2017.1

书名原文:Illustrated Anatomical Segmentectomy for Lung Cancer

ISBN 978－7－5433－3640－7

Ⅰ.①肺…　Ⅱ.①野…　②冈…　③葛…　Ⅲ.①肺癌－胸腔外科手术－图谱　Ⅳ.①R734.2－64

中国版本图书馆 CIP 数据核字(2016)第 236890 号

授权单位:株式会社文光堂
出　　版:天津科技翻译出版有限公司
出 版 人:刘 庆
地　　址:天津市南开区白堤路 244 号
邮政编码:300192
电　　话:(022)87894896
传　　真:(022)87895650
网　　址:www.tsttpc.com
印　　刷:山东临沂新华印刷物流集团有限责任公司
发　　行:全国新华书店
版本记录:787×1092　16 开本　16.25 印张　300 千字
2017 年 1 月第 1 版　2017 年 1 月第 1 次印刷
定价:120.00 元

译者名单

主　译　葛　棣

译　者　(复旦大学附属中山医院胸外科)

丁建勇　葛　棣　古　杰　林宗武

卢春来　薛　亮　袁云锋

中译本序

当今,精准医疗和微创理念已逐渐深入医疗界乃至大众心中并日趋成为共识,随着胸部CT及今后更多更好诊断技术的发明和广泛使用,我们将有可能发现越来越多早期的肺癌患者。对于早期外周型的肺癌患者,包括解剖性肺段切除在内的亚肺叶切除正逐渐显示出和传统肺叶切除相近的疗效,而其为患者保留更多肺功能的优越性更符合微创的理念,并对患者的术后健康具有重要意义。解剖性肺段切除对于不易行肺楔形切除的良性疾病或转移瘤患者,尤其是越来越多的部分Ia期肺癌患者都是恰当的治疗选择。因此学习和掌握解剖性肺段切除技术对于胸外科医师来说尤为重要。

葛棣教授敏于思,精于业,是我多年的同事,也是一名杰出的胸外科医生。在他的辛勤耕耘和不断探索下,他的团队在临床和科研上都诸多建树并独具特色。他对胸外科的发展方向一向思考深刻、把握准确,本书在他的主持下翻译出版,正顺应了时代的需要。

本书包含了目前所有种类的解剖性肺段切除术的案例和手术步骤图谱。书中各个解剖结构标注清晰准确,手术步骤描述细致入微,可操作性极强,因而非常有助于初学者按部就班地准确操作以及有经验的医师进一步学习提高之用。解剖性肺段切除术复杂多变,对解剖的知识和操作要求较高,对于任何胸外科医师来说都是很大的挑战。在这样的高难度手术前,充分研读和掌握所有手术细节无疑对患者和手术医师都至关重要,如果有这样一本高质量的参考书结合足够的实践,相信一定会事半功倍。

外科的艺术来自于对创新的不懈追求,而规范的操作和扎实的解剖学知识则是所有外科创新的基础。我相信这样一本优秀的译著将成为每一位立志追求卓越的胸外科医师的良师益友。

复旦大学附属中山医院胸外科主任

中华医学会胸心血管外科学分会委员

上海市医学会胸外科专科分会副主任委员

英国爱丁堡皇家外科学院FELLOW

中国医师协会胸外科分会常委

译者前言

大概一年多前我有幸拜读了英文版的《肺癌解剖性肺段切除图谱》，书中详细描述了各个肺段切除的方法。该书对肺段切除的相关技术，对术中肺段血管、支气管的处理都描述得十分详尽、细致，在日本胸外科界具有较大的影响力。

肺段切除虽然不是新的术式，但是由于肺段解剖变异较多，一些非优势段的解剖性切除并非很容易。目前对于早期小肺癌，回顾性研究已经提示肺段切除效果不亚于肺叶切除。很有可能肺段切除术将来会成为一项治疗早期小肺癌的常规手术技术。为了让国内的胸外科医师进一步学习肺段切除术，我和同事经过数月的努力，利用休息时间，翻译了这本著作。

由于此书原著是日语，我们是将其英语译本译成中文。经过二次翻译，对作者原意的表达有可能存在偏差，甚至可能有谬误的地方，也欢迎读者提出批评指正。对我而言，翻译的过程本身就是学习的过程，从中我们对肺段切除也有了新的认识。

希望此书在国内出版后，能够对国内的胸外科同行有所帮助！

葛棣

复旦大学附属中山医院胸外科副主任

复旦大学附属中山医院肺癌中心主任

序（一）

如同本书早先“2011日文版”序言中写道：我非常高兴和荣幸能有机会为此书写序言。令我更加荣幸的是，今天有幸可以为斯普林格出版社出版的英文译本撰写序言。英文译本可以有更多的读者，而更重要的是我相信这些来自日本胸外科医师的独创性工作尚未被包括欧美国家在内的世界其他国家的普胸外科界所了解和认可。这本图谱包含了最新和最重要的原创性工作，对原发性非小细胞肺癌的治疗具有重大应用价值。这本书是长期经验总结的产物，其内容也经过了精心的规划和编排，评价客观公正，并有详细的文献记载。

背景和历史

1939年Churchill和Belsey首次提出了肺段切除的解剖和技术[1]。没过多久，这项技术由经验丰富的外科医师Overholt和Boston所推广[2]。在1959~1960年间，我和Ronald Belsey成为了高级住院医师，接着我又在法兰查和布里斯托尔当地胸科中心担任主任。在那里我开始接触肺段切除。当时肺段切除使用的是经典的“手指钝性分离肺段平面”，这种方法现在看来有些粗暴并且很难用于教学。

1972年，日本神户的Nakamura教授推荐Noriaki Tsubota到加拿大多伦多的胸外科进行一年的进修学习。在进修期间，Noriaki Tsubota学习了“Chamberlain/Belsey”的肺段切除技术。进修结束后，Noriaki Tsubota回到神户附近的兵库县癌症中心，继续他对解剖型肺段切除的探究。Noriaki Tsubota创造了重要的技术改进，并将其传授给了他的学生Morihito Okada。已退休的Tsubota和他的学生Okada最终又做了进一步的改进，包括：胸腔镜下肺段切除术，根治性解剖性肺段切除术，袖式肺段切除术和详尽的局部段切和亚段切除解剖。尽管这本详细的图谱在世界其他国家的外科医师中鲜为人知，但是书中的经验已经在日本广泛传播并影响着许多日本顶尖的胸外科医师。作为嘉宾，我参加了2010年11月由日本肺癌协会举办的第51界大会。会上，本图谱的两位作家：东京庆应义塾大学的Hiroaki Nomori教授和2010年被广岛大学聘为教授的Morihito Okada医师给我看了该图谱日文版的手稿。

当代日本临床经验

现在日本胸外科医师广泛探究一种具有良好重复性、价格相对便宜并且精确性好的根治性胸腔镜下解剖性肺段切除术。其并发症和死亡率相对肺叶切除术、楔形切除术或其他种类的肺小部分切除术相似或更低。本书创新之处在于包含了袖式段切除术和亚段切除术[3-11]。

Okada 和 Tsubota 等医师已经发表了段切除和肺叶切除在治疗早期的直径在 2cm 以内的非小细胞肺癌中的疗效比较[6-11]。相比肺叶切除，段切除可以提高无病生存期，保留更多的肺功能，降低了并发症和手术费用。段平面得到解剖性的保留，不会因以往的切割吻合器而变得折叠和扭曲。段表面可以术中行细胞涂片，并且易于病理科医师进行相关处理，如切缘的评估等。

在日本，虽然有关小肺癌的肺叶与亚肺叶切除的随机对照临床试验尚未完成，但是已有多个中心开展了这项研究（Asamura 和 Okada 为主要研究者）[12]。该研究比由美国 Altorki 负责的随机对照临床试验有更快速的患者入组。

段切除的其他优势是，除了较大血管结构外不需要切割缝合器。通过 4cm 的开放切口，可以使用传统的开放手术器械。可以用剪刀分离，段血管夹闭，使用老式的打结结扎血管等。切割缝合器用在段血管处理上往往过大而显笨拙。

结论

在我看来，上述评价已经显而易见地告诉我们：如果一个胸外科医师没有肺段手术方面的知识并且不去学习肺段切除的相关技巧，那么其很有可能将坐失良机。

F.Griffith Pearson
多伦多总院
加拿大多伦多

参考文献

1. Churchill ED, Belsey R. Segmental pneumonectomy in bronchiectasis: the lingula segment of the left upper lobe. Ann Surg. 1939;109(4):481–99.
2. Overholt RH, Woods FM, Ramsay BH. Segmental pulmonary resection: details of technique and results. J Thorac Surg. 1950;19(2):207–25.
3. Nomori H, Ikeda K, Mori T, et al. Sentinel node navigation segmentectomy for c-T1N0M0 non-small cell lung cancer. J Thorac Cardiovasc Surg. 2007;133:780–85.
4. Nomori H, Mori T, Izumi Y, et al. Is completion lobectomy merited for unanticipated nodal metastases after radical segmentectomy for cT1N0M0/pN1-2 non-small cell lung cancer? J Thorac Cardiovasc Surg. 2012;143:820–24.
5. Nomori H, Mori T, Ikeda K, et al. Segmentectomy for cT1N0M0 non-small cell lung cancer: a prospective study at a single institute. J Thorac Cardiovasc Surg. 2012;144:87–93.
6. Okada M, Tsutani Y, Ikeda T, et al. Radical hybrid video-assisted thoracic segmentectomy: long-term results of minimally invasive anatomical sublobar resection for treating lung cancer. Interact Cardiovasc Thorac Surg. 2012;14(1):5–11.
7. Okada M, Nakayama H, Okumura S, et al. Multicenter analysis of high-resolution computed tomography and positron emission tomography/computed tomography findings to choose therapeutic strategies for clinical stage IA lung adenocarcinoma. J Thorac Cardiovasc Surg. 2011;141(6):1384–91.
8. Okada M, Mimura T, Ikegaki J, et al. A novel video-assisted anatomic segmentectomy technique: selective segmental inflation via bronchofiberoptic jet followed by cautery cutting. J Thorac Cardiovasc Surg. 2007;133(3):753–8.
9. Okada M, Koike T, Higashiyama M, et al. Radical sublobar resection for small-sized non-small cell lung cancer: a multicenter study. J Thorac Cardiovasc Surg. 2006;132(4):769–75.
10. Okada M, Nishio W, Sakamoto T, et al. Effect of tumor size on prognosis in patients with non-small cell lung cancer: the role of segmentectomy as a type of lesser resection. J Thorac Cardiovasc Surg.

2005;129(1):87–93.
11. Okada M, Nishio W, Sakamoto T, et al. Sleeve segmentectomy for non-small cell lung carcinoma. J Thorac Cardiovasc Surg. 2004;128(3):420–4.
12. Nakamura K, Okada M, Asamura H, et al. A phase III randomized trial of lobectomy versus limited resection for small-sized peripheral non-small cell lung cancer (JCOG0802/WJOG4607L). Jpn J Clin Oncol. 2010;40(3):271–4.

序(二)

肺癌已进入微创治疗时代。肺癌的微创治疗包括两个方面:一是电视辅助胸腔镜手术,二是对于小的原发性肺癌进行更小范围的切除。电视辅助胸腔镜手术已经成为标准术式,但是后者仍存有争议,还没有在全球范围被广泛接受。

我自 1992 年开始探究肺段切除术, 并在 *Annals of Thoracic Surgery* 杂志上发表了相关研究结果和如何找到段间平面的改进方法 (1998;66:1787,2002;73:1055)。在过去的 20 年中,已有很多日本的相关研究结果发表,认为早期肺癌段切除更适合。尽管大部分研究是回顾性的,但是他们的结果支持段切除。随着早期肿瘤发现的增多,微创治疗时代已经到来。前瞻性临床试验已经在日本和美国开展。我坚信在不久的将来,肺段切除术将成为治疗早期肺癌的标准术式。

本书的作者 Hiroaki Nomori 和 Morihito Okada 医师一直热衷于小肺癌段切除的新技术研究,他们会继续发表他们的成果。长久以来,两位教授对肺段切除术的改进做出了卓越的贡献,这本书正是他们工作的结晶。

阅读本书的胸外科医师会非常惊讶于本书的内容——描述如此详尽, 解剖命名如此精确。大的彩图让我们更容易理解如何准确实施肺段切除术,从而对段切除的开展减少顾虑。

最后,我想指出的是保存肺功能的外科手术(肺段切除)概念以及使得这一精细的手术过程成为可能的手术上的技巧最初是由 F.G.Pearson 医师提出的。1973 年我在多伦多进修时,F.G.Pearson 医师是我的导师。

来欣赏这本书吧! 肺段的那些组织、血管和段的支气管在期待着您的探索。

Noriaki Tsubota
日本神户

前 言(一)

当我还在东京国家癌症中心实习时，我的导师胸外科医师 Shichiro Ishikawa 和 Tsuguo Naruke 时时提醒我别以为“我能够独立完成所有工作”。我将这句话谨记于心,并接受了广岛大学肿瘤外科 Morihito Okada 教授非常善意的帮助,让我分享到了他在肺段切除术方面的重要见地,并帮助我编写完成这本书籍。在 Noriaki Tsubota 理念的基础上,Morihito Okada 提出了自己的建议。正是基于这些建议以及我的导师传授给我的知识,我感觉我能够提出对于当前肺癌根治性肺段切除治疗的客观公正的认识。在此,衷心感谢 Okada 教授 3 年多来给予我无数宝贵的意见,帮助我完成这本书的编著。

我从 2000 年左右开始致力于掌握肺癌根治性段切除手术的研究。也正是在那个时期,随着日本全国范围内 CT 扫描普遍开展,周围型小肺癌发病率逐年上升。尽管我在东京国家癌症中心做住院医师阶段,在 Shigeto Ikeda 博士的指导下已掌握了肺段的影像学解剖,但是在手术中,要准确识别肺动脉、静脉、支气管的各个段的解剖结构并非想象中那么容易。实际上,在起步阶段,通常需要将近 5 个小时来完成一例解剖性肺段切除术。

这本书包含大量彩色插图,这些插图是从大约 4000 张肺部解剖图中挑选出来的。这是在过去 7 年里,我在熊本和庆应大学所做的 450 多例肺段切除术过程中所绘制的。我相信,这本书涵盖了各种类型肺段切除术的技术细节。尽管书中描述的技巧会随着外科技术的革新而改变并提高,但是肺段的解剖结构并不改变,所以我深信这本书将会继续有助于胸外科医师理解肺段的解剖细节。

Hiroaki Nomori
日本千叶

前　言(二)

我发现手术是非常令人着迷的，所以命运安排我与外科结缘也成为我此生非常重要的事件。手术的目标应该是通过最小的损伤,来达到最好的治疗效果,并尽可能保护患者的脏器功能。从这个意义上说,根治性杂交电视胸腔镜下肺段切除术应该是治疗小肺癌的理想方法。特别是近年来全世界小肺癌的发病率在逐年升高。

外科的艺术就在于锐性分离。Ronald H.R. Belsey 医师(英格兰布里斯托尔 Frenchay 医院)、F. Griffith Pearson 医师(加拿大多伦多大学)和 Noriaki Tsubota 医师(日本兵库县癌症中心荣誉主席)发展了用于胸部深层次锐性解剖的技术。他们用拇指和示指(或者中指)套入剪刀的柄环,将长而稍重的 Allison 剪刀倒置过来操作。他们对肺手术的最显著影响在于通过培训使全球众多学员的手术技能显著提高。Pearson 医师在 2005 年告诉我,他刚刚参加了兵库县举办的第 22 届日本胸外科协会会议。在那里,他目睹了关于根治性肺段切除术的指征、临床经验以及疗效的详细报告。他说道,整个会议对现有的大量临床经验做了高度的概括总结,包括指征和详细的疗效,而我书中的插图非常清晰地展现了这些内容。他也会试着说服自己北美的同事来检验并尝试这类方法和技术。他的评论激发了我进一步开展针对肺癌的肺段切除术的热情。

我会永远感谢 Belsey、Pearson 和 Tsubota 医师,以及我的合作者 Hiroaki Nomori 医师,他们都鼓励我编写此书。我期望自己能像可再生资源一样能继续服务于当代的以及下一代胸外科医师。

Morihito Okada

日本广岛

目 录

第 1 部分

总 论

第 1 章

肺段的系统命名

1.1 肺段和亚段的系统命名

1.1.1 右上肺叶

1. S^1[尖段]
   (a)S^1a[固有亚段]
   (b)S^1b[前侧亚段]
2. S^2[后段]
   (a)S^2a[后亚段]
   (b)S^2b[水平亚段]
3. S^3[前段]
   (a)S^3a[外亚段]
   (b)S^3b[内亚段]

1.1.2 右中肺叶

1. S^4 [中叶外段]
   (a)S^4a[外亚段]
   (b)S^4b[内亚段]
2. S^5[中叶内段]
   (a)S^5a[外亚段]
   (b)S^5b[内亚段]

1.1.3 左上肺叶

1.1.3.1 固有段划分(S^{1+2}+S^3)

1. S^{1+2}[尖后段]
   (a)$S^{1+2}a$[尖亚段]
   (b)$S^{1+2}b$[后亚段]
   (c)$S^{1+2}c$[水平亚段]
2. S^3[前段]
   (a)S^3a[外亚段]
   (b)S^3b[内亚段]
   (c)S^3c[上亚段]

1.1.3.2 舌段划分(S^4+S^5)

1. S^4[上舌段]
   (a)S^4a[外亚段]
   (b)S^4b[内亚段]
2. S^5[下舌段]
   (a)S^5a[上亚段]
   (b)S^5b[下亚段]

1.1.4 下肺叶

1. S^6[背段]
   (a)S^6a[上亚段]
   (b)S^6b[外亚段]
   (c)S^6c[内亚段]
2. S*[背段下段]
3. S^7[内基底段] (仅右肺叶)
   (a)S^7a[后亚段]
   (b)S^7b[前侧亚段]
4. S^8[前基底段]
   (a)S^8a[外亚段]
   (b)S^8b[基底亚段]
5. S^9[外基底段]
   (a)S^9a[外亚段]
   (b)S^9b[基底亚段]
6. S^{10}[后基底段]

(a)S^{10}a[后亚段]
(b)S^{10}b[外亚段]
(c)S^{10}c[内亚段]

1.2 段支气管和亚段支气管的系统命名

1.2.1 右上肺叶

1.B^{1}[尖段支气管]
(a)B^{1}a[固有亚段支气管]
(b)B^{1}b[前侧亚段支气管]
2.B^{2}[后段支气管]
(a)B^{2}a[后亚段支气管]
(b)B^{2}b[水平亚段支气管]
3.B^{3}[前段支气管]
(a)B^{3}a[外亚段支气管]
(b)B^{3}b[内亚段支气管]

1.2.2 右中肺叶

1.B^{4} [中叶外段支气管]
(a)S^{4}a[外亚段支气管]
(b)S^{4}b[内亚段支气管]
2.B^{5}[中叶内段支气管]
(a)S^{5}a[外亚段支气管]
(b)S^{5}b[内亚段支气管]

1.2.3 左上肺叶

1.2.3.1 固有段支气管

1.B^{1+2}[尖后段支气管]
(a)B^{1+2}a[尖亚段支气管]
(b)B^{1+2}b[后亚段支气管]
(c)B^{1+2}c[水平亚段支气管]
2.B^{3}[前段支气管]
(a)B^{3}a[外亚段支气管]
(b)B^{3}b[内亚段支气管]
(c)B^{3}c[上亚段支气管]

1.2.3.2 舌段支气管

1.B^{4}[上舌段支气管]
(c)B^{4}a[外亚段支气管]
(d)B^{4}b[内亚段支气管]
2.B^{5}[下舌段支气管]
(c)B^{5}a[上亚段支气管]
(d)B^{5}b[下亚段支气管]

1.2.4 下肺叶

1.B^{6}[背段支气管]
(a)B^{6}a[上亚段支气管]
(b)B^{6}b[外亚段支气管]
(c)B^{6}c[内亚段支气管]
2.B*[背段下段支气管]
3.B^{7}[内基底段支气管](仅右肺叶)
(a)B^{7}a[后亚段支气管]
(b)B^{7}b[前侧支气管]
4.B^{8}[前基底段支气管]
(a)B^{8}a[外亚段支气管]
(b)B^{8}b[基底亚段支气管]
5.B^{9}[外基底段支气管]
(a)B^{9}a[外亚段支气管]
(b)B^{9}b[基底亚段支气管]
6.B^{10}[后基底段支气管]
(a)B^{10}a[后亚段支气管]
(b)B^{10}b[外亚段支气管]
(c)B^{10}c[内亚段支气管]

1.3 段动脉和亚段动脉的系统命名

1.3.1 右上肺叶

1.A^{1}[尖段动脉]
(a)A^{1}a[固有亚段动脉]
(b)A^{1}b[前侧亚段动脉]
2.A^{2}[后段动脉]
(a)A^{2}a[后亚段动脉]
(b)A^{2}b[水平亚段动脉]

3.A^3[前段动脉]

(a)A^3a[外亚段动脉]

(b)A^3b[内亚段动脉]

1.3.2 右中肺叶

1.A^4 [中叶外段动脉]

(a)A^4a[外亚段动脉]

(b)A^4b[内亚段动脉]

2.A^5[中叶内段动脉]

(a)A^5a[外亚段动脉]

(b)A^5b[内亚段动脉]

1.3.3 左上肺叶

1.3.3.1 固有段动脉

1.A^{1+2}[尖后段动脉]

(a)$A^{1+2}a$[尖亚段动脉]

(b)$A^{1+2}b$[后亚段动脉]

(c)$A^{1+2}c$[水平亚段动脉]

2.A^3[前段动脉]

(a)A^3a[外亚段动脉]

(b)A^3b[内亚段动脉]

(c)A^3c[上亚段动脉]

1.3.3.2 舌段动脉

1.A^4[上舌段动脉]

(a)A^4a[外亚段动脉]

(b)A^4b[内亚段动脉]

2.A^5[下舌段动脉]

(a)A^5a[上亚段动脉]

(b)A^5b[下亚段动脉]

1.3.4 下肺叶

1.A^6[背段动脉]

(a)A^6a[上亚段动脉]

(b)A^6b[外亚段动脉]

(c)A^6c[内亚段动脉]

2.A*[背段下段动脉]

3.A^7[内基底段动脉](仅右肺叶)

(a)A^7a[后亚段动脉]

(b)A^7b[前侧动脉]

4.A^8[前基底段动脉]

(a)A^8a[外亚段动脉]

(b)A^8b[基底亚段动脉]

5.A^9[外基底段动脉]

(a)A^9a[外亚段动脉]

(b)A^9b[基底亚段动脉]

6.A^{10}[后基底段动脉]

(a)$A^{10}a$[后亚段动脉]

(b)$A^{10}b$[外亚段动脉]

(c)$A^{10}c$[内亚段动脉]

1.4 段静脉和亚段静脉的系统命名

1.4.1 右上肺叶

1.V^1(尖段静脉)

(a)V^1a:在 S^1a 和 S^1b 之间

(b)V^1b:在 S^1b 和 S^3b 之间

2.V^2(后段静脉)

(a)V^2a:位于 S^1a 和 S^2a 之间

(b)V^2b:位于 S^2a 和 S^2b 之间

(c)V^2c:位于 S^2b 和 S^3a 之间

(d)V^2t:S^2a 下面

3.V^3(前段静脉)

(a)V^3a:位于 S^3a 和 S^3b 之间

(b)V^3b:S^3b 下面

(c)V^3c 位于 S^3bi 和 S^3bii 之间

4.中心静脉:V^2a、V^2b 和 V^2c(和 V^3a)汇合

1.4.2 右中肺叶

1.V^4(中叶外段静脉)

(a)V^4a:位于 S^4a 和 S^4b 之间

(b)V^4b:位于 S^4b 和 S^5b 之间

2.V^5(中叶内段静脉)

(a)V^5a:位于 S^5a 和 S^5b 之间

(b)V^5b:S^5b 下面

1.4.3 左上肺叶

1.V^{1+2}(尖后段静脉)

(a)$V^{1+2}a$:位于 $S^{1+2}a$ 和 $S^{3}c$ 之间

(b)$V^{1+2}b$:位于 $S^{1+2}a$ 和 $S^{1+2}b$ 之间

(c)$V^{1+2}c$:位于 $S^{1+2}b$ 和 $S^{1+2}c$ 之间

(d)$V^{1+2}d$:位于 $S^{1+2}c$ 和 $S^{3}a$ 之间

2.V^{3}(前段静脉)

(a)$V^{3}a$:位于 $S^{3}a$ 和 $S^{3}b$ 之间

(b)$V^{3}b$:位于 $S^{3}b$ 和 $S^{4}b$ 之间

(c)$V^{3}c$:位于 $S^{3}b$ 和 $S^{3}c$ 之间

3.V^{4}(上舌段静脉)

(a)$V^{4}a$:位于 $S^{4}a$ 和 $S^{4}b$ 之间

(b)$V^{4}b$:位于 $S^{4}b$ 和 $S^{5}a$ 之间

4.V^{5}(下舌段静脉)

(a)$V^{5}a$:位于 $S^{5}a$ 和 $S^{5}b$ 之间

(b)$V^{5}b$:位于 $S^{5}b$ 下面

1.4.4 下肺叶

1.V^{6}(背段静脉)

(a)$V^{6}a$:位于 $S^{6}a$ 和 $S^{6}b+c$ 之间

(b)$V^{6}b$:位于 $S^{6}b$ 和 $S^{6}c$ 及 S^{6} 和 S^{8+9} 之间

(c)$V^{6}c$:位于 $S^{6}c$ 和 $S^{10}a$(或 $S^{7}a$,仅在右肺叶)之间

2.V^{7}(内基底段静脉)(仅右肺叶)

(a)$V^{7}a$:位于 $S^{7}a$ 和 $S^{7}b$ 之间

(b)$V^{7}b$:位于 $S^{7}b$ 和 $S^{8}b$ 之间

3.V^{8}(前基底段静脉)

(a)$V^{8}a$:位于 $S^{8}a$ 和 $S^{8}b$ 之间

(b)$V^{8}b$:位于 $S^{8}b$ 和 $S^{9}b$ 之间

4.V^{9}(外基底段静脉)

(a)$V^{9}a$:位于 $S^{9}a$ 和 $S^{9}b$ 之间

(b)$V^{9}b$:位于 $S^{9}b$ 和 $S^{10}b$ 之间

5.V^{10}(后基底段静脉)

(a)$V^{10}a$:位于 $S^{10}a$ 和 $S^{10}c$ 之间

(b)$V^{10}b$:位于 $S^{10}b$ 和 $S^{10}c$ 之间

(c)$V^{10}c$:位于 $S^{10}c$ 内

正面

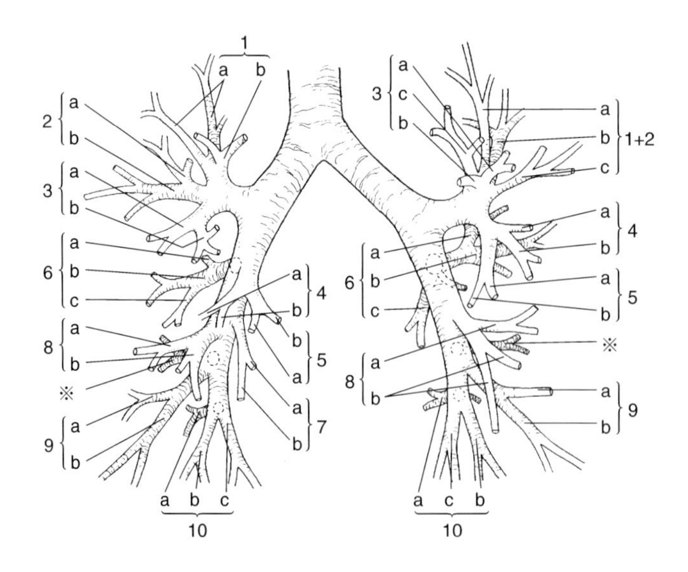

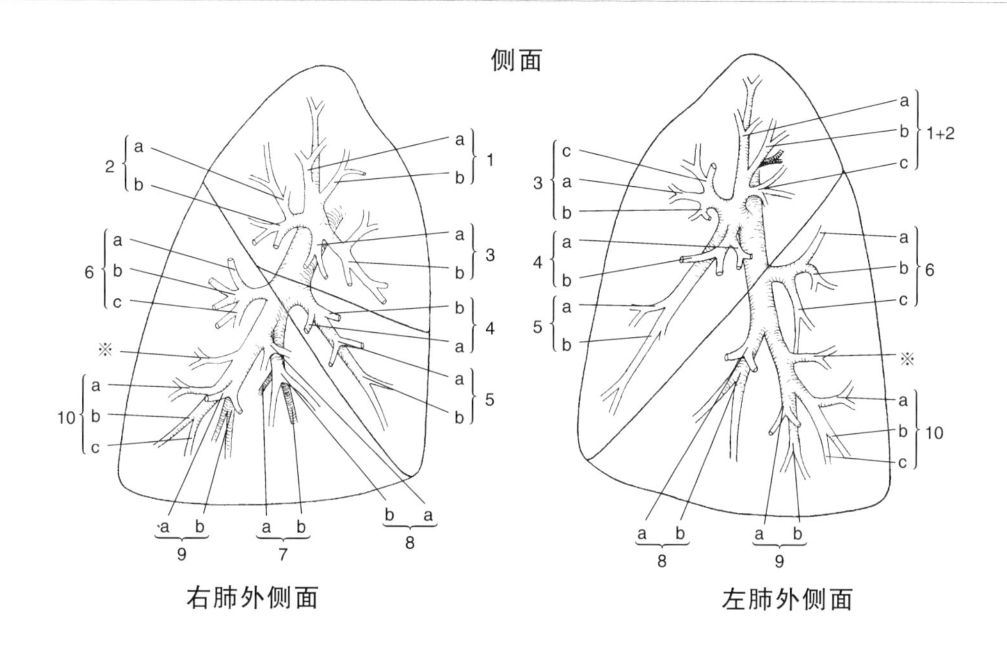
侧面
右肺外侧面
左肺外侧面

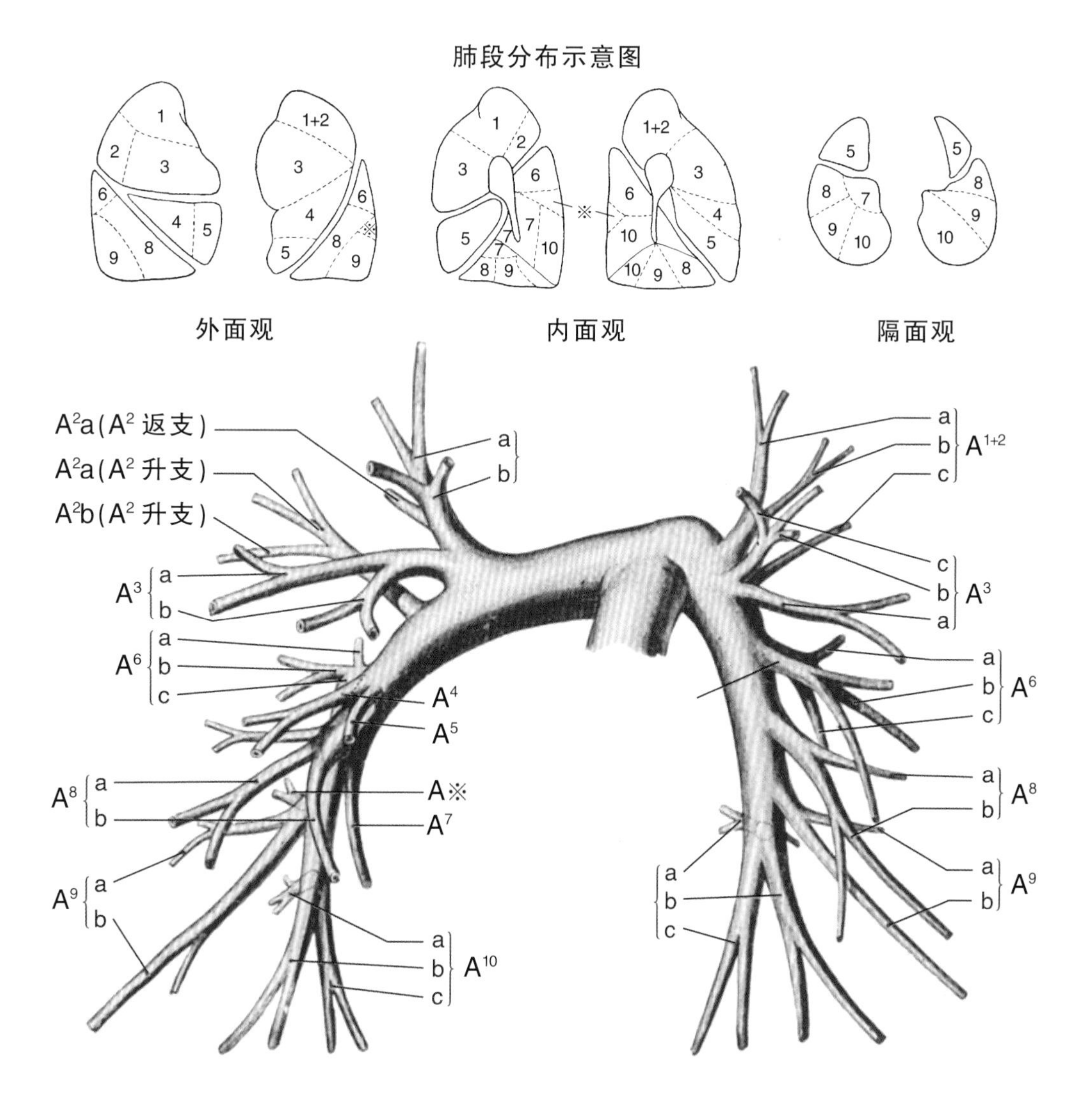
肺段分布示意图
外面观
内面观
隔面观
A2a(A2 返支)
A2a(A2 升支)
A2b(A2 升支)
A1+2
A3
A6
A4
A5
A8
A※
A7
A9
A10

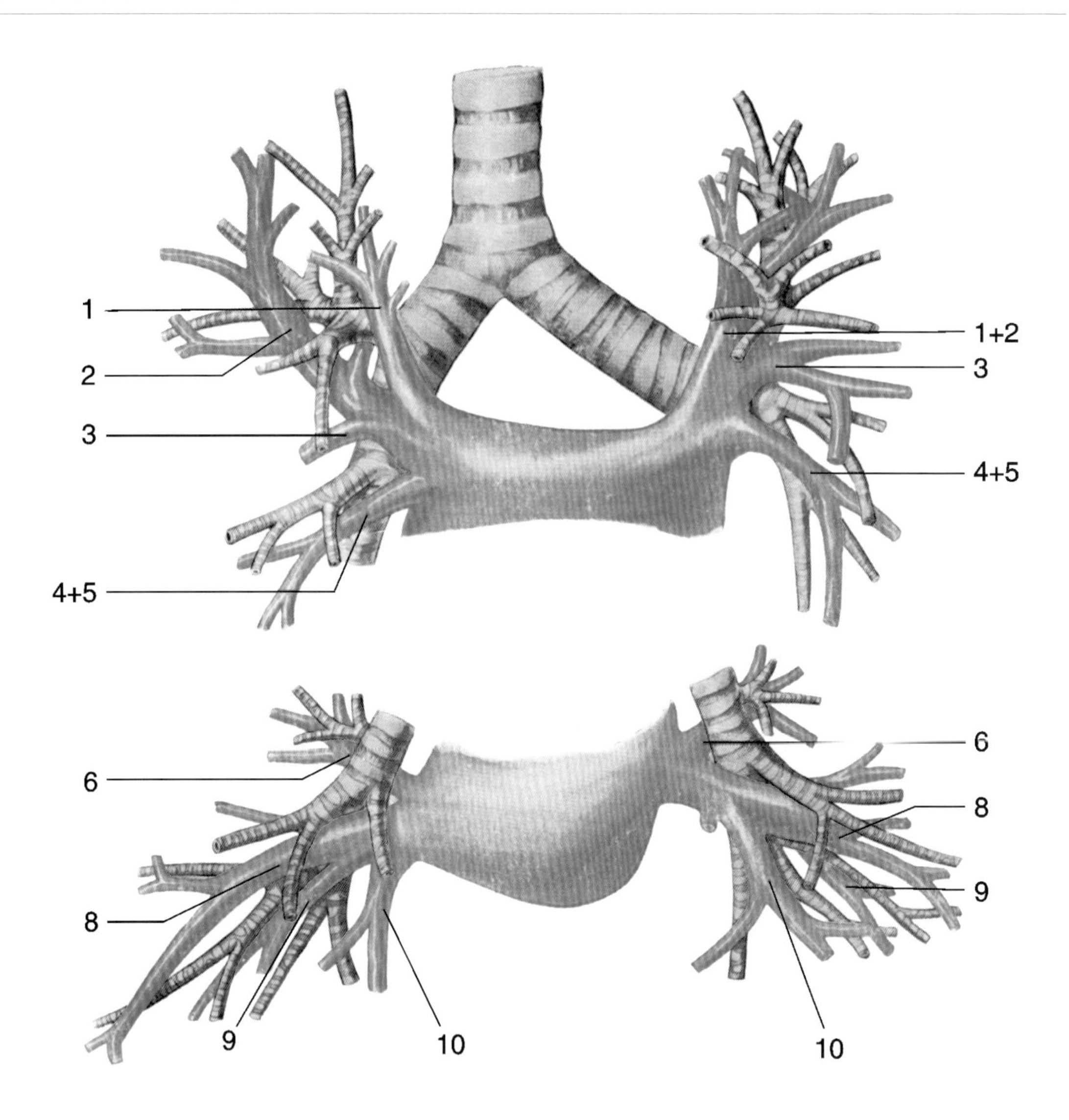
1
2
3
4+5
1+2
3
4+5
6
8
9
10
6
8
9
10

第 2 章

肺段切除术的技巧

2.1 术前多排螺旋 CT 评估

通过多排螺旋 CT 能够从冠状面、矢状面和横断面来对肿瘤的位置和支气管、动脉、静脉分支的解剖结构进行定位。因为在肺段切除术中，要求切缘距离肿瘤至少 2cm，所以距离肿瘤 2cm 以内的血管和支气管应该通过多排螺旋 CT 进行确定。如果距离肿瘤 2cm 范围内的肺组织不是局限于一个肺段内，那么就需要额外切除一个亚段甚至是整个肺段。在手术前，应该通过多排螺旋 CT 确定支气管、动脉和静脉的分支形态和大小。

2.2 显露段支气管(图 2.1 和图 2.2)

完成段支气管显露，并用镊子夹持段支气管。在段支气管的侧面和背面，用剪刀或者棉球棒剥离周围的静脉、淋巴结以及其他组织，然后套线。

2.3 获得足够的手术切缘(图 2.3)

足够的手术切缘对肺段切除术至关重要。尽管具有恶性侵袭性的小肿瘤能够通过高分辨 CT 或者 PET/CT 的影像进行评估[1-8]，但无论肿瘤侵袭性强弱，都必须尽可能获得足够的手术切缘。有研究指出，根据 HRCT 的结果，约 30%的 c-T1aN0M0 的非小细胞肺癌向外蔓延超过一个肺段[9]。所以，单纯沿着肺段静脉和肺组织膨胀-萎陷分界线来切除肺组织无法获得足够的手术切缘。为了获得足够的手术切缘，当肿瘤相对接近肺组织的拟切除线时，用直径 3~5cm 的环形钳夹住肿瘤，然后沿着环形钳切下肺组织[10]。当切除界线超过肺段间平面，就需要同时用切割缝合器来切除一部分相邻的肺段组织。

2.4 提起远端支气管残端(图 2.4 至图 2.6)

提起被切除段的远端支气管残端，在支气管残端后方，运用棉球棒向周围进行分离，使得残端与肺门分离，进而切除肺段肺门部组织(图 2.4)。提起远端支气管残端也能显露支配该肺段的静脉分支，利于静脉的切除。切除静脉分支，远端支气管残端与肺组织一起，从两边进一步被提起。用电凝沿着肺组织膨胀-萎陷分界线进行切除(图 2.5)。此后，从外周沿着膨胀-萎陷分界线进行切除，要求从不同的角度来切开，以使肺段切除变得容易并且精确(图 2.6)。

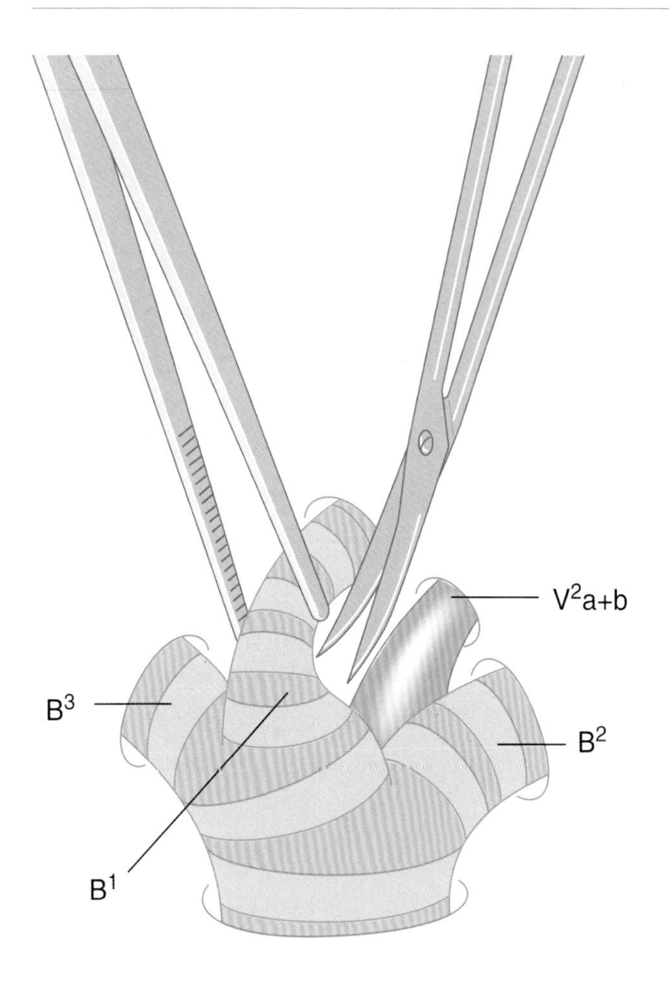

图 2.1 用剪刀显露支气管。

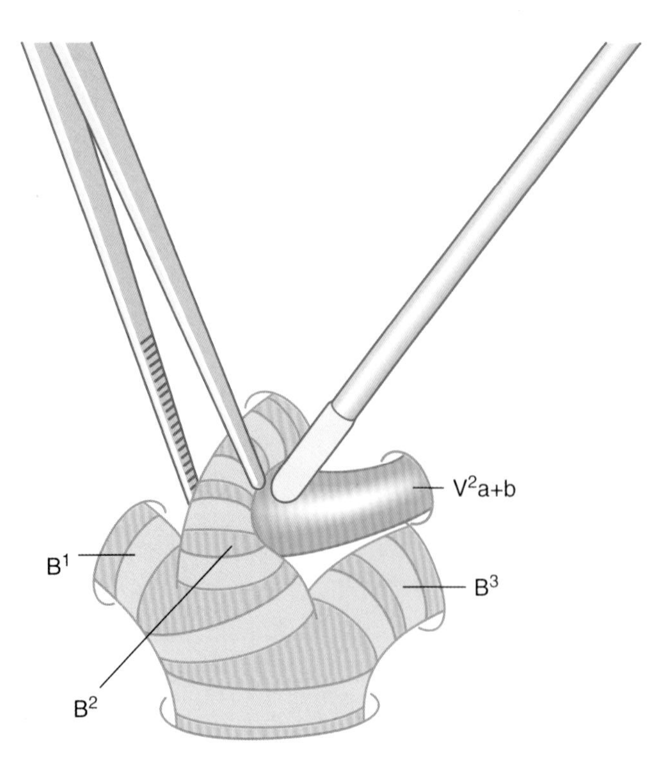

图 2.2 用棉球棒显露支气管。

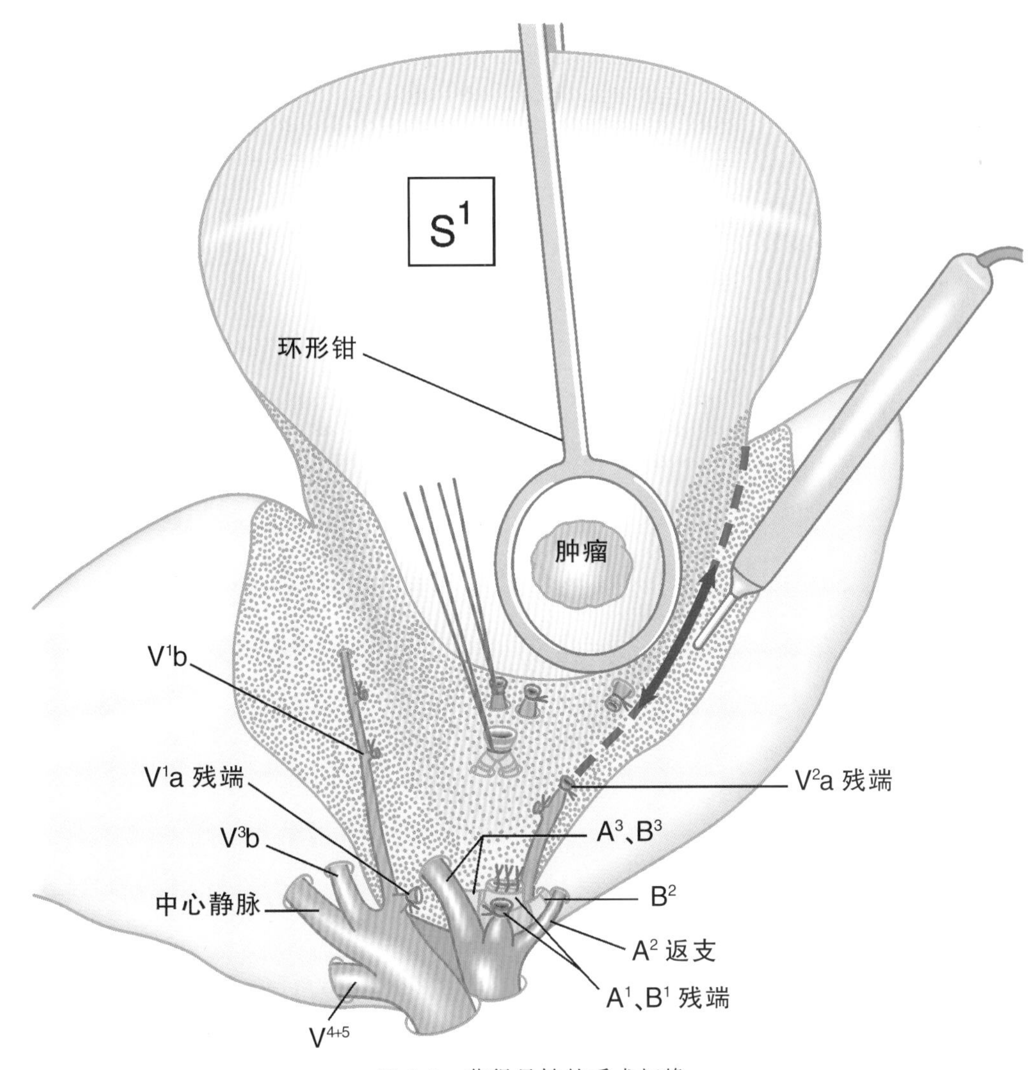

图 2.3　获得足够的手术切缘。

2.5　沿着段间平面切割分离(图 2.7 和图 2.8)

在肺段切除术中，我们运用纤支镜下选择性喷射通气来分辨肺段间平面(图 2.7)。这种方法可以使得需要保留的肺段维持在肺组织萎陷状态，而切除的肺段则处于膨胀状态。这项技术与传统的方法完全不同，该技术能允许术者看清两个肺段之间的分割线。这种方法无需用器械挤压其他肺段或肺叶，通过膨胀-萎陷分界线和良好的手术视野就能够明确看清手术切缘，在电视胸腔镜手术中也同样适用。此外，用电凝解剖肺段间平面而不是直线切割器，减少了切缘处的局部复发机会，并且能够让保留的邻近肺段完全扩张以达到肺功能最大程度的保留。

对于肺段间平面的识别(图 2.8)，其是通过喷射通气对肺造成不同程度的膨胀而获得[11]。段支气管被分离之后，麻醉师通过一根双腔管将一根 3.5mm 长的气管镜插入目标段支气管的开口处。纤支镜头部的灯在手术视野中可以被看见，术者能够引导镜头进入目标支气管满意的位置，从这个位置开启高频振动(频率 40Hz，工作负荷 $2kg/cm^2$，高频喷射通气机)。保留的肺段出现萎陷，相反，病变的肺段

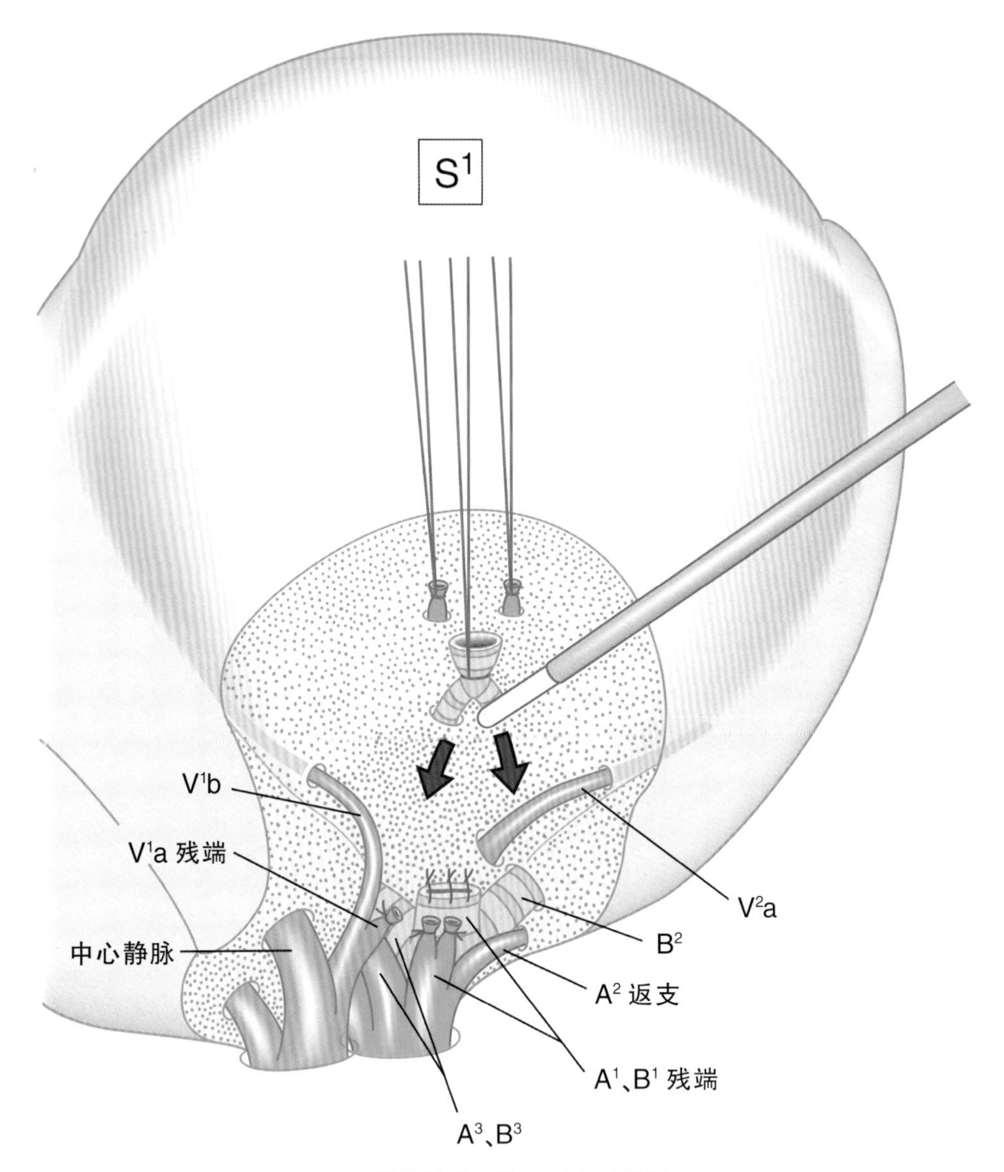

图 2.4 沿着肺段间的平面进行暴露。

是膨胀的,且肺实质膨胀与萎陷之间形成的界线标示出肺段之间的解剖平面。这项技术不同于传统方法，它可以直接确定切除平面,而无需旁路通气来输送空气。当目标肺段充满气体后,在支气管末梢部位结扎来维持肺段膨胀,在离结扎处最近的位置横向切断支气管,并留下足够长的残段,让之前的阻断不会阻塞其他肺段的入口。当需要切除超过一个肺段时,可以有选择地将纤支镜的头部插入每个需切除的段支气管,并逐一通气使每个肺段扩张。在靠近肺门的中心部分,肺段间平面沿着肺段间静脉,可使用电凝沿着膨胀-萎陷分界线周围进行切除。保留的肺组织表面粗糙,可覆盖着由纤维蛋白原和凝血酶组成的纤维密封剂,以及用一种可吸收的聚羟基乙酸(PGA)覆盖,能在电凝切割后防止漏气。在肺气肿时,运用切割缝合器来分离肺段间的平面,能最大程度减少漏气的发生。为了保证手术切缘大于 2cm 或大于肿瘤的直径,手术切除线可定在癌变肺

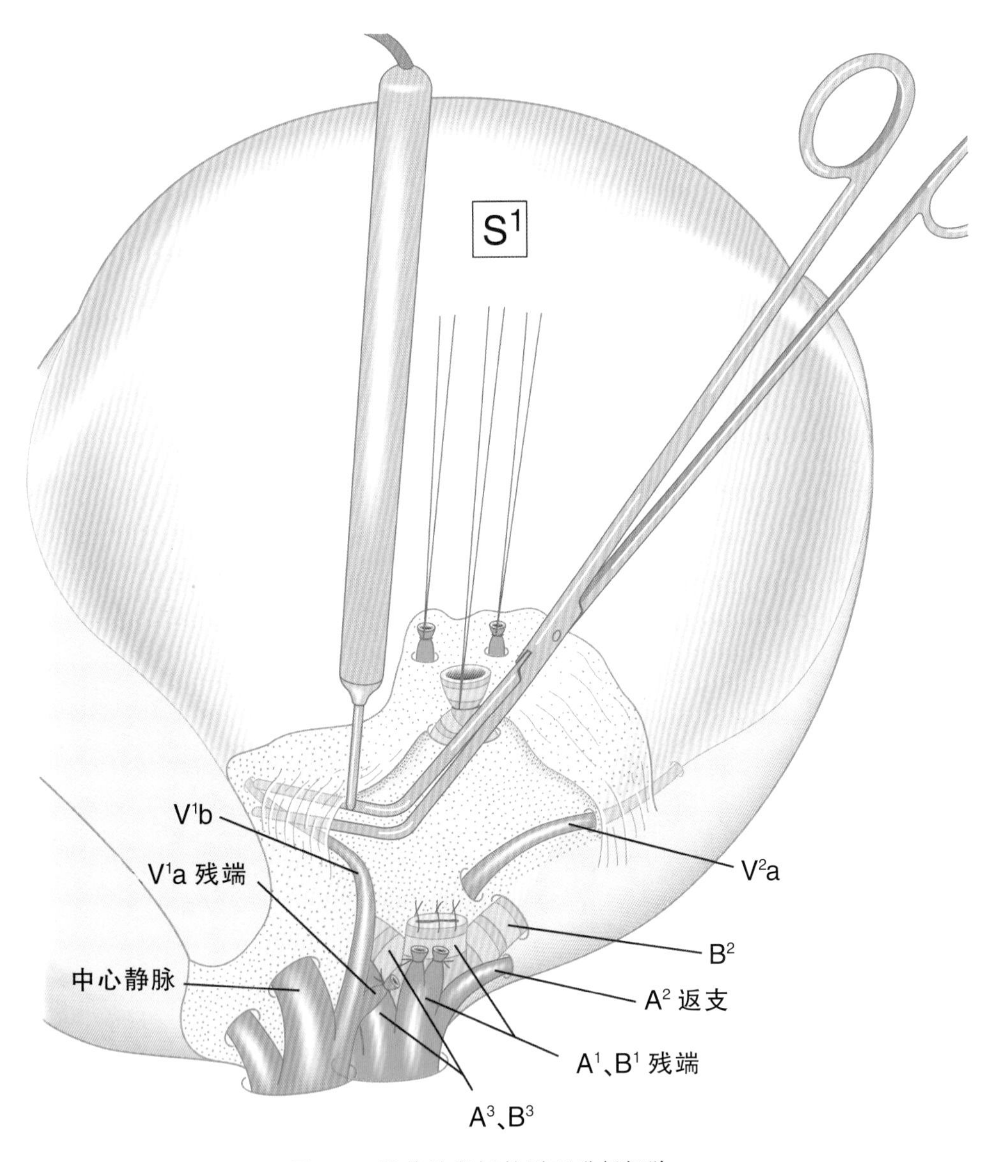

图 2.5 沿着肺段间的平面进行切除。

段相邻的肺段,或者一些相邻肺段或亚段的一部分,达到根除肿瘤(图 2.8)。肺段切除术的适应证必须要求肺段、肺叶、肺门,以及纵隔相关淋巴结组织术中冰冻病理结果为阴性。当患者确实有根治性肺段切除指征,而手术切缘不佳,或者发现又有淋巴结转移时,则需要行肺叶切除术代替肺段切除。术后胸腔常规放置一根胸管引流,接水封瓶。其中,胸管是从胸腔镜手术切口置入胸腔的。

2.6 淋巴结清扫

淋巴结清扫在肺段切除中占有重要地位。据统计,在 2004 年日本登记的术前临床分期为 c-T1aN0M0 的非小细胞肺癌的患者中,术后病理证实约有 10%的患者发生了淋巴结转移[12]。由于小于 4mm 的淋巴结转移灶不能被 PET/CT 所发现,因此即使 PET/CT 考虑没有淋巴结转移,最终的 N 分期也必须依

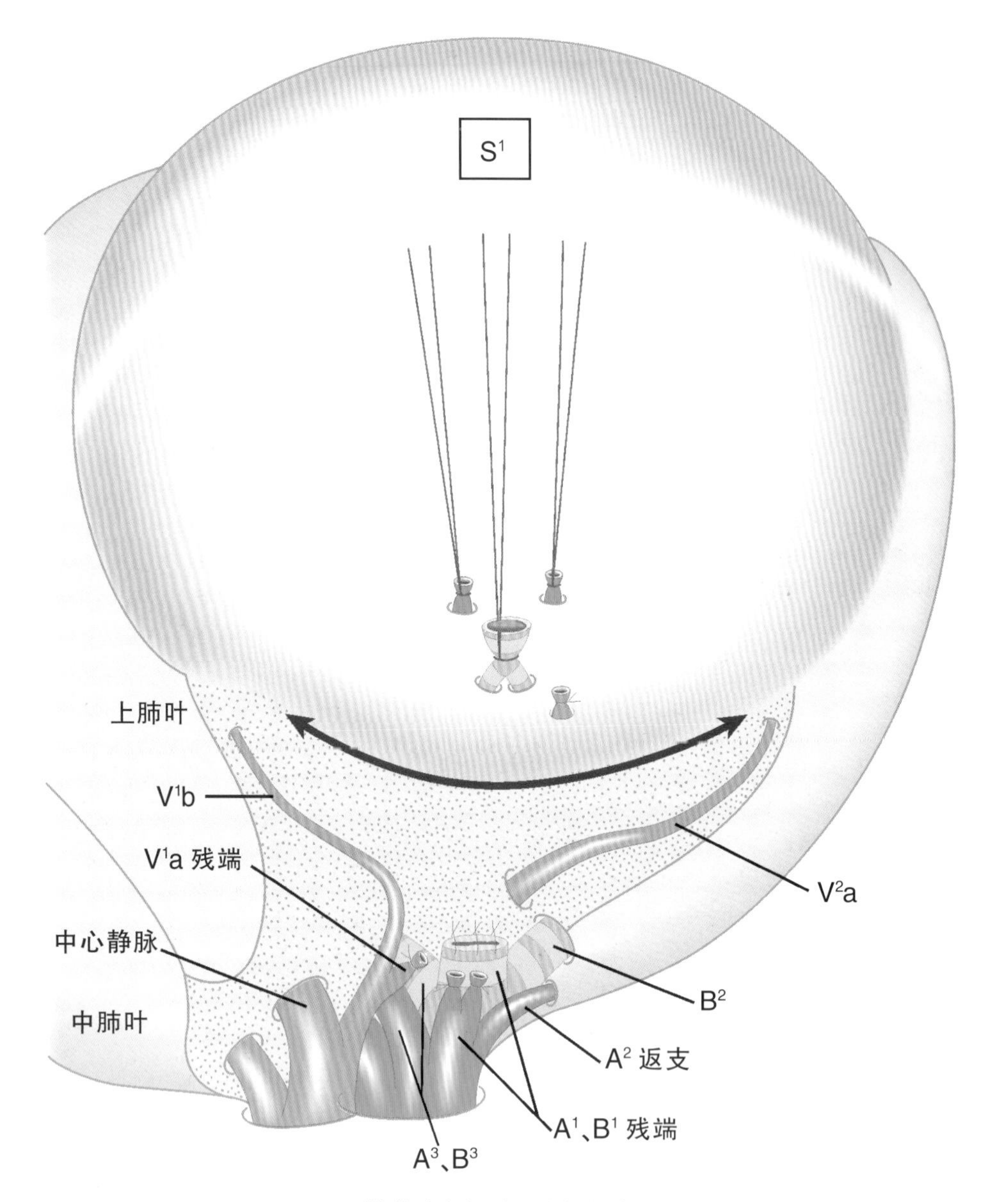

图 2.6 沿着肺段间平面进行切除的方向。

照病理检测结果[13]。

2.6.1 肺门淋巴结清扫

10~12 组淋巴结在肺段切除时须进行清扫。在肺段的血管和支气管用套带牵开时，淋巴结清扫是安全简便的。

然而，对于 13 组淋巴结在肺段切除中是否需要清扫，目前仍有争议。为阐述清楚这一问题，Nomori 等通过放射性同位素绘制了肺段切除患者的前哨淋巴结[14]。当肺段分为前段和后段时，13 组淋巴结在后段切除时通常是前哨淋巴结。例如，肿瘤位于 S^8(前段)时，前哨淋巴结不仅是 B^8 周围的 13 组淋巴结，B^6 周围的 13 组淋巴结也是前哨淋巴结，其位于胸腔后方。这个发现证实了淋巴回流不仅到切除肺段淋巴结，也可以到位于其后方的肺段淋巴结。这可能是叶支气管位于胸腔后部的缘故。因此，后部的肺段 13 组应予以清扫，尤其是肿瘤位于前面的肺段时。例如，当行 S^8 段切除时，B^6 周围的 13 组淋巴结应当被清

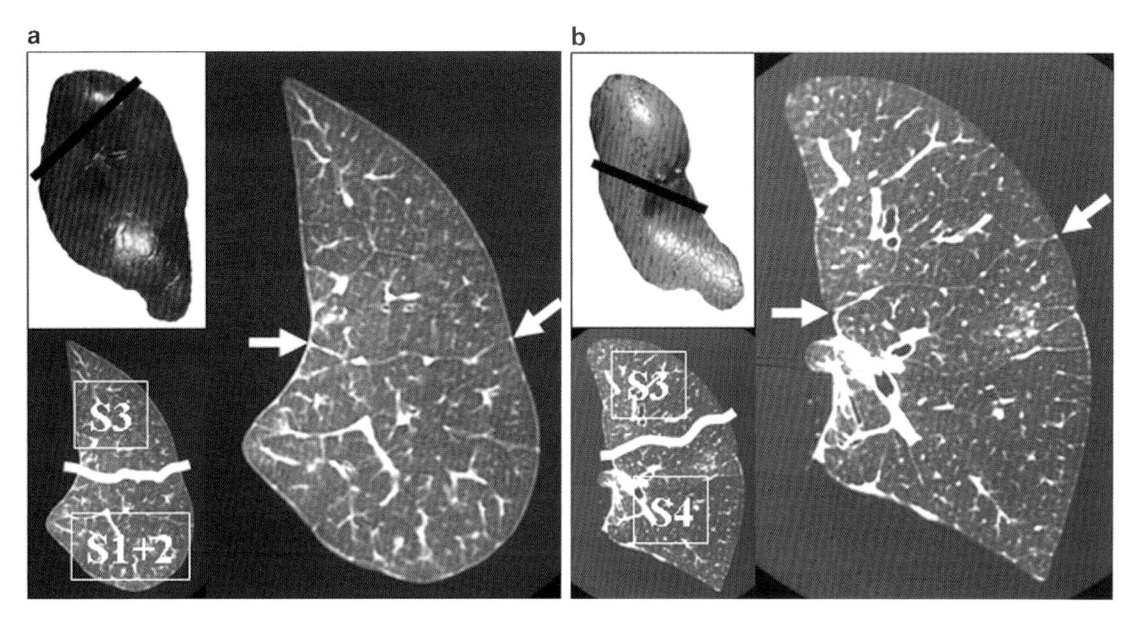

图 2.7　横断面(a)和冠状面(b)CT 观察左上肺叶组织标本。解剖性段间线位于 S^{1+2}(尖后段)和 S^3(前段)(a),以及 S^3 和 S^4(上舌段)(b)之间,其作为膨胀-萎陷分界线[11]。

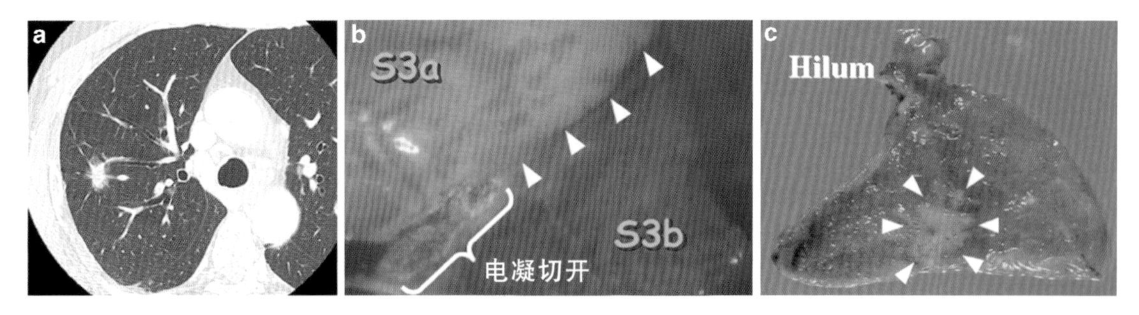

图 2.8　特殊肺段切除举例:右上肺叶的 S^2b(后段的前亚段)+S^3a(前段的后亚段)切除。(a)高分辨 CT 提示肿块位于 S^2b 和 S^3a 的边界。(b)术中所见膨胀-萎陷分界线(三角箭头所示)位于膨胀的 S^3a(切除)和萎陷的 S^3b 段(保留)之间。(c)切下标本提示肿瘤有足够的切缘(三角箭头所示)[11]。

扫,相反,当行 S^6 段切除时,B^8 周围的 13 组淋巴结则不需要清扫。

2.6.2 纵隔淋巴结清扫

20%~40%的 N2 期非小细胞肺癌患者出现了淋巴结跳跃式转移，即直接转移至纵隔淋巴结。这可能是因为淋巴回流直接从肺组织到达了纵隔而没有经过肺门淋巴结这一站。因此，即使术中冰冻提示肺门淋巴结阴性,也应当行纵隔淋巴结清扫。纵隔淋巴结转移一般发生在特定的肺叶内，即右上肺叶转移至右侧下段气管旁淋巴结(#4R),左上肺叶转移至主动脉下淋巴结(#5),以及两下肺叶转移至隆突下淋巴结(#7)[15-23]。因此,至少这些肺叶相关的纵隔淋巴结在段切除时应当予以清扫。

2.6.3 术中淋巴结送冰冻的选择

术中将所有的淋巴结送冰冻是不切实际的。基于前哨淋巴结的理论,我们推荐下列淋巴结术中送冰冻。肺门区淋巴结中,12 组和 13 组更容易成为前哨淋巴结，分别为 39% 和 57%，而 10 组及 11 组的概率仅为 10% 和 16%,因此,12、13 组更适合术中冰冻。就纵隔淋巴结而言,如同 2.6.2 中所述,肺叶相关纵隔淋巴结应当术中冰冻[15-23]。在纵隔淋巴结中，最大的淋巴结应当术中冰冻,有研究提示,在 N2 期患者中,最大淋巴结的转移率为 94%，而第二大的淋巴结转移率仅为 6%,第三大和其他更小的淋巴结则一般是阴性的。因此,术中将每站的最大和第二大的淋巴结送冰冻就足够判断患者 N2 期转移情况。

2.7 杂交 VATS 和锐性剥离(图 2.9 和图 2.10)

原则上讲，间接通过监视器的全电视胸腔镜手术仅限于简单的肺切除，不能胜任包括段切除和支气管成型等所有的肺癌手术。从运用微创技术治疗各种恶性疾病的观点来讲,我们广泛应用了杂交 VATS,其是在电视监控和直视下,保留肌肉,不撑开肋骨的胸壁小切口和胸腔镜的结合[25-28]。微创的初衷是保留更多的肺组织，其二是通过选择最佳的手术方式来减少患者创伤。通过杂交 VATS 三维直视使得外科医师掌握适合的手术切缘,因此减少了遗漏病变组织或切除过多正常组织的机会。尽管外科医师对胸腔镜手术感到一种成就感，但胸腔镜手术中仅在监视器下手术的优势仍值得商榷。而胸腔镜手术是否需要直视化已成了次要问题。胸外科医师需要平衡完全胸腔镜手术的优势和劣势,例如,在治疗一个未确诊的小病灶时，避免直接行肺叶切除才更为重要。肿瘤的外科治疗关键在于完整地去除肿瘤病灶并尽可能地保留有功能的正常组织。

杂交 VATS 一般需要两个皮肤切口,切口不需要切开肌肉和切断肋骨。其中一个切口需要 4~5cm 长以便于操作，另一个切口 1cm 长以便于放入胸腔镜(图 2.9)。主操作孔使用硅胶创口牵开器以便不迁开肋骨，通过主操作孔，外科医师可以直接看到病灶所在肺叶的肺门，并逐个分离病灶肺段的所有支气管和血管。电视监视器用于操作不能直视的区域。当术中视野不好时,可以延长手术切口。我们一般习惯反手持 30cm 型号的剪刀（型号 101-8098-30;Mayo-Harrington;Stille,Sweden）来锐性分离,使用长持针器和钳夹。

段切除中依操作由易到难依次为固有段切除(S^{1-3})、左上肺叶舌段切除(S^{4+5})、两下肺叶的背段(S^{6})和基底段(右 S^{7-10} 或左 S^{8-10})。我们也曾做过复杂的段切除，如左 S^{3} 段和 S^{1+2} 亚段切除(图 2.10)。

熟练掌握杂交 VATS 的关键在于上抓持(倒置反手)使用剪刀进行分离,使用长持针器进行气管成形、血管成形等。这项技术由 Belsey(英国布里斯托尔法兰查医院)、Pearson(加拿大多伦多总医院)和 Tsubota(日本兵库县明石市兵库县癌症中心)发明,用于深部操作。这项技术在 VATS 引入前得到了进一步提高,我们发现这项技术适合于胸腔镜时代,同样适用于小的胸部切口。总的来说,相对肺叶切除技术,段切除要求更高,因为需要完整地了解支气管及血管的三维关系，了解支气管及血管的变异。锐性分离可以准确、迅速地暴露肺段肺门部的解剖，这对杂交 VATS 是非常重要的。

2.8 覆盖段间平面(图 2.11)

段切除后，鼓肺时肺不完全没在水中可以找出周围的支气管瘘，应当用缝线予以闭合。将段间平面置于 10cm 水注的压力下以检测是否有漏气。仅有 2~3mm 的小气泡冒出时,可以通过下列方法停止:段间平面覆盖以

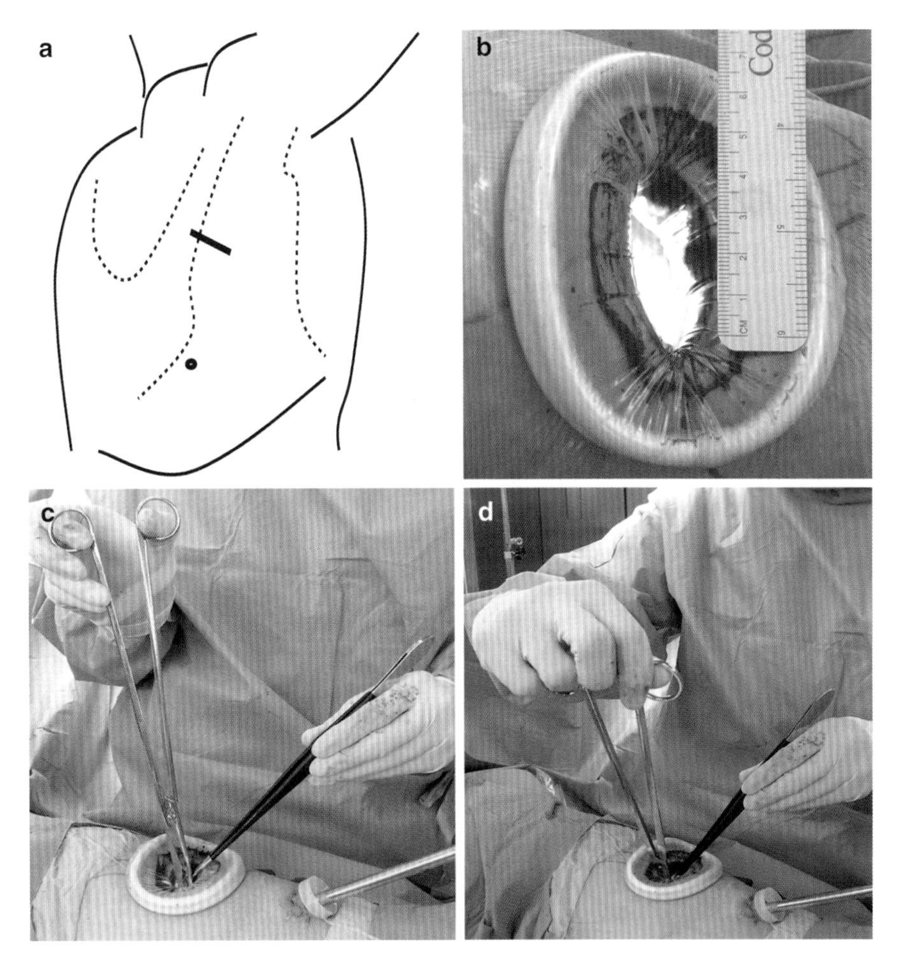

图 2.9 胸腔镜辅助小切口术式。(a)用于胸腔镜手术的皮肤切口(圆点)及开胸切口(实线)。对于上肺叶及中肺叶肿块切除时,切口位于腋中线第四肋间,而下肺叶肿块切口选择第五肋间听诊三角。(b)操作孔使用牵开器牵开可使切口增加 2cm 长,不需要切断肋骨。(c,d)拇指和示指持握 30cm 长剪刀的把手环,活动腕关节,在直视下进行深部锐性分离。手掌尺侧放在切口边缘休息以避免抬高前臂和肘关节的不适。

$1\sim2cm^2$ 可吸收材料,如 PGA 膜或纤维蛋白胶(图 2.11)[29]。

2.9 运用染料标记肺段(图 2.12)

尽管这种方法并不是必须,但是运用染料标记可以帮助我们寻找肺段动脉,尤其是对于亚段切除等复杂的手术。为了标记肺段,手术室准备一个常规的气管导管(非双腔管)。通过纤支镜,将细针穿刺导管插入亚段支气管,在 X 线透视下将 1mL 的靛胭脂染料混合造影剂(用于血管造影)打入肺组织。如果导管插入过深,染料有可能会打入胸壁。如果针过浅,染料可能会漏入中心气道。当染料注入适当的位置,染料可在 X 线透视下看到,染料随着呼吸运动。但是由于染料一般持续 1h,在开胸后应迅速将染到的肺组织用缝线来标记(图 2.12)。

2.10 运用造影剂标记小结节(图 2.13)

位于深部肺组织的细支气管肺泡癌或小

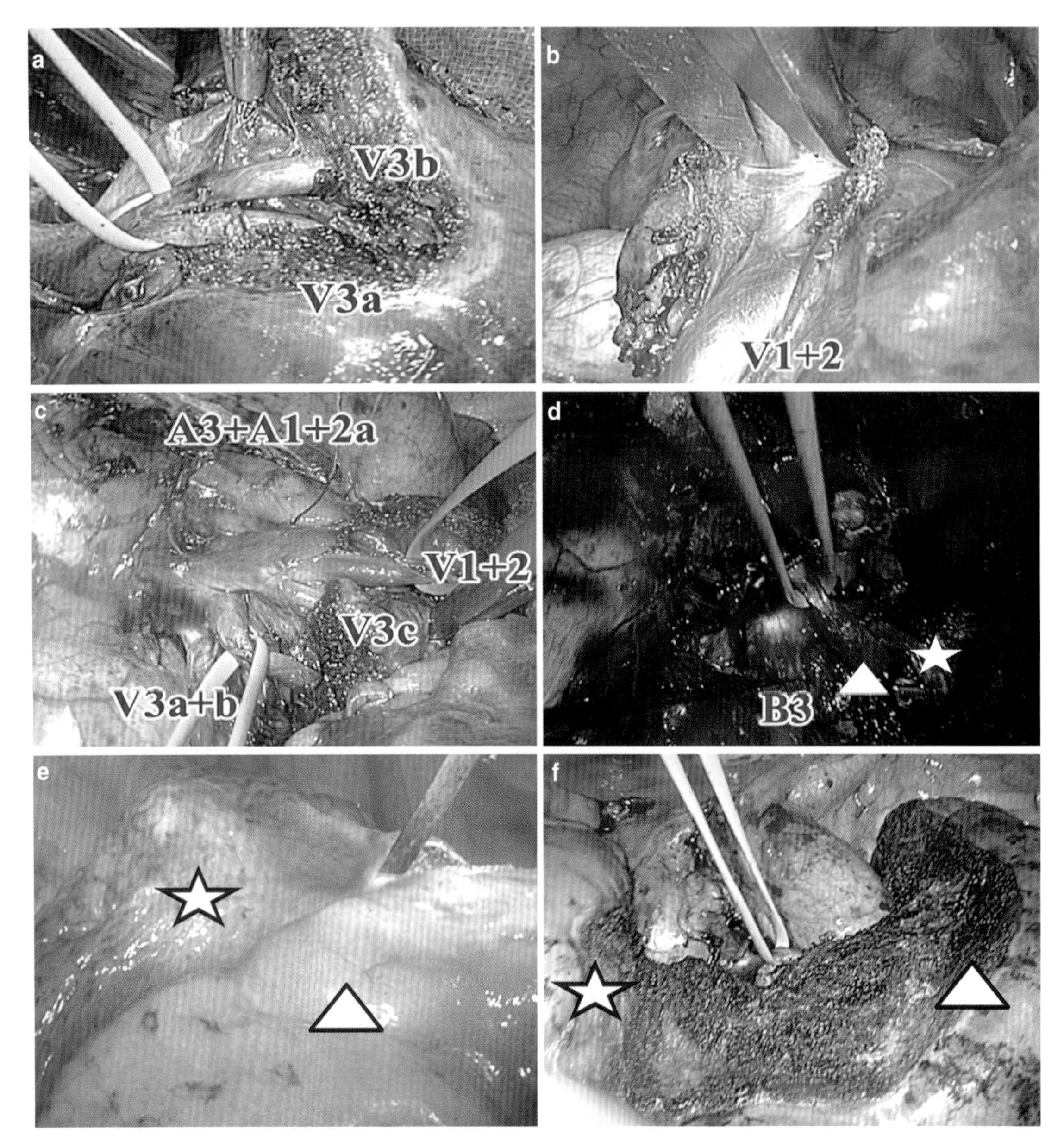

图 2.10 左 S^3+S^{1+2}a 段切除。(a)静脉分支 V^3a 和 V^3b 走行于固有段和舌段之间，并远端予以暴露。(b)V^{1+2} 静脉分支远端暴露，并且可以辨出 V^{1+2}a、V^{1+2}b+c 及 V^{1+2} 上支。V^{1+2}a 行走于 S^3c 和 S^{1+2}a 之间，V^{1+2}b+c 行走于 S^{1+2}a 和 S^{1+2}b+c 之间。(c)暴露最先的两个动脉分支(A^3 和 A^{1+2}a)及静脉分支(V^{1+2}a、V^{1+2}b+c、V^3a、V^3b 和 V^3c)。V^{1+2}b+c、V^3b 的段间静脉分支予以保留以用于邻近肺段的静脉回流。(d)纤支镜通过双腔管插入目标肺段支气管(B^3)和 B^{1+2}a(星号)，并使用高频振动通气。V^{1+2}b+c(三角)保留。(e)膨胀-萎陷分界线位于膨胀的 S^{1+2}a 段(切除)及萎陷的 S^{1+2}b+c 段(保留)之间，沿着这条线，解剖性亚段平面用电凝切开。(f)保留的 S^{1+2}b+c(三角)和 S^4(星号)在 S^3+S^{1+2}a 切除后可以安全膨胀[27]。

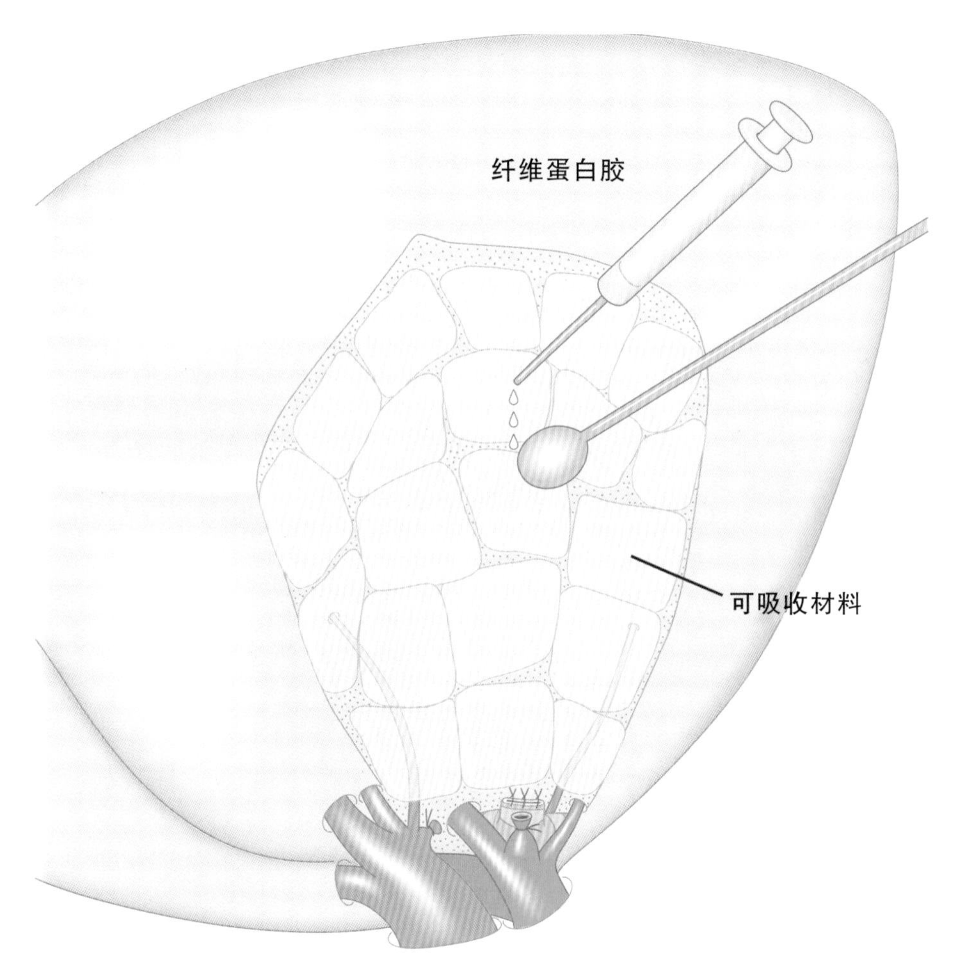

图 2.11 覆盖段间平面。

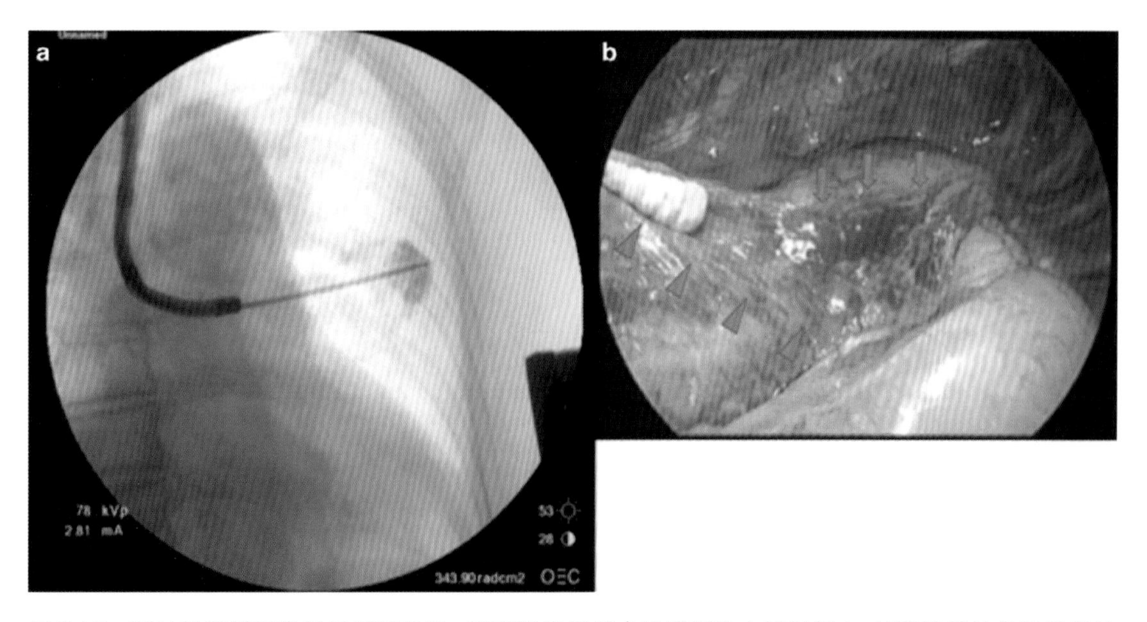

图 2.12 通过造影剂和染料标记肺组织。靛胭脂染料混合造影剂注入肺组织内，气管插管后在X线引导下(a)肺组织被靛胭脂染色(b)。

肿瘤有时很难依靠手摸或者观察来定位，并且在肺段切除后容易导致局部切缘的复发。术前运用细针标记或者在CT下运用造影剂标记，有时很有必要。作为淋巴管造影剂的碘油可以用作CT下的造影剂[30,31]。在CT引导下，细针经皮穿刺至病变部位，注入0.5mL的碘油。在注射之前，先回抽一下确定没有出血。在外科操作过程中，碘油标记的病灶可以在X线透视下看到。标记的病灶在X线下被环形的钳子夹住(图2.13)。碘油一般在注射部位持续1个月。因为并不是所有人接受肺部手术都使用此方法，所以术前需要通过机构伦理委员会的批准。

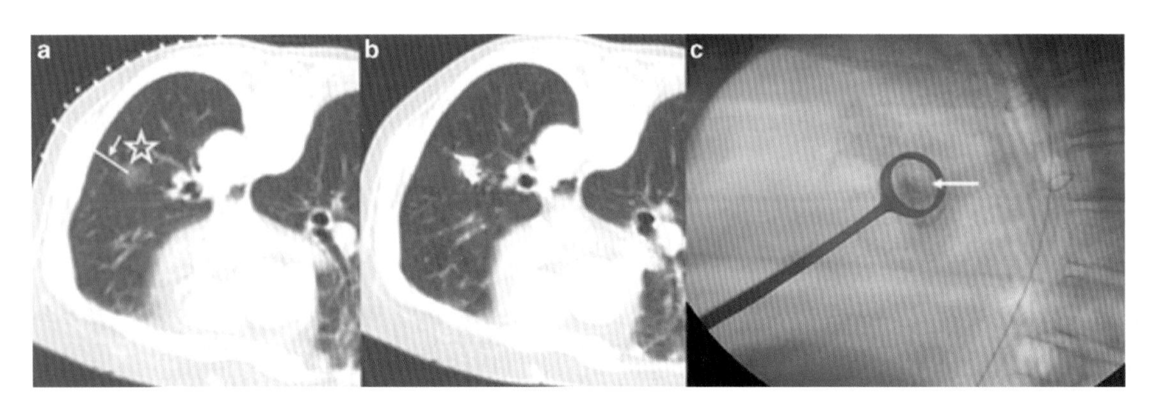

图2.13 标记磨玻璃样(GGO)小结节。细针在CT引导下穿入GGO病灶(a)，病灶用碘油标记(b)，已被标记的病灶术中在X线透视下被环形的钳子夹住(c)。

参考文献

1. Okada M, Tauchi S, Iwanaga K, et al. Associations among bronchioloalveolar carcinoma component, positron emission tomographic, computed tomographic findings and malignant behavior in small lung adenocarcinomas. J Thorac Cardiovasc Surg. 2007;133:1448–54.
2. Nakayama H, Okumura S, Okada M, et al. Value of integrated positron emission tomography revised using a phantom to evaluate malignancy grade of lung adenocarcinoma: a multicenter study. Cancer. 2010;111:3170–7.
3. Okada M, Nakayama H, Okumura S, et al. Multicenter analysis of high-resolution computed tomography and positron emission tomography/computed tomography findings to choose therapeutic strategies for clinical stage IA lung adenocarcinoma. J Thorac Cardiovasc Surg. 2011;141:1384–91.
4. Nomori H, Ohtsuka T, Naruke T, et al. Histogram analysis of computed tomography numbers of clinical T1N0M0 lung adenocarcinoma, with special reference to lymph node metastasis and tumor invasiveness. J Thorac Cardiovasc Surg. 2003;126:1584–9.
5. Nomori H, Watanabe K, Ohtsuka T, et al. Evaluation of F-18 fluorodeoxyglucose (FDG) PET scanning for pulmonary nodules less than 3 cm in diameter, with special reference to the CT images. Lung Cancer. 2004;45:19–27.
6. Nomori H, Watanabe K, Ohtsuka T, et al. Fluorine 18-tagged fluorodeoxyglucose positron emission tomographic scanning to predict lymph node metastasis, invasiveness, or both, in clinical T1N0M0 lung adenocarcinoma. J Thorac Cardiovasc Surg. 2004;128(3):396–401.
7. Tsutani Y, Miyata Y, Okada M, et al. Difference in prognostic significance of maximum standardized uptake value on [18F]-fluoro-2-deoxyglucose positron emission tomography between adenocarcinoma and squamous cell carcinoma of the lung. Jpn J Clin Oncol. 2011;41:890–6.
8. Tsutani Y, Miyata Y, Okada M, et al. Prognostic significance of using solid versus whole tumor size on high-resolution computed tomography for predicting pathologic malignant grade of tumors in clinical stage IA lung adenocarcinoma: a multicenter study. J Thorac Cardiovasc Surg. 2012 (in press).
9. Horinouchi H, Nomori H, Nakayama T, et al. How many pathological T1N0M0 non-small cell lung cancers can be completely resected in one segment? Special reference to high-resolution computed tomography findings. Surg Today. 2011;41:1062–6.
10. Nomori H, Mori T, Izumi Y, et al. Is completion lobectomy merited for unanticipated nodal metastases after radical segmentectomy for cT1N0M0/pN1–2 non-small cell lung cancer? J Thorac Cardiovasc Surg. 2012;143:820–4.
11. Okada M, Mimura Y, Ikegaki J, et al. A novel video-assisted anatomical segmentectomy technique: selective segmental inflation via bronchofiberoptic jet followed by cautery cutting. J Thorac Cardiovasc Surg. 2007;133:753–8.
12. Sawabata N, Miyaoka E, Asamura H, et al. Japanese lung cancer registry study of 11,663 surgical cases in 2004: demographic and prognosis changes over decade. Japanese Joint Committee for Lung Cancer Registration. J Thorac Oncol. 2011;6:1229–35.
13. Nomori H, Watanabe K, Ohtsuka T, et al. The size of metastatic foci and lymph nodes yielding false-negative and false-positive lymph node staging with positron emission tomography in patients with lung cancer. J Thorac Cardiovasc Surg. 2004;127(4):1087–92.
14. Nomori H, Ohba Y, Shibata H, et al. Required area of lymph node sampling during segmentectomy for clinical stage IA non-small cell lung cancer. J Thorac Cardiovasc Surg. 2010;139:38–42.

15. Okada M, Tsubota N, Yoshimura M, et al. Proposal for reasonable mediastinal lymphadenectomy in bronchogenic carcinomas. J Thorac Cardiovasc Surg. 1998;116:949–53.
16. Naruke T, Tsuchiya R, Kondo H, et al. Lymph node sampling in lung cancer: how should it be done? Eur J Cardiovasc Surg. 1999;16:S17–24.
17. Asamura H, Nakayama H, Kondo H, et al. Lobe-specific extent of systematic lymph node dissection for non-small cell lung carcinomas according to a retrospective study of metastasis and prognosis. J Thorac Cardiovasc Surg. 1999;117:1102–11.
18. Okada M, Sakamoto T, Yuki T, et al. Selective mediastinal lymphadenectomy for clinico-surgical stage I non-small cell lung cancer. Ann Thorac Surg. 2006;81:1028–32.
19. Nomori H, Horio H, Naruke T, et al. Use of technetium-99m tin colloid for sentinel lymph node identification in non-small cell lung cancer. J Thorac Cardiovasc Surg. 2002;24:486–92.
20. Nomori H, Ikeda K, Mori T, et al. Sentinel node navigation segmentectomy for c-T1N0M0 non-small cell lung cancer. J Thorac Cardiovasc Surg. 2007;133:780–5.
21. Nomori H, Ikeda K, Mori T, et al. Sentinel node identification in clinical stage Ia non-small cell lung cancer by a combined single photon emission computed tomography/computed tomography system. J Thorac Cardiovasc Surg. 2007;134:182–7.
22. Nomori H, Ohba Y, Yoshimoto K, et al. Difference of sentinel lymph node identification between tin colloid and phytate in patients with non-small cell lung cancer. Ann Thorac Surg. 2009;87:906–10.
23. Nomori H. Sentinel node mapping in lung cancer. The Japanese experience. Semin Thorac Cardiovasc Surg. 2009;21:316–22.
24. Ikeda K, Nomori H, Mori T, et al. Size of metastatic and non-metastatic mediastinal lymph nodes in non-small cell lung cancer. J Thorac Oncol. 2006;1:949–52.
25. Okada M, Sakamoto T, Yuki T, et al. Hybrid surgical approach of video-assisted minithoracotomy for lung cancer. Chest. 2005;128:2696–701.
26. Patterson, Cooper, Deslauriers, Lerut, Luketich, Rice, editors. Pearson's Thoracic & Esophageal Surgery, Vol. 1, 3rd ed. Churchill Livingstone (Elsevier). 2008 p. 5.
27. Okada M, Tsutani Y, Ikeda T, et al. Radical hybrid video-assisted thoracic segmentectomy: long-term results of minimally invasive anatomical sublobar resection for treating lung cancer. Interact Cardiovasc Thorac Surg. 2012;14:5–11.
28. Miyata Y, Okada M. Hybrid video-assisted thoracic surgery basilar (S9-10) segmentectomy. Semin Thorac Cardiovasc Surg. 2011;23:73–7.
29. Asakura K, Izumi Y, Nomori H, et al. Effect of cutting technique at the intersegmental plane during segmentectomy on expansion of the preserved segment: comparison between staplers and scissors in ex vivo pig lung. Eur J Cardiothorac Surg. 2011;40:34–8.
30. Nomori H, Horio H, Naruke T, et al. Fluoroscopy-assisted thoracoscopic resection of lung nodules marked with lipiodol. Ann Thorac Surg. 2001;74:170–3.
31. Watanabe K, Nomori H, Ohtsuka T, et al. Usefulness and complications of computed tomography-guided lipiodol marking for fluoroscopy-assisted thoracoscopic resection of small pulmonary nodules: experience with 174 nodules. J Thorac Cardiovasc Surg. 2006;132:320–4.

第2部分

技术要点

第 3 章

右上肺肺段切除术

右肺动脉主要分支定义如下：

- (右肺动脉)上干：供应右上肺叶的第一主要分支。
- (右肺动脉)中间干：位于肺动脉上干和下肺动脉背段支(A^6)之间的肺动脉。
- (右肺动脉)基底干动脉：A^{7-10}。

			概率(%)
支气管	三个分支 B^1、B^2、B^3		40
	两个分支 B^{1+3}、B^2		24
	B^{1+2}、B^3		14
	B^1、B^{2+3}		10
	四个分支		12
动脉	A^1	A^1a 和 A^1b 均发自肺动脉上干	68
		A^1a 单独发出，A^1b 发自肺动脉上干	32
	A^2	A^2a 发自后返支动脉；A^2b 发自后升支动脉	72
		A^2a 和 A^2b 均发自后升支动脉	16
		A^2a 和 A^2b 均发自后返支动脉	12
	A^3	A^3a 和 A^3b 均发自肺动脉上干	48
		A^3a 发自中间干；A^3b 发自肺动脉上干	34
		A^3a 发自肺动脉上干；A^3b 发自中间干	18
静脉	分为尖段静脉(V^1)和中心静脉(V^2)		70
	仅有尖段静脉，没有中心静脉：V^1 和 V^2 共干，从腹侧进入肺门。V^2 沿此路径在后升支动脉和肺动脉上干之间进入肺组织内		22
	仅有中心静脉，没有尖段静脉：中心静脉由 V^1 和 V^2 组成总干。V^1 沿此路径向上方进入肺组织		8

3.1 右 S^1 段切除术

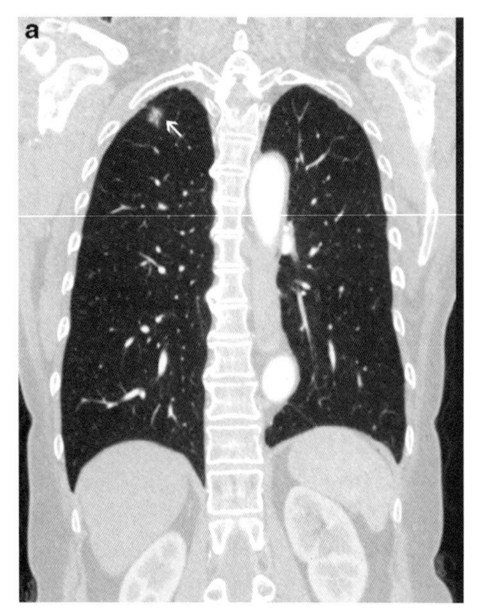

冠状面(CT 扫描)

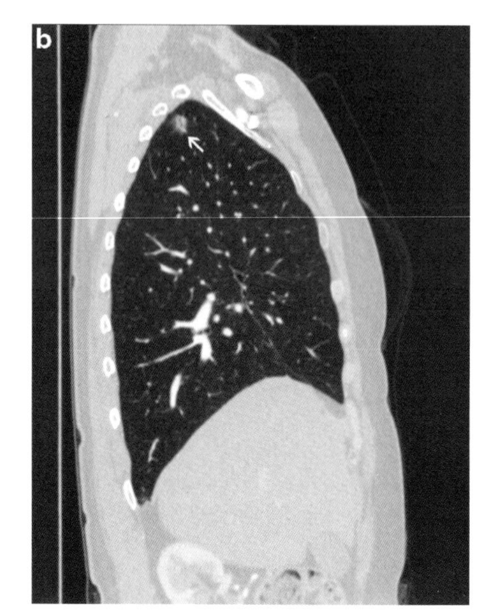

矢状面(CT 扫描)

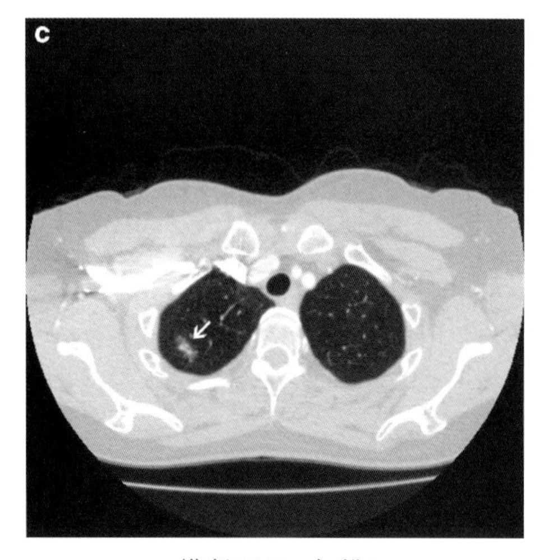

横断面(CT 扫描)

女性,60 岁,因肺腺癌行左下肺叶切除后数年的随访 CT,提示右上肺 S^1 段见一 1.6cm 的混杂 GGO 结节。经 CT 引导下肺穿刺活检确诊为腺癌。行右上肺 S^1 段切除术,术后病理为乳头状腺癌(pT1aN0M0)。

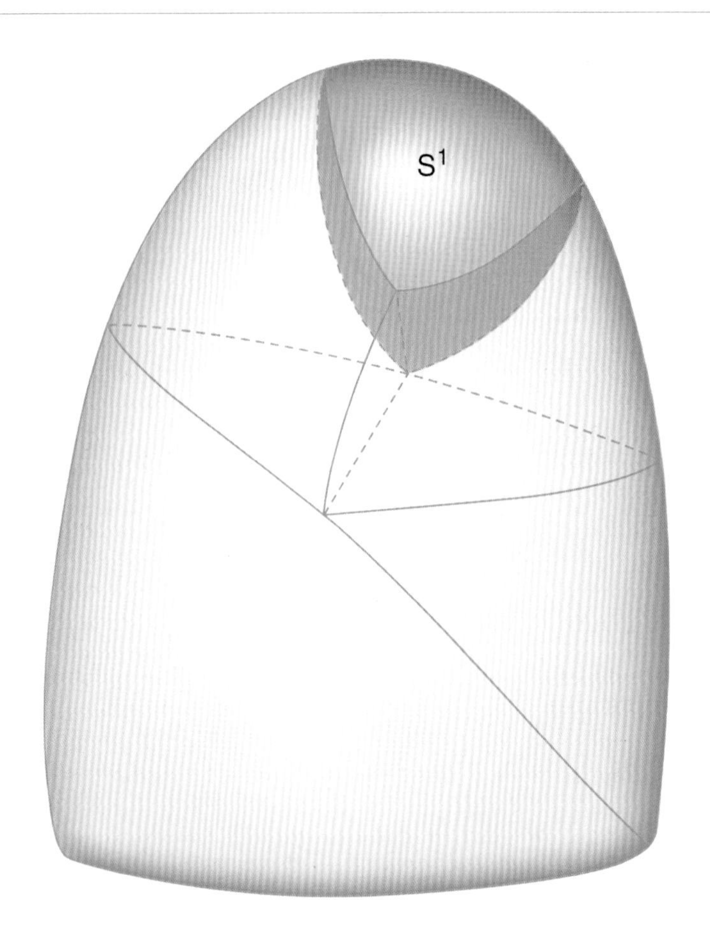

图 3.1.1　肺段的支气管、动脉及静脉分布可以通过高分辨 CT 扫描图像(横断位、矢状位及冠状位)确认。B^1、B^2 及 B^3 的肺段支气管分布及管腔大小可以通过气管插管后纤支镜检查进一步明确。右上肺肺段血管及支气管最常见的解剖如下:右上叶支气管分为 B^1、B^2 及 B^3;A^1 及 A^3 肺段动脉发自肺动脉上干;A^2a 肺段动脉为发自肺动脉上干的 A^2 返支,A^2b 为 A^2 升支;肺段静脉分为中心静脉和尖段静脉。推荐第 3 肋间切口作为右上肺 S^1 段切除手术切口。

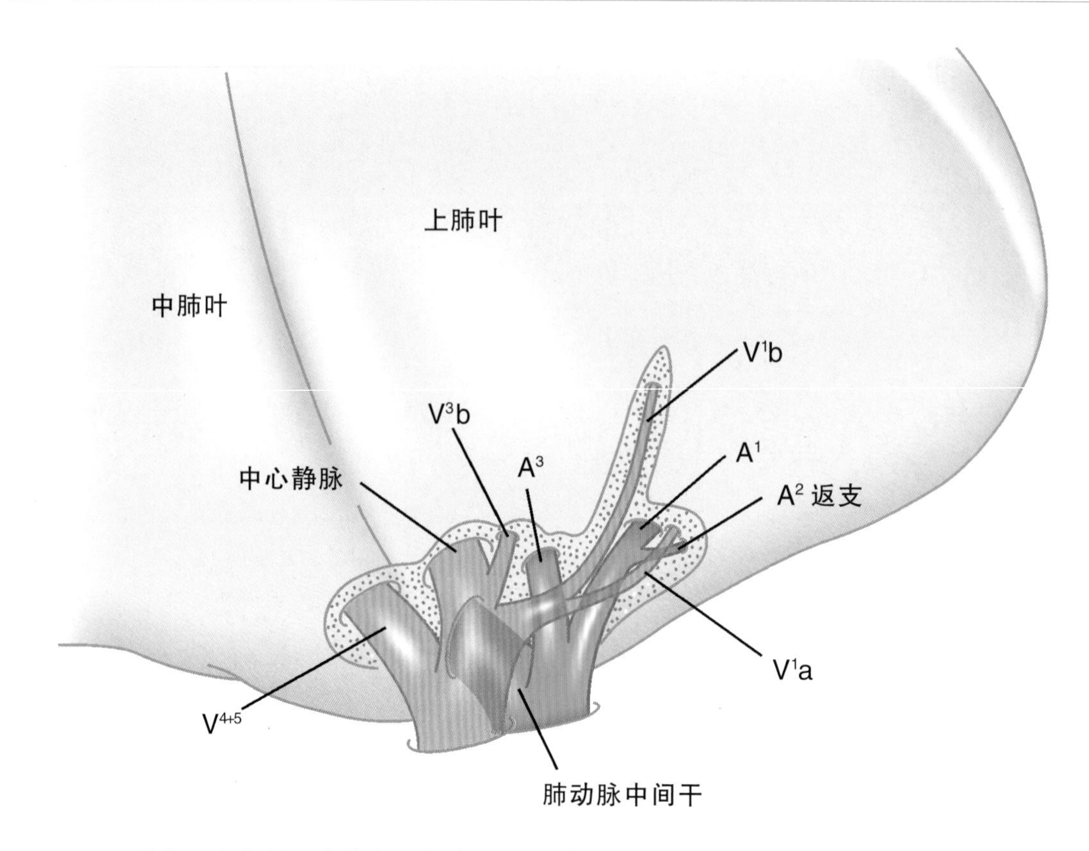

图 3.1.2 显露右上肺叶肺门，由前向后分别显露上肺静脉、肺动脉上干、上叶支气管、上叶支气管和中间干支气管的分叉处。尽可能从背侧沿上叶支气管向远端显露 B^1 和 B^2 段支气管分叉，以便显露返支 A^2 动脉。将 V^1 套线向远端进一步游离以显露 V^1a 和 V^1b。V^1b 贴近肺表面走行并朝向肺尖部。当看到 V^3c(S^3bi 和 S^3bii 之间)从 V^1b 的中心侧发出时，应和 V^1b 相鉴别。V^1b 朝向肺尖部并贴近肺表面，而 V^3c 朝向腹侧并深入肺组织中。将 V^1b 显露于外周。切断 V^1a(S^1a 和 S^1b 之间的静脉)。显露 V^1b 可以帮助辨别 A^1 和 A^3，它们分别走行于 V^1b 的背侧和腹侧。

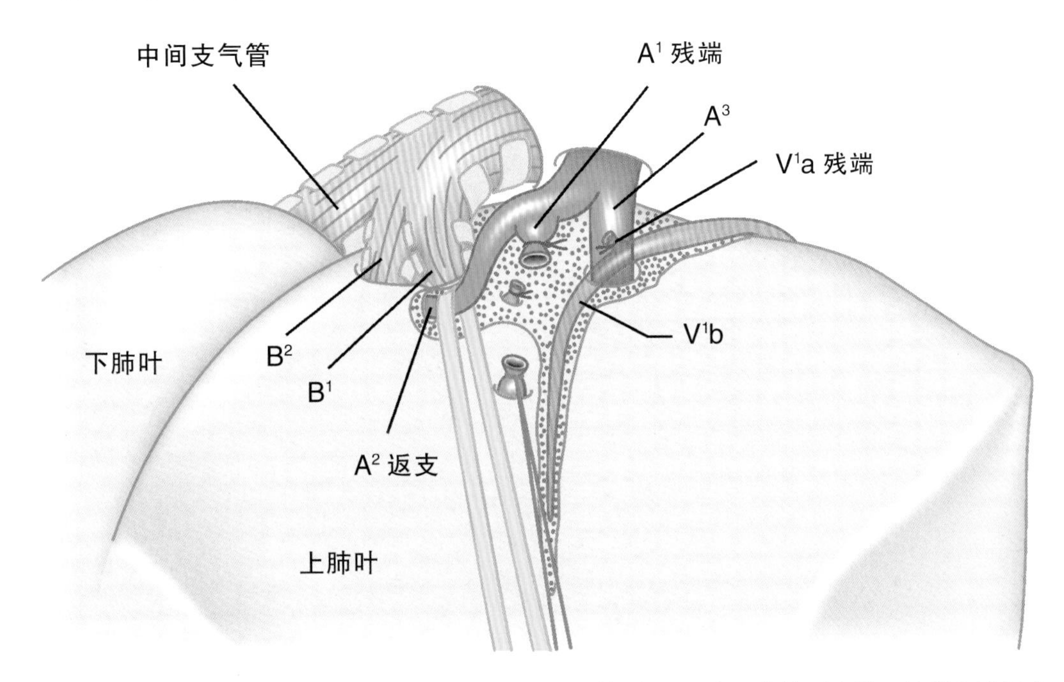

图 3.1.3　在切断 V^1a 后可以确认 A^2 返支。但是，此时要辨别 A^2 返支通常并不容易。根据文献报道，有 84%的患者具有 A^2 返支。如果鉴别 A^1 分支和 A^2 返支存在困难，则应该保留 A^1 背侧分支，因为该动脉有可能就是 A^2 返支。先离断 A^1 动脉的腹侧分支，这一支不可能是 A^2 返支。在离断 B^1 后，或是通过肺段局部形成膨胀-萎陷分界线的方法，A^2 返支很容易确认。A^2 返支走行背离 B^1 远端残端，而 A^1 分支走行朝向 B^1 远端残端。这个方法避免了肺段动脉的鉴别错误，在其他肺段切除中也同样适用。

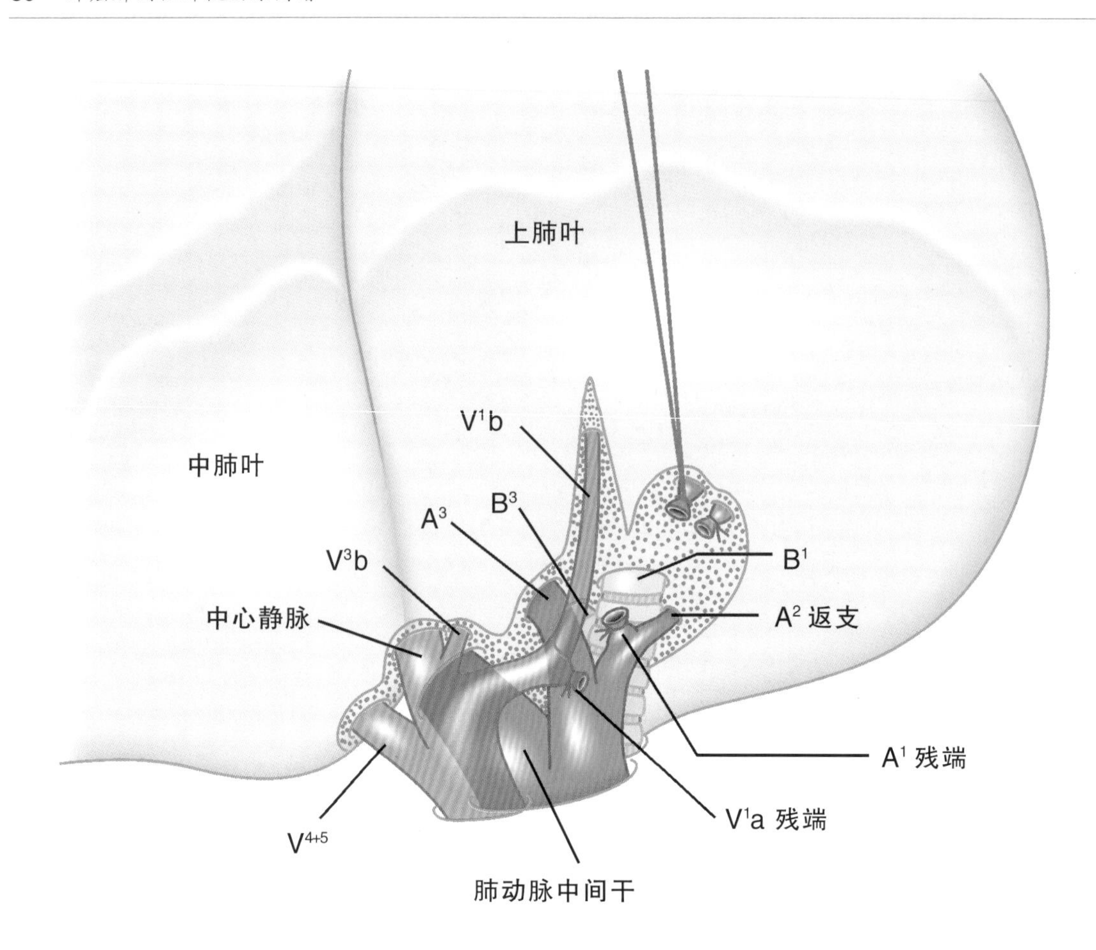

图 3.1.4 切断 A^1 后，切除 B^1 前方的一些淋巴结则可以显露 B^1。由于 V^2a 在 B^1 后方走行，可以先将 B^1 套线以避免损伤 V^2a。如果 B^1 不能明确辨认，则可以通过气管镜进入 B^1、B^2 和 B^3 照明以帮助辨认。

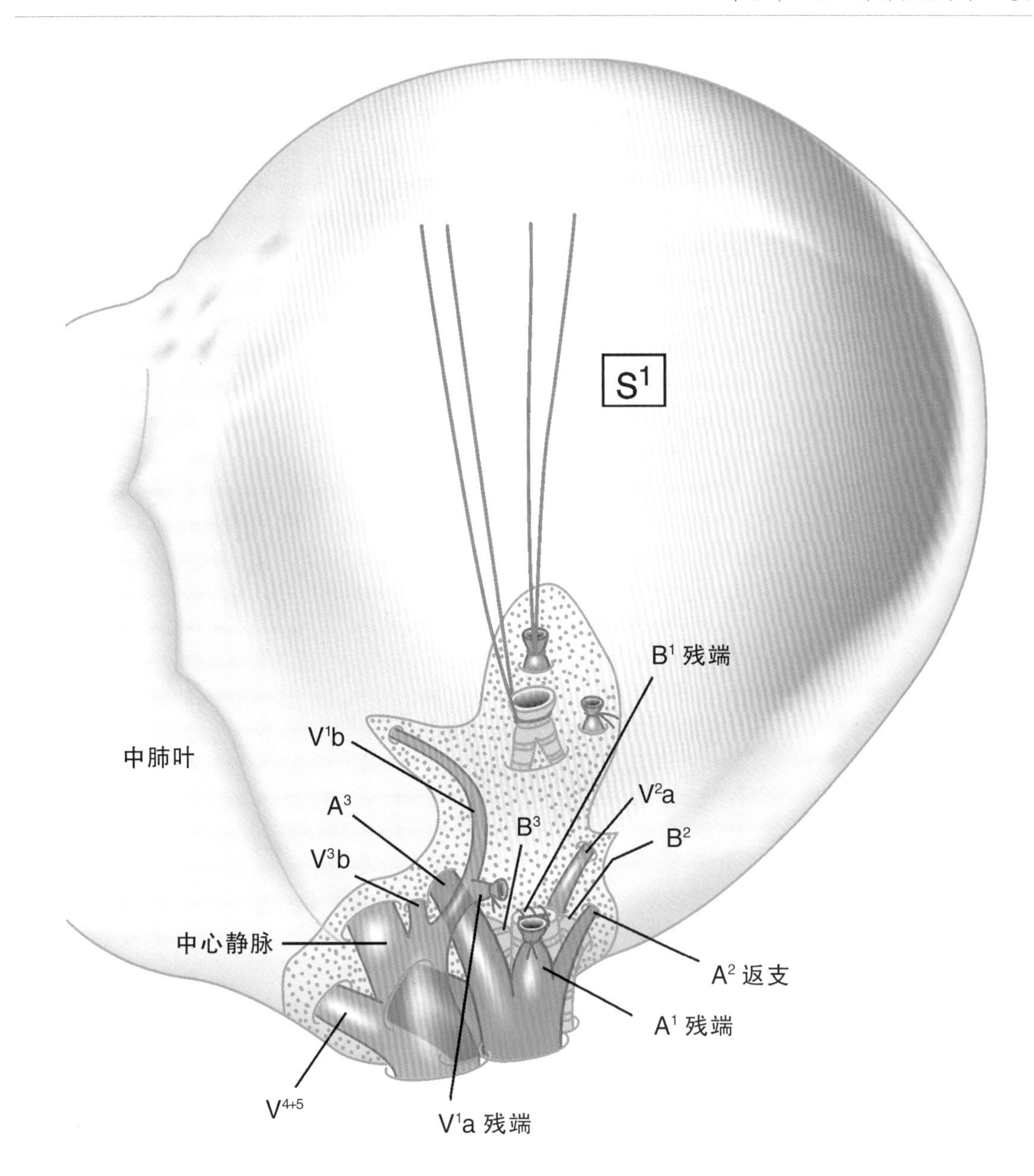

图 3.1.5　通过纤支镜进入 B^1 进行喷射通气可以选择性地对肺段 S^1 进行通气，或者可以通过离断 B^1 后，于支气管远端残端置入导管进行通气。关闭支气管远端残端，以保留 S^1 内气体，B^1 近端残端可以通过缝合或是结扎关闭。S^1 通过纤支镜下喷射通气后，其支气管 B^1 可以通过切割缝合器切断。提起 B^1 支气管远端残端，并将其后方的组织剥离，以使其远离肺门。提起 B^1 远端残端，同时提起位于残端两侧的肺组织，并利用电凝沿膨胀-萎陷分界线将其切除。

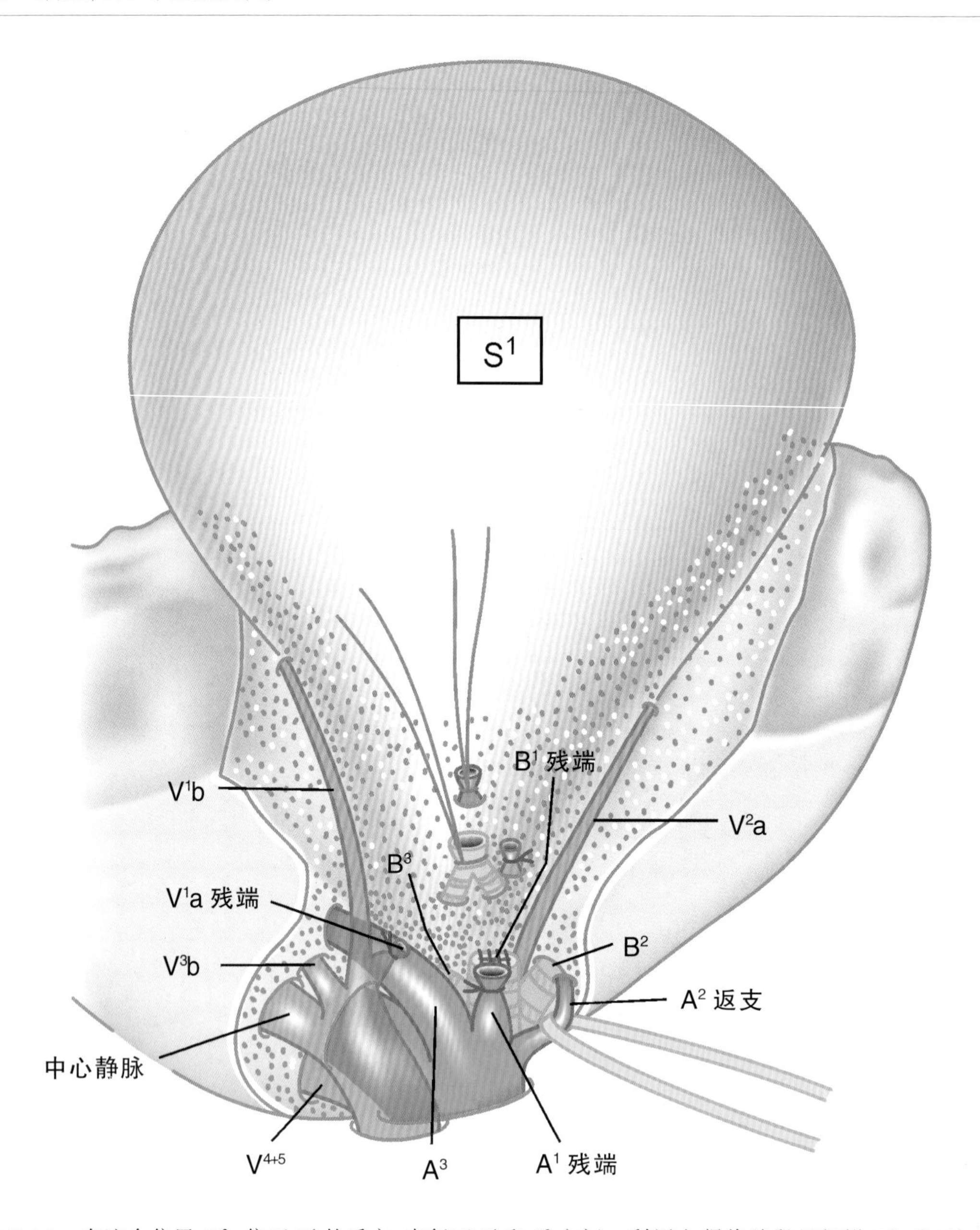

图 3.1.6 在这个位置，V^2a 位于 B^1 的后方，走行于 S^1 和 S^2 之间。利用电凝将肺段组织沿 V^1b 和 V^2a，以及膨胀-萎陷分界线切除。原则上，如果手术切缘足够，那么 V^1b 和 V^2a 应予保留在 S^3 和 S^2 上，以用来辨别肺段间平面，并且保留静脉回流。应该沿不同方向切割段间平面，以达到精准的肺段间的分离。

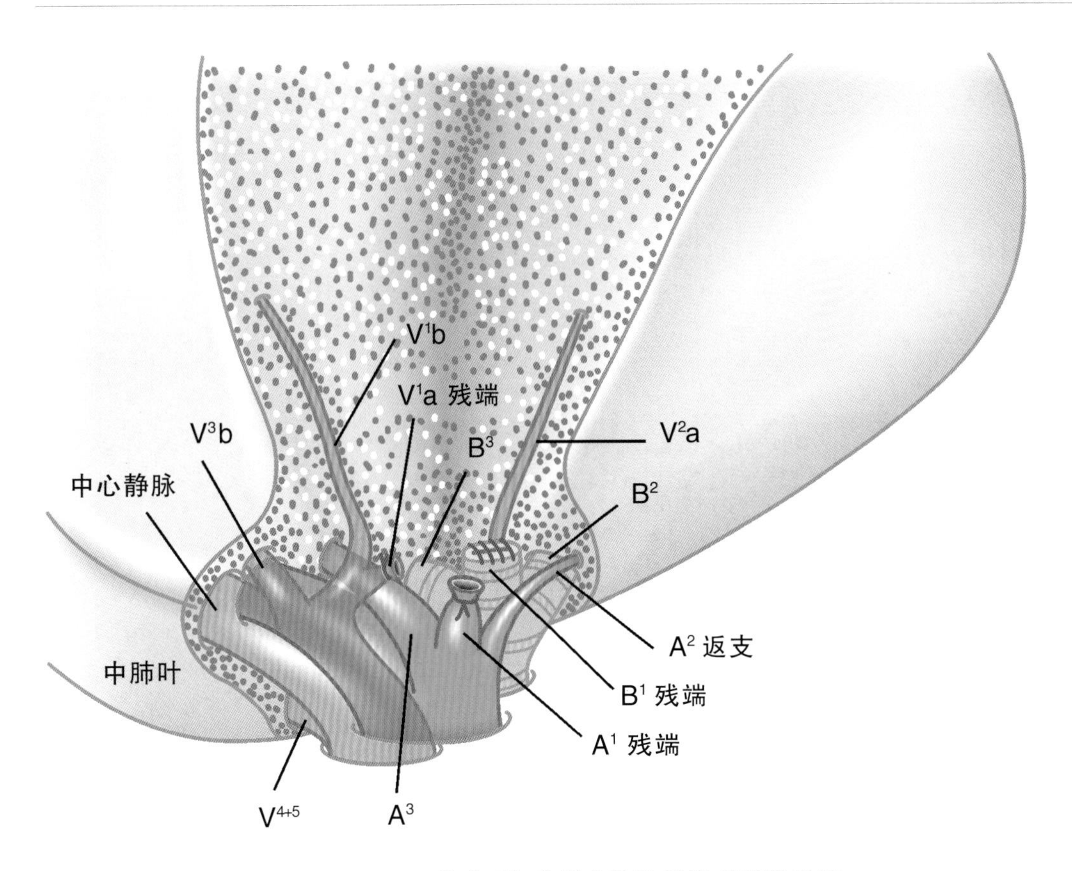

图 3.1.7 V^1b 和 V^2a 分别走行于 S^3 和 S^2 肺段平面。

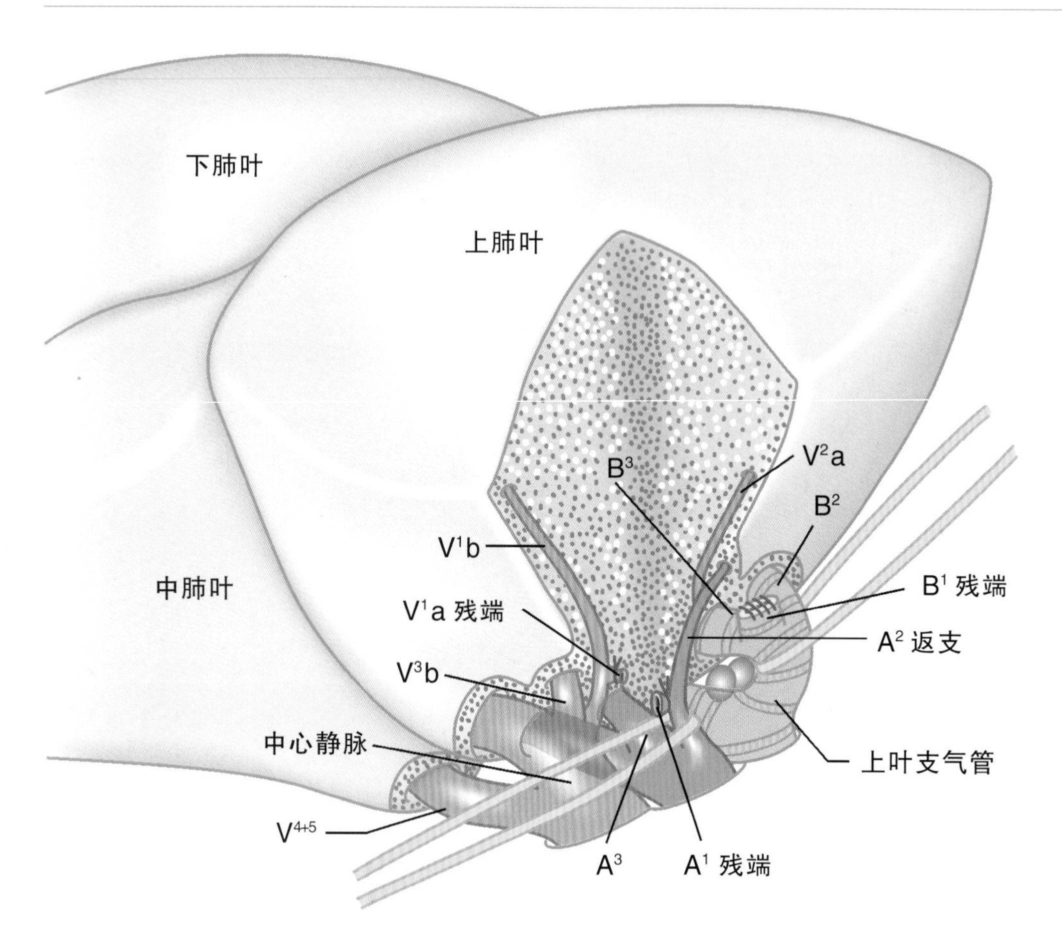

图 3.1.8 在 S^1 段切除中，肺门淋巴结清扫不同于 S^2 和 S^3 段切除。在 S^1 段切除中，由于手术过程中右上肺叶和下肺叶的叶间裂没有游离，因此 11s 组和 12u 组淋巴结较难显露。A^2 升支紧邻 11s 组淋巴结。因此，手术中应仔细解剖以避免在清扫 11s 组淋巴结时损伤 A^2 升支。接下来的手术步骤非常有利于 11s 组和 12u 组淋巴结清扫：首先将肺动脉上干和上叶支气管游离套线，将 11s 组淋巴结从支气管背侧剥离，最后从头侧切除位于肺动脉上干和上叶支气管间隙中的 11s 组和 12u 组淋巴结。

3.2 右 S^2 段切除术

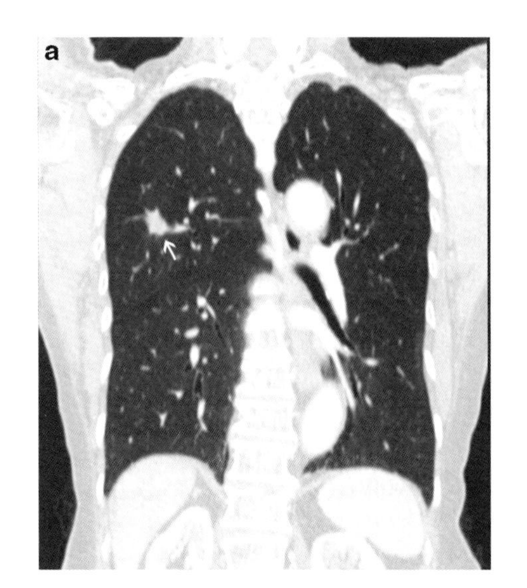

冠状面(CT 扫描)

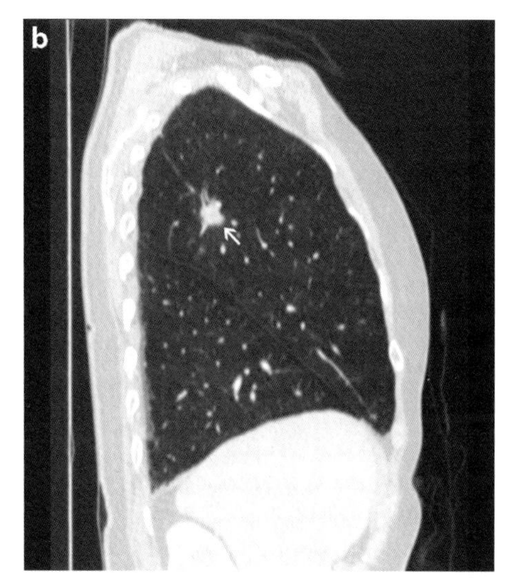

矢状面(CT 扫描)

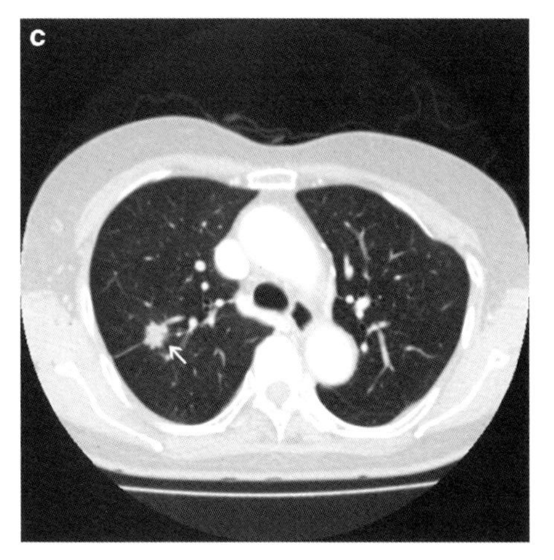

横断面(CT 扫描)

女性,81 岁,右上肺 GGO,随访 3 年后,右上肺占位变为实体性肿瘤。CT 扫描提示右上肺 S^2b 段内 1.5cm 肿块, 伴毛刺和胸膜凹陷。纤支镜检查确诊为腺癌。由于肿块位置靠近 V^2c,后者位于 S^2b 和 S^3a 之间,应行 S^2 段切除术,切除 V^2c 区域,同时切除部分 S^3a,以使手术切缘足够。

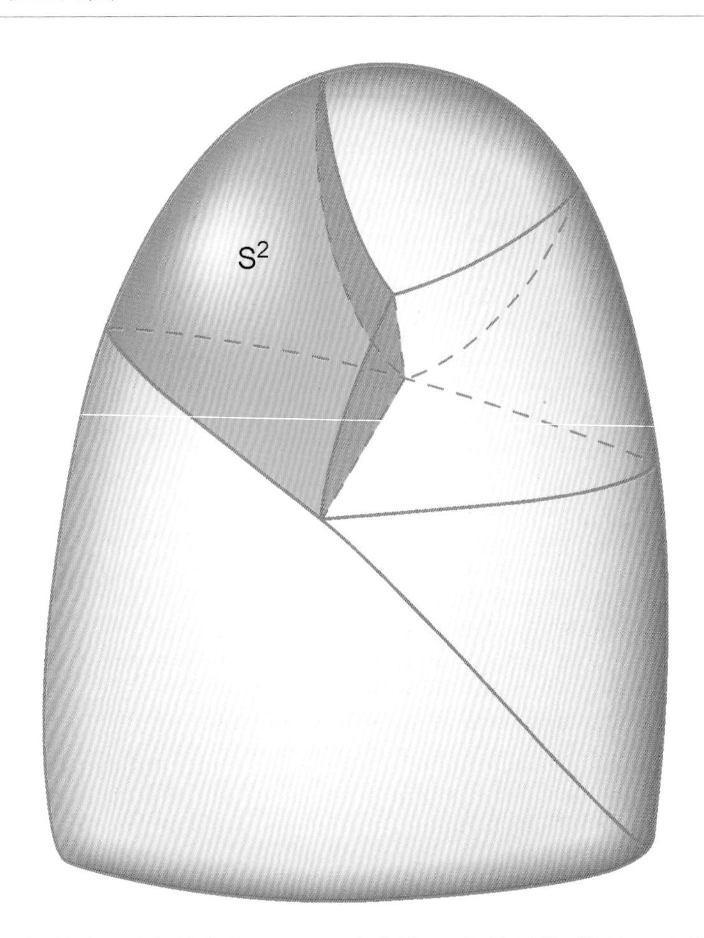

图 3.2.1 肺段的动脉、静脉和支气管分布可以通过高分辨 CT 扫描图像(横断面、矢状面及冠状面)确认。B^1、B^2 及 B^3 的段支气管分布及管腔大小可以通过气管插管后纤支镜检查进一步明确。右上肺肺段血管及支气管最常见的解剖如下:右上叶支气管分为 B^1、B^2 及 B^3;A^1 及 A^3 肺段动脉发自肺动脉上干;A^2a 肺段动脉为发自肺动脉上干的 A^2 返支,A^2b 为 A^2 升支;肺段静脉分为中心静脉和尖段静脉。推荐第 3 肋间切口作为右上肺 S^2 段切除术切口。

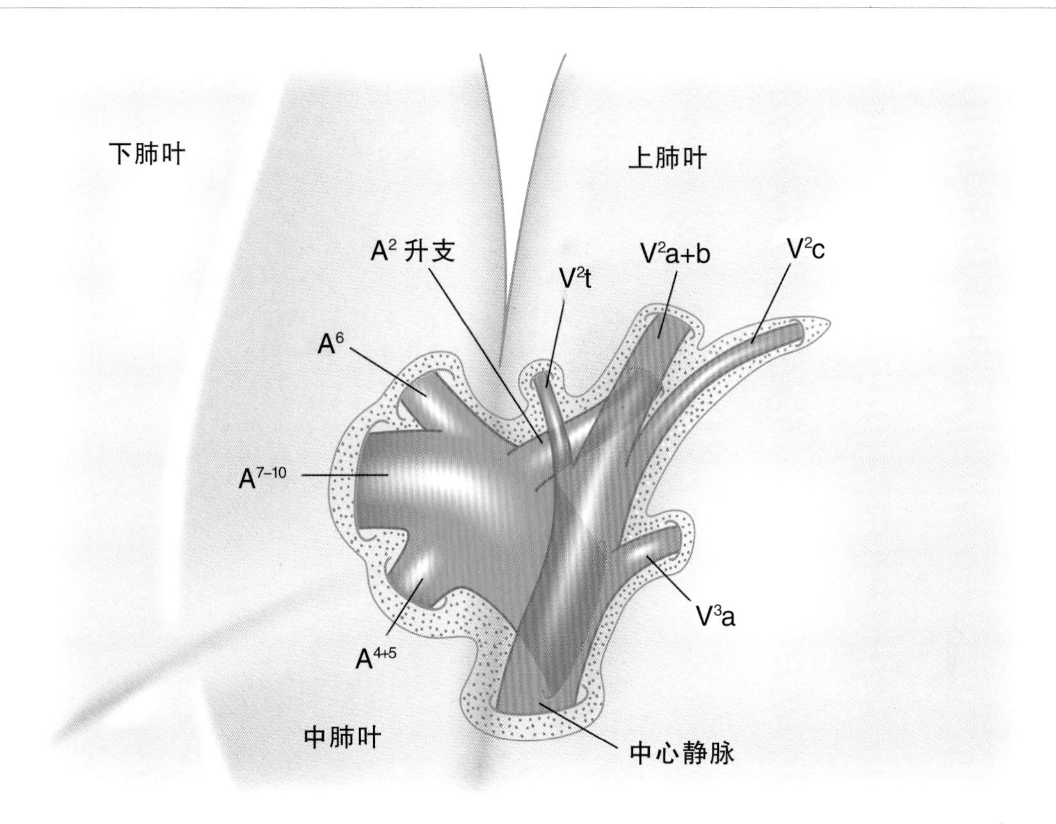

图 3.2.2 使用电凝而不使用切割缝合器分离右上肺叶和右下肺叶之间的叶间裂，因为切割线会使 V^2 的辨别以及 S^2 和 S^3 之间段间平面的辨别复杂化。接下来的步骤有利于肺裂的辨认：将纤支镜置入 B^2 段支气管，接着采用喷射通气，这样可以在通气的 S^2 段和不通气的下肺叶之间形成膨胀–萎陷分界线。沿该分界线电凝分离肺裂。在该肺裂中显露中心静脉。

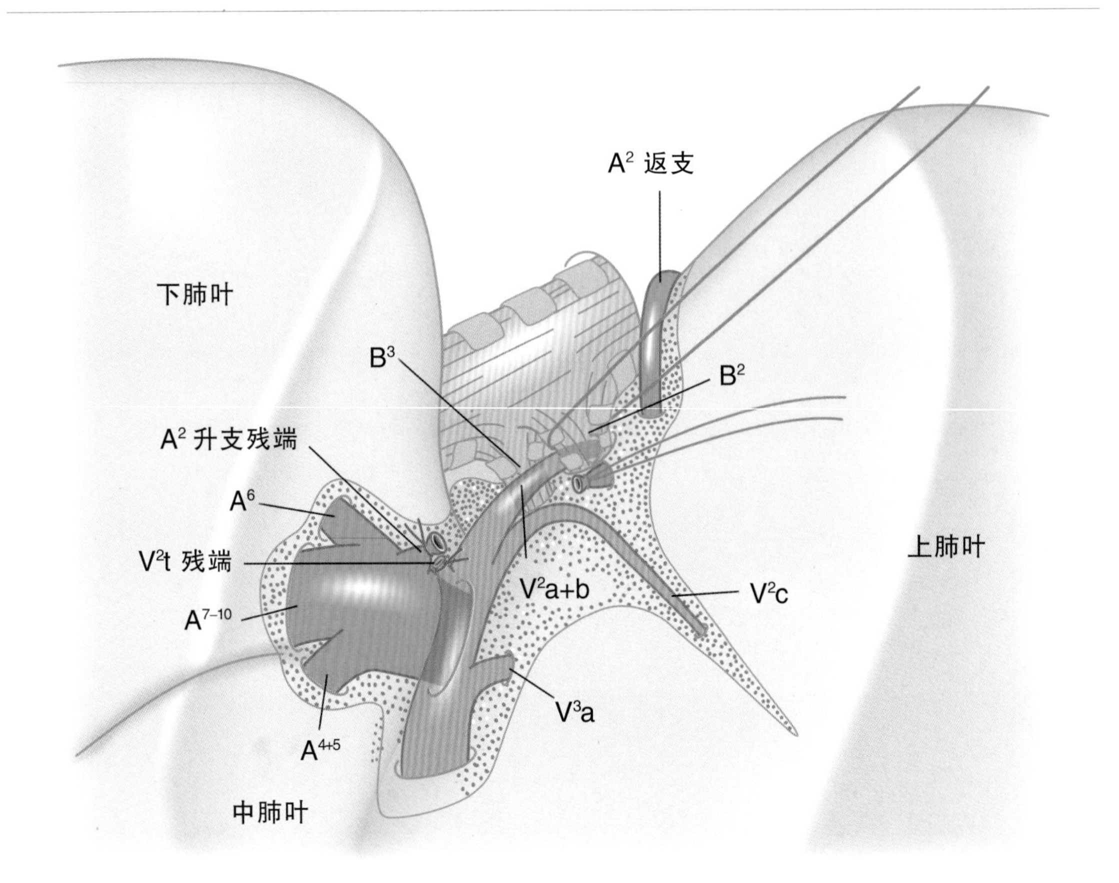

图 3.2.3 V^2 游离后套线，并向远端显露。离断沿上叶下缘走向的 V^2t。确认走行于 S^2 和 S^3 之间的 V^2c，同样向外周方向显露。V^2c 分支后立即沿 V^2a+b 走行，其先走行于手术区域的前方，之后向后方走行。因此，V^2c 邻近肺组织表面，并沿右上叶外侧走行。向远端显露 V^2c，可作为 S^2 和 S^3 之间边界的标记。有时 V^3a 被误认为是 V^2c，鉴别方法如下：V^2c 发于叶间裂的后方，分支后通常立即沿 V^2a+b 走行；而 V^3a 通常在叶间裂垂直从中心静脉发出。显露 A^2 升支。由于 A^2 升支和 A^3a 升支有时会共干，故将肺动脉升支显露于远端以确认是否存在 A^3a 升支，其向 V^2c 腹侧走行。A^3a 升支予保留。

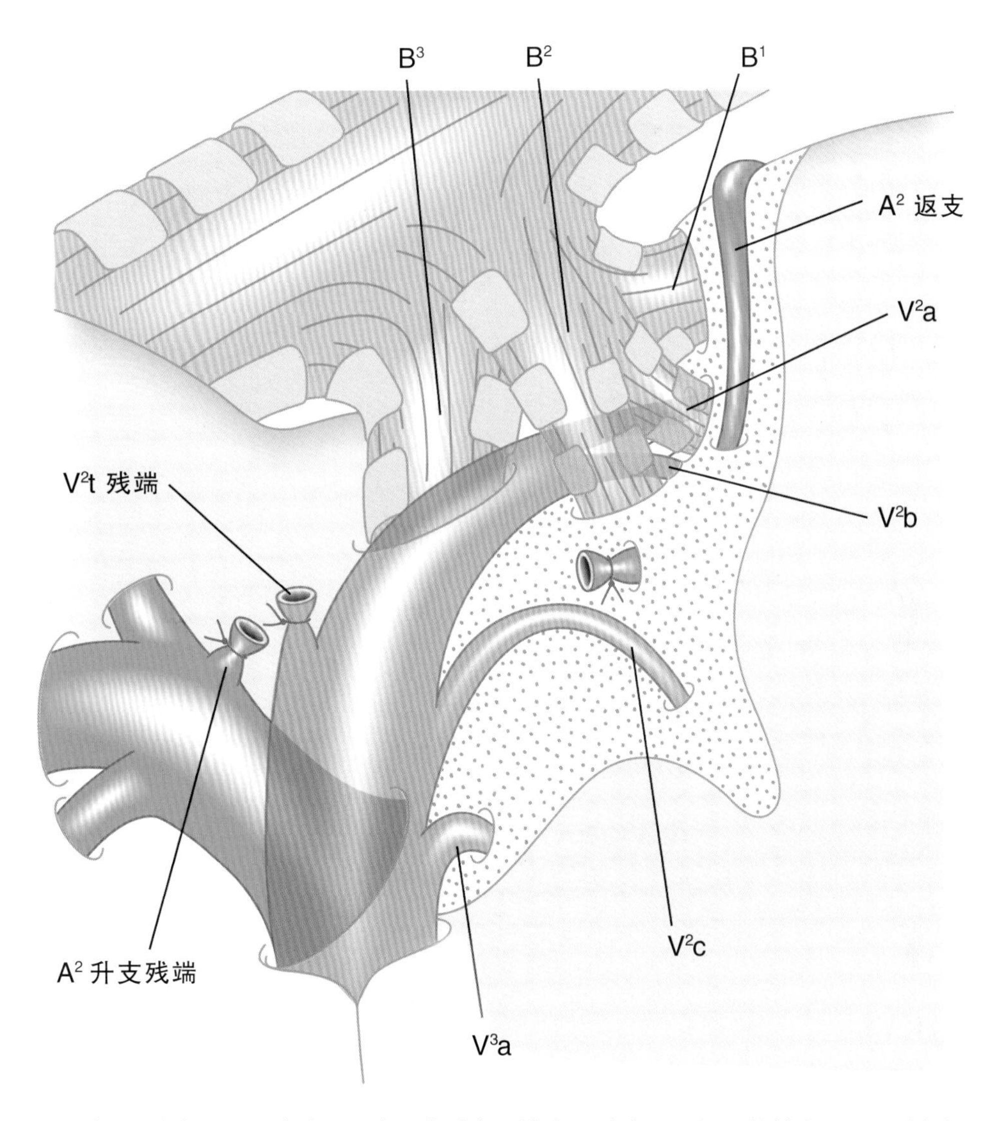

图 3.2.4 切断 A^2 升支后可以确认 B^2。在这个手术区域中 B^2 走行于 V^2a+b 的前方，而 B^3 则走行于 V^2a+b 的后方，由此可以区分 B^2 和 B^3。另外，由顶部向外周显露右上叶支气管，则可以辨认 B^1 和 B^2。将 B^2 游离套线。此时，术者很难鉴别 A^2 返支和 A^1a，不过此时并不必要，因为在切断 B^2 或是建立膨胀–萎陷分界线后，A^2 返支和 A^1a 很容易鉴别。A^2 返支朝向 B^2 远端残端走行，而 A^1 分支则远离 B^2 远端残端。纤支镜照明可以帮助确认 B^1、B^2 和 B^3。

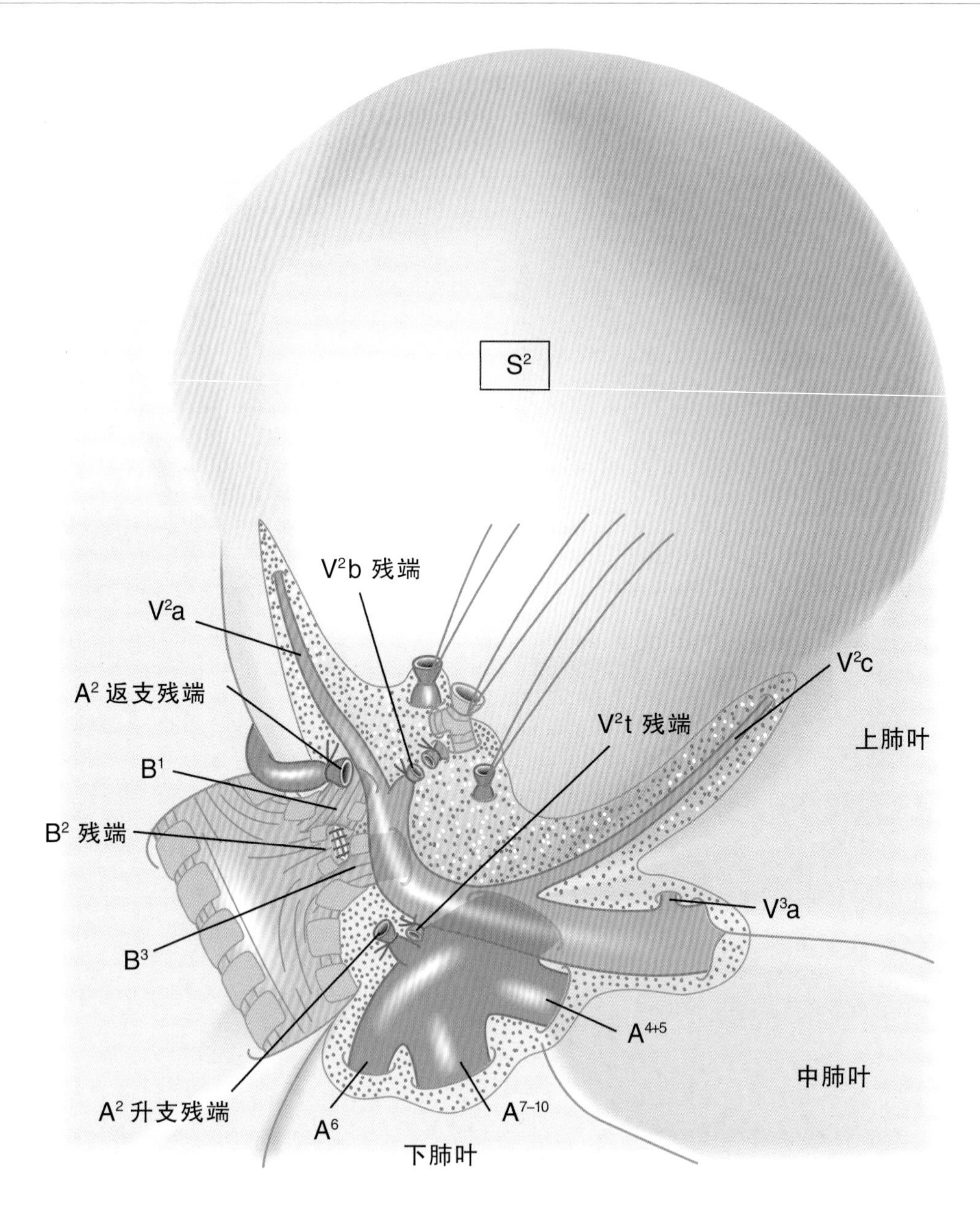

图 3.2.5　S^2 段选择性通气可以通过将纤支镜置入 B^2 支气管进行喷射性通气实现，也可以在切断 B^2 支气管后，由 B^2 支气管远端残端置入导管后通气。通气后关闭残端，可以保持 S^2 段膨胀状态。B^2 支气管近端残端可以通过结扎或是缝合关闭。如果通过将纤支镜置入 B^2 支气管而对 S^2 进行喷射性通气，则可以使用切割缝合器切断 B^2 。提起 B^2 远端残端，从后方将周围组织剥离，使其远离肺门。在这个位置，A^2 返支容易辨认，其向 B^2 远端残端走行，后者已经被切断。切断走行于 B^2 远端残端后方的 V^2b，沿残端根据膨胀-萎陷分界线将 B^2 肺段组织电凝分离。位于 S^1a 和 S^2a 之间的 V^2a 以及 S^2b 和 S^3a 之间的 V^2c 是段间平面的重要分界线。沿着膨胀-萎陷分界线以及 V^2a 和 V^2c，使用电凝切割肺组织，在手术切缘足够的情况下，将 V^2a 和 V^2c 保留在 S^1 和 S^3 段。从各个方向切开段间平面，使段间分离更简单和精准。

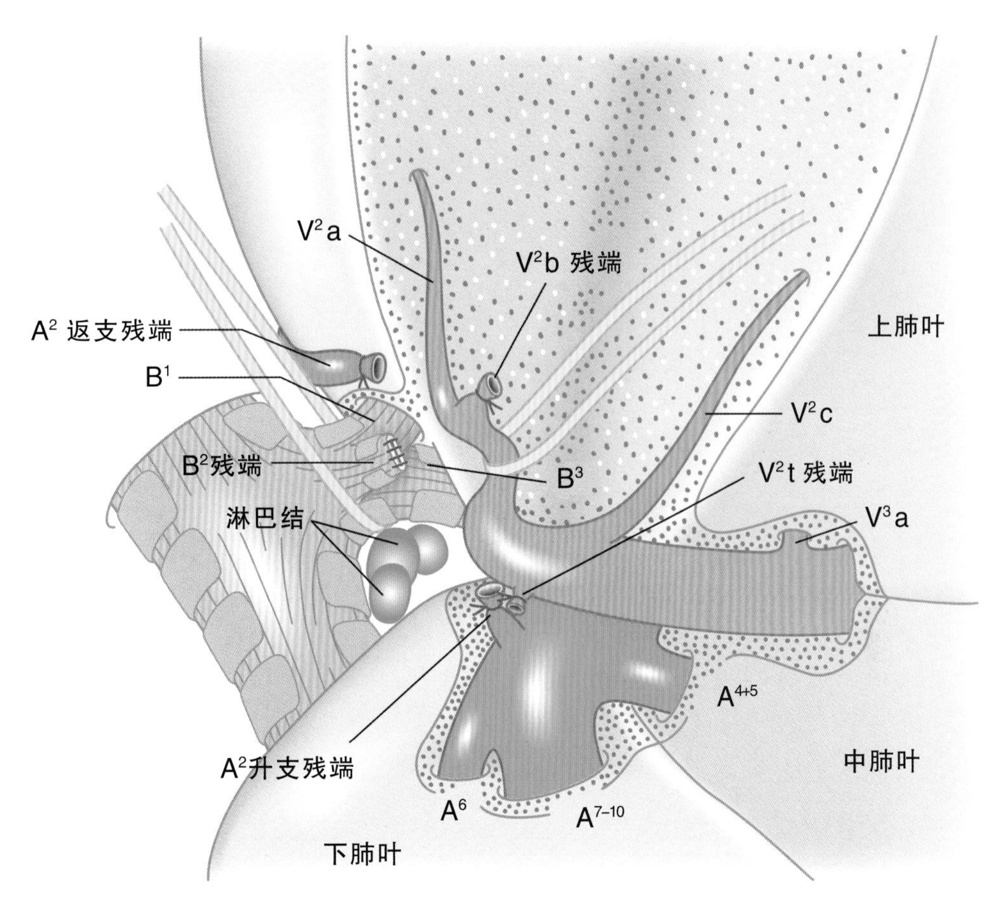

图 3.2.6　V^2a 和 V^2c 分别走行于 S^1 和 S^3 肺段平面上。S^2 段切除时肺门淋巴结清扫相对容易，因为肺门背侧已经打开。将 V^2、上叶支气管、肺动脉上干游离套线，显露 11s 组及 12 组淋巴结。从背侧将这些淋巴结从右上叶支气管和右中间支气管剥离，但最好不要在这个时候切除。随后，将 11s 组和 12 组淋巴结从上叶支气管和肺动脉上干之间穿出，并从肺尖侧切除，这样能够方便完整地切除这些淋巴结。

3.3 右 S^3 段切除术

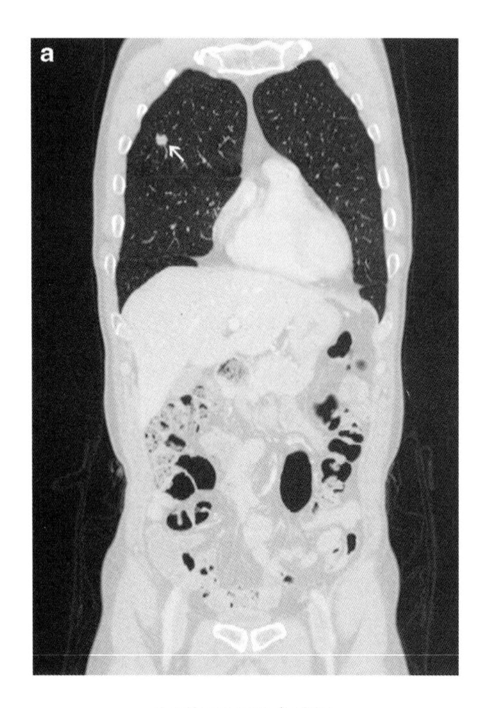

冠状面(CT 扫描)

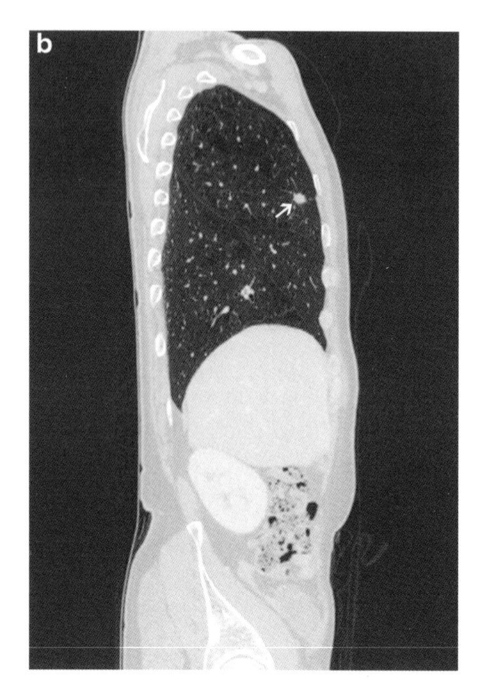

矢状面(CT 扫描)

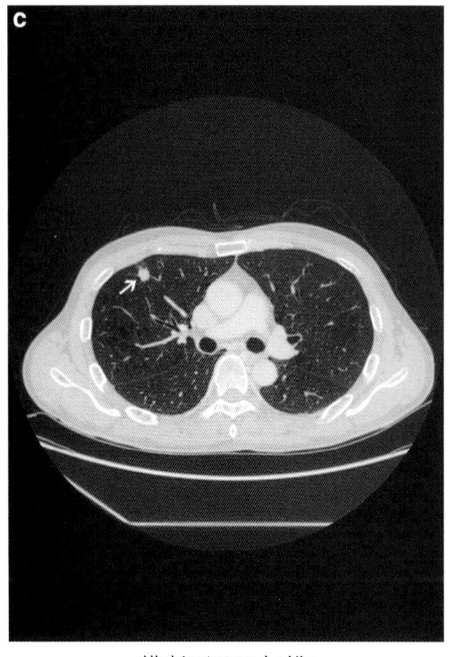

横断面(CT 扫描)

男性，58 岁，胸片检查发现肺部结节，CT 检查发现 S^3b 段内 1cm 结节，并伴毛刺形成。CT 引导下穿刺确诊为腺癌。行 S^3 段切除术，术后病理为乳头状腺癌，分期 pT1aN0M0。

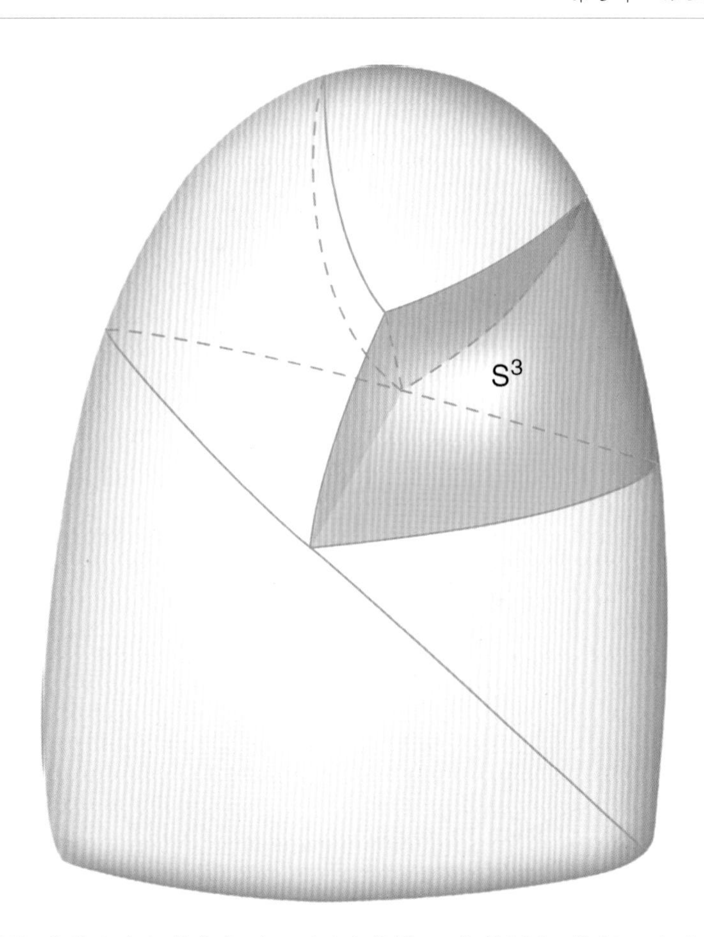

图 3.3.1　肺段的动脉、静脉和支气管分布可以通过高分辨 CT 扫描图像(横断面、矢状面及冠状面)确认。B^1、B^2 及 B^3 的段支气管分布及管腔大小可以在气管插管后用纤支镜检查进一步明确。右上肺肺段血管及支气管最常见的解剖如下:右上叶支气管分为 B^1、B^2 及 B^3;A^1 及 A^3 发自肺动脉上干;A^2a 为发自肺动脉上干的 A^2 返支,A^2b 为 A^2 升支;肺段静脉分为中心静脉和尖段静脉。推荐第 3 肋间切口为右上肺肺段切除手术切口。

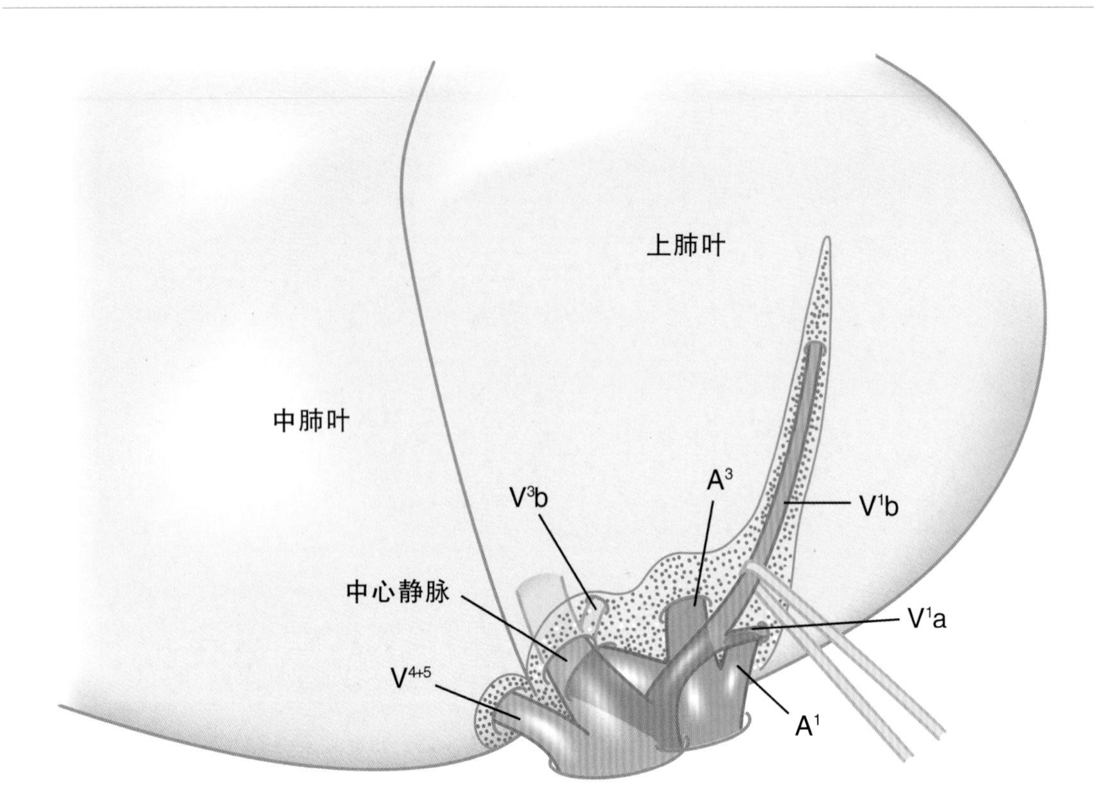

图 3.3.2 由腹侧向背侧暴露右上肺叶的肺门，显露上肺静脉、肺动脉上干、上叶支气管，以及上叶支气管和中间支气管的分叉部。从背侧沿上叶支气管向远端分离，从而容易区分 B^1、B^2 和 B^3。将 V^1 游离套线，向其远心端显露，以区分 V^1a 和 V^1b。V^1b 为 S^1 和 S^3 之间的段间静脉，贴近肺表面并朝向肺尖方向走行。向远端显露 V^1b。位于 S^3bi 和 S^3bii 之间的 V^3c 有时在 V^1 近端分支，其走行方向类似于 V^1b。V^3c 沿腹侧走行并深入肺组织内，而 V^1b 朝向肺尖方向走行并贴近肺表面，以此可以区分它们。辨认 V^1b 可以帮助辨认 A^1 和 A^3，A^1 在 V^1b 背侧走行，而 A^3 在 V^1b 的腹侧走行。但是，这种位置关系取决于术中牵拉肺的方向，比如，有时 A^1 看起来像是走行于 V^1b 的腹侧，而 A^3 看起来走行于 V^1b 的背侧。因此，即使在 V^1b 辨认之后也应仔细辨认 A^1 和 A^3。为了准确辨认这些动脉，必须保留无法分辨的 A^3 后方的动脉分支，它有可能是 A^1 分支。在切断 B^3 后，可以很容易分辨出 A^1 和 A^3 分支，因为 A^3 分支走行朝向 B^3 远端残端，而 A^1 分支走行则远离它。

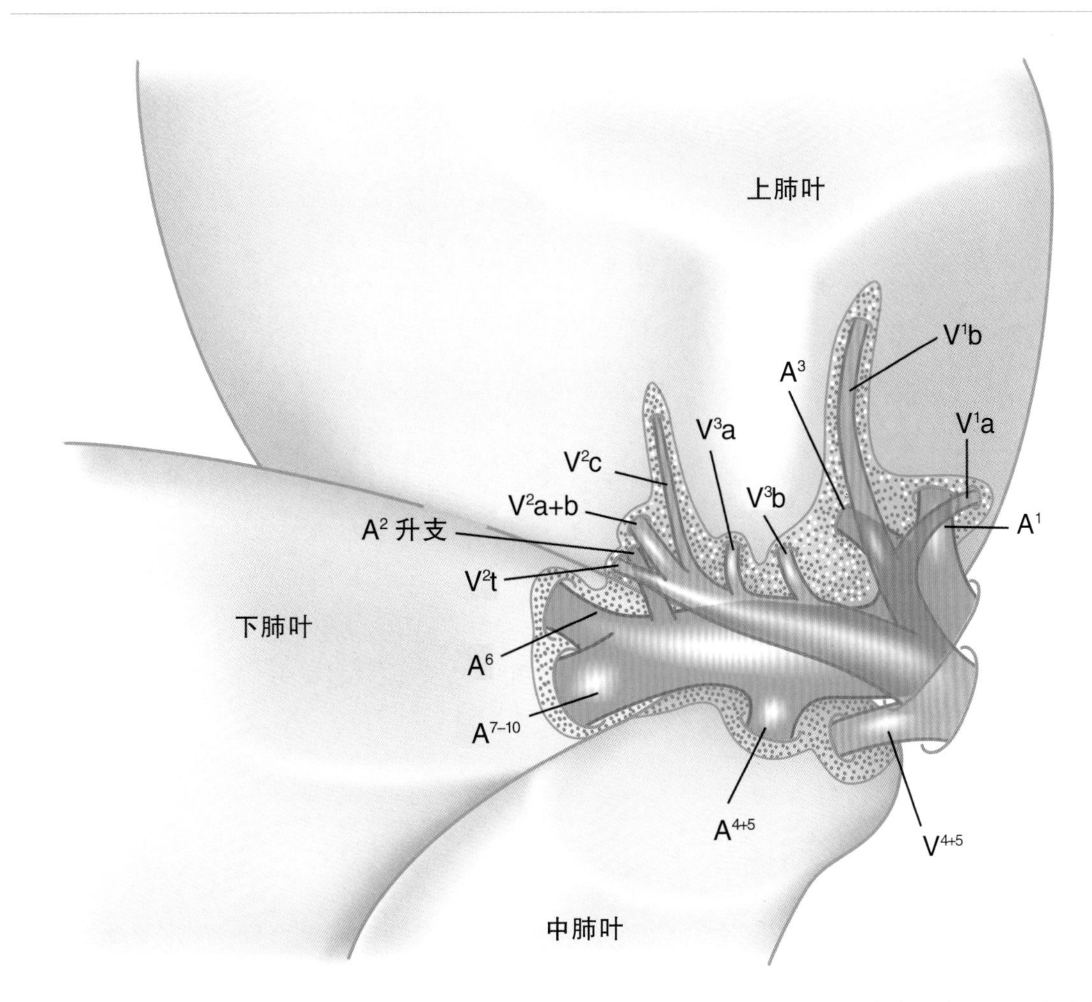

图 3.3.3　在 S^3 段切除中,利用电凝切除右上肺叶和右中肺叶之间的叶间裂,后者常常发育不良。在分离过程中,不能使用切割缝合器,因为切割线会造成 S^2 和 S^3 之间段间平面的识别困难。一种辨认融合叶间裂的办法是在 B^3 内置入纤支镜,然后给予喷射通气,从而在 S^3 段和中肺叶之间形成膨胀-萎陷分界线。沿该分界线使用电凝将其离断。分离叶间裂后可以显露中心静脉,然后向远端游离,显露 V^3b、V^3a 和 V^2c。有时 V^3a 和 V^2c 之间很难区分,可以通过以下方法向鉴别:(1)V^2c 通常在叶间裂的背侧分支,而 V^3a 在其中心位置分支;(2)V^2c 在其分支后立即和 V^2a+b 伴行;(3)V^3a 通常为中心静脉垂直方向发出的分支。V^2c 游离套线,并向远端显露以确定 S^2 和 S^3 段间平面。在这些血管辨认清楚后,切断 A^3、V^3a、V^3b 和 V^3c。

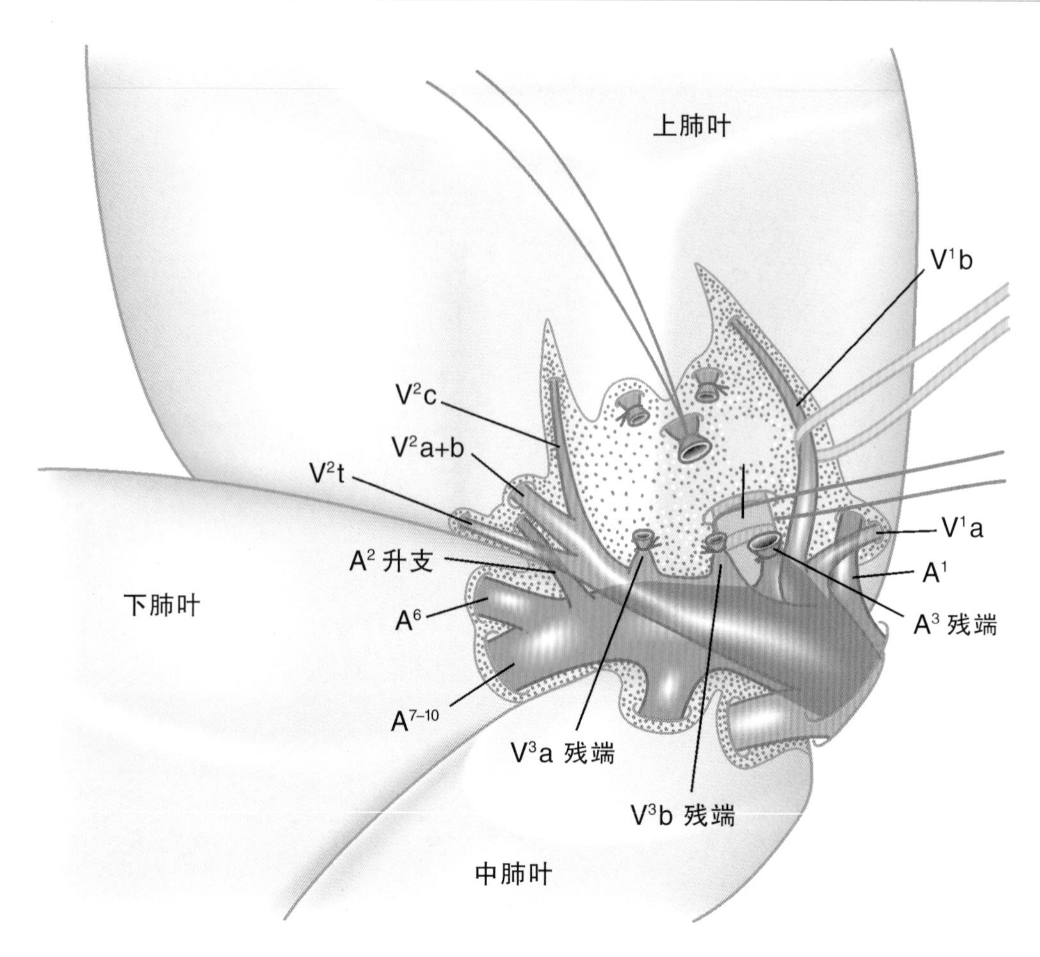

图 3.3.4　在切断 A³ 后，切除 B³ 前方的一些淋巴结就可以显露 B³，然后套线。B³a 和 B³b 有时在 B³ 根部分支，这使得在腹侧很难暴露 B³a。在这种情况下，B³b 套线后牵开，之后于 B³ 根部套线可有助于显露 B³a。气管内纤支镜检查照明来进一步确认 B³。

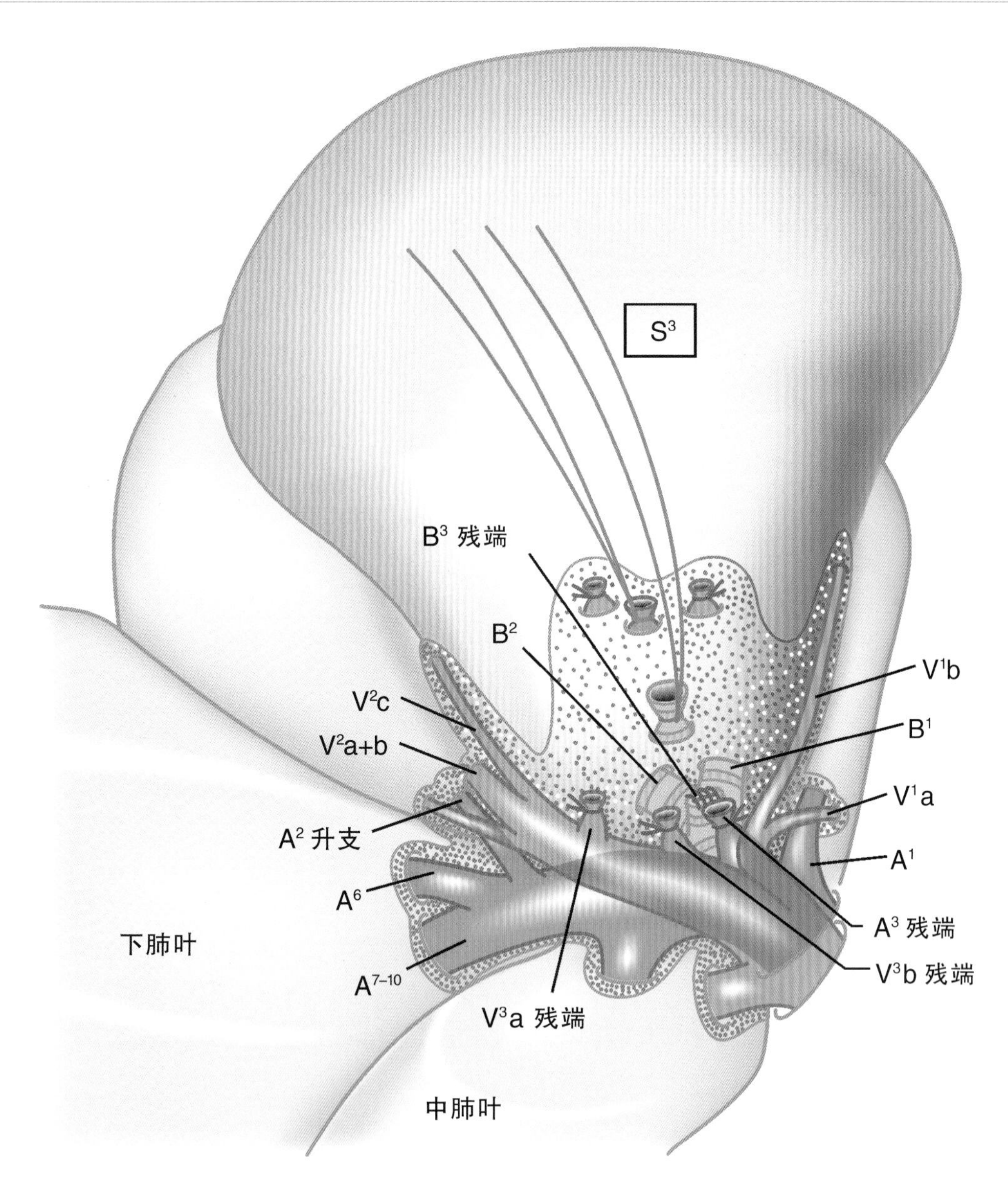

图 3.3.5　S^3 段选择性通气可以通过将纤支镜置入 B^3 支气管进行喷射通气实现，也可以在切断 B^3 支气管后，由 B^3 支气管远端残端置入导管后通气。通气后关闭残端，可以保持 S^3 段膨胀状态。B^3 支气管近端残端可以通过结扎或是缝合关闭。如果通过将纤支镜置入 B^3 支气管对 S^3 进行喷射通气，则可以使用切割缝合器切断 B^3 。提起 B^3 远端残端，从后方将周围组织剥离，使其远离肺门。提起支气管残端同时提起两侧肺组织，使用电凝沿膨胀–萎陷分界线切割肺组织。同时沿 V^1b 和 V^2c 切割肺组织，如果手术切缘足够，将 V^1b 和 V^2c 保留于 S^1 和 S^2 段上。从各个方向切开段间平面，以保证简单而精确的肺段分离。

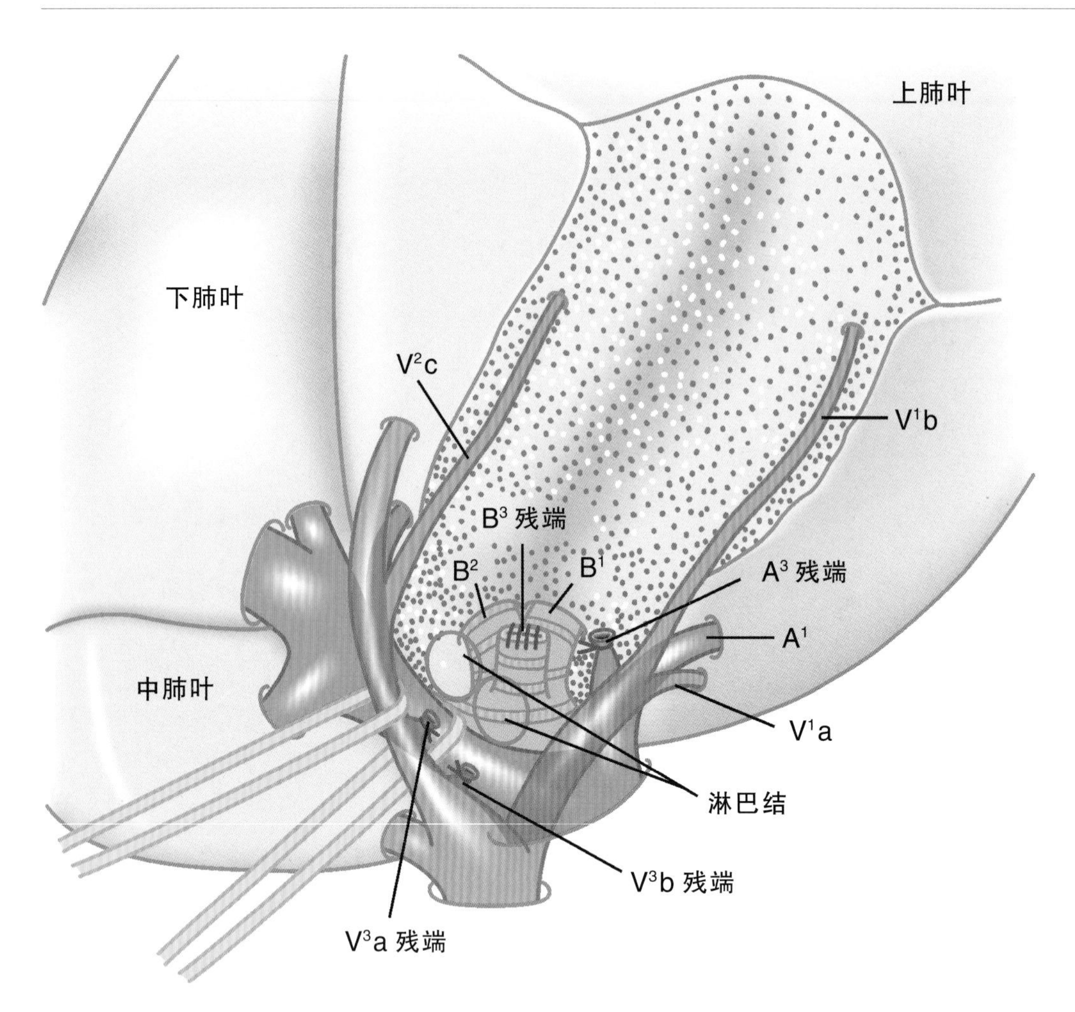

图 3.3.6 V¹b 和 V²c 沿段间平面走行。S³ 段切除的肺门淋巴结清扫从腹侧方向开始，因为肺门背侧未打开。套带牵开右上叶支气管、V² 和肺动脉中间干可以充分显露 11s 组和 12 组淋巴结，从而方便这些淋巴结切除。

3.4　右 S^2+S^1a 段切除术

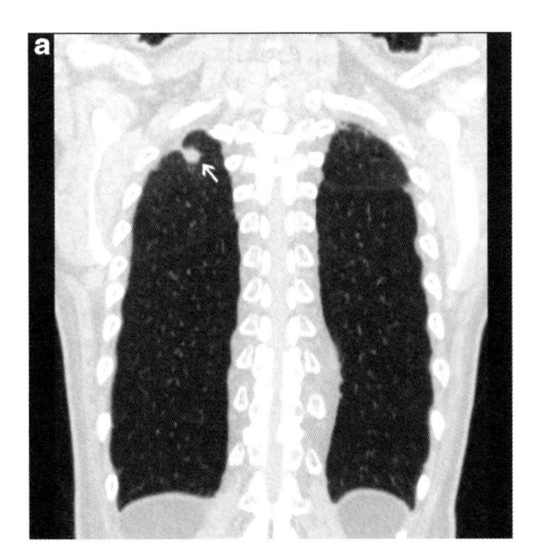

冠状面(CT 扫描)

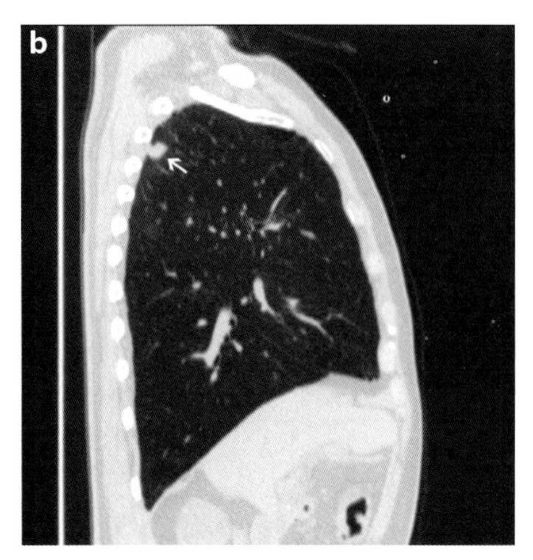

矢状面(CT 扫描)

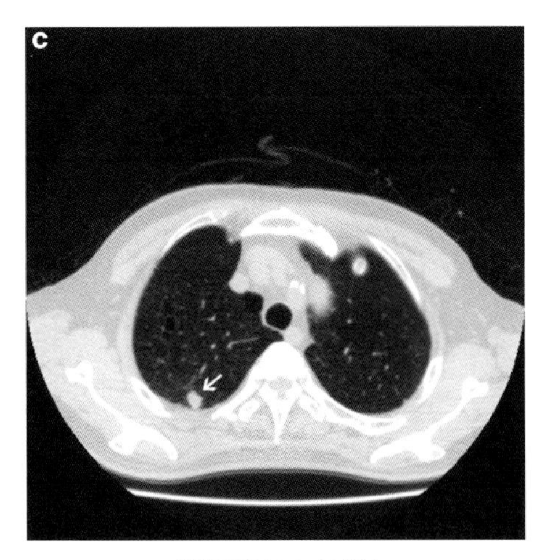

横断面(CT 扫描)

女性,61 岁,每年做一次体检,胸片提示右上肺叶有一小结节,CT 检查显示 S^1a 与 S^2a 肺中间有一 2cm 结节，并伴有毛刺和胸膜凹陷。通过纤支镜活检诊断为腺癌。行 S^2+S^1a 段切除术。最终病理是乳头状腺癌，分期 pT1aN0M0。

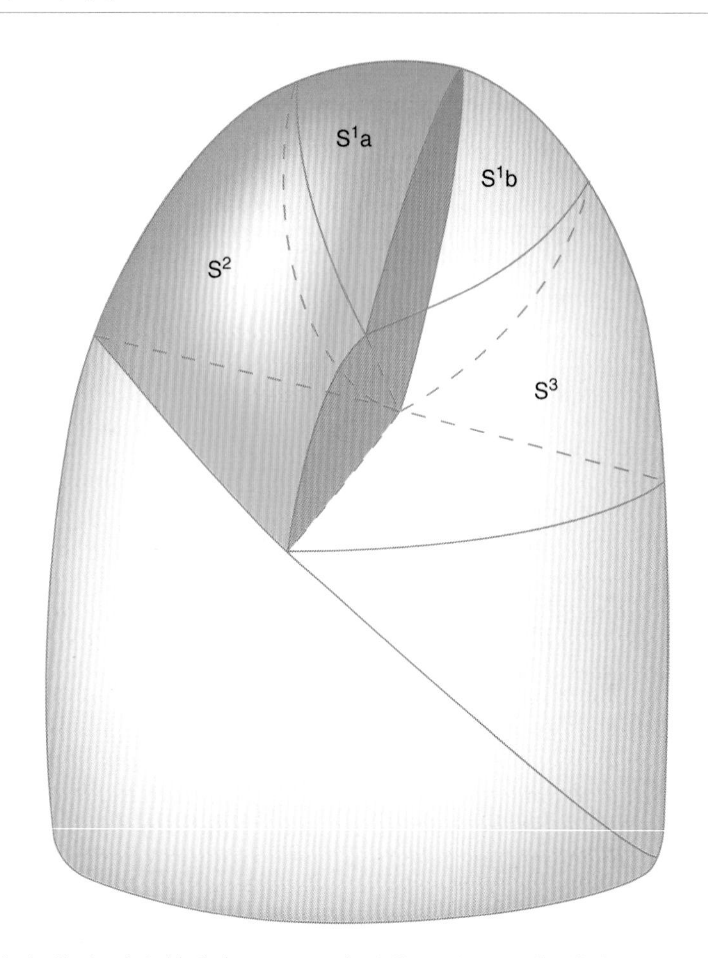

图 3.4.1 肺段的动脉、静脉、支气管分布可以通过高分辨 CT 扫描图像(横断面、矢状面及冠状面)确认。B^1、B^2 及 B^3 的肺段支气管分布及管腔大小可以通过气管插管后纤支镜检查进一步明确。右上肺肺段血管及支气管最常见的解剖如下:右上叶支气管分为 B^1、B^2 及 B^3;A^1 及 A^3 肺段动脉发自肺动脉上干;A^2a 肺段动脉为发自肺动脉上干的 A^2 返支,A^2b 为 A^2 升支;肺段静脉分为中心静脉和尖段静脉。推荐第 3 肋间切口为手术切口。

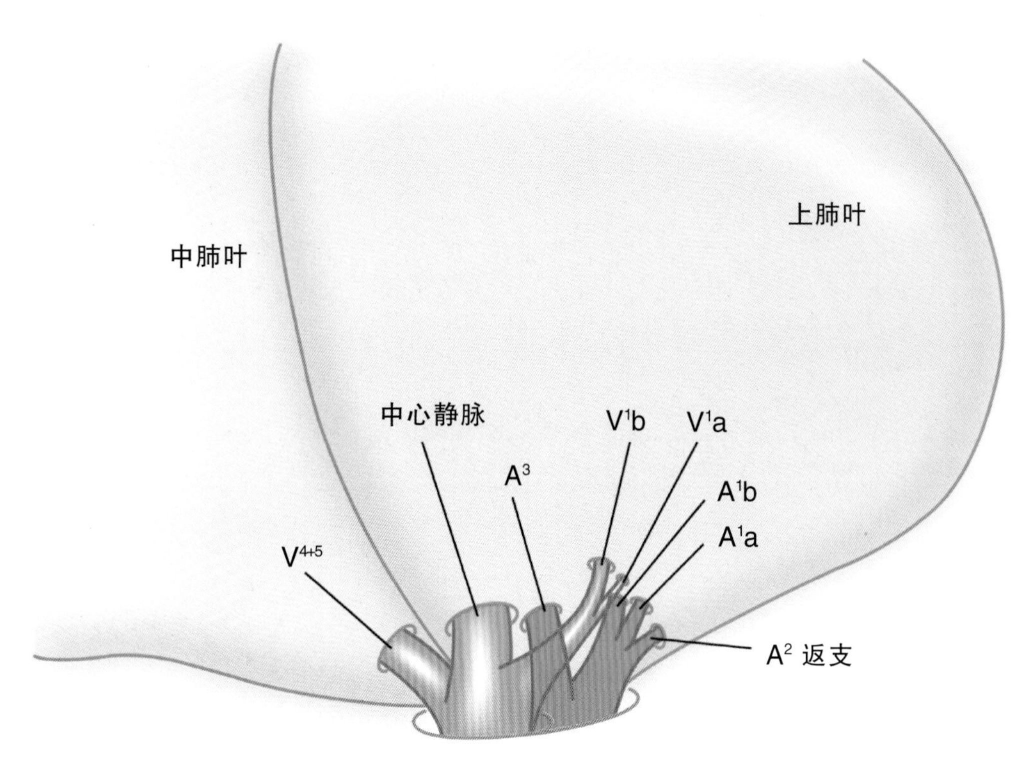

图 3.4.2　从腹侧向背侧暴露右上肺肺门，从而显露上肺静脉、肺动脉上干、上叶支气管以及上叶支气管和中间支气管的分叉。

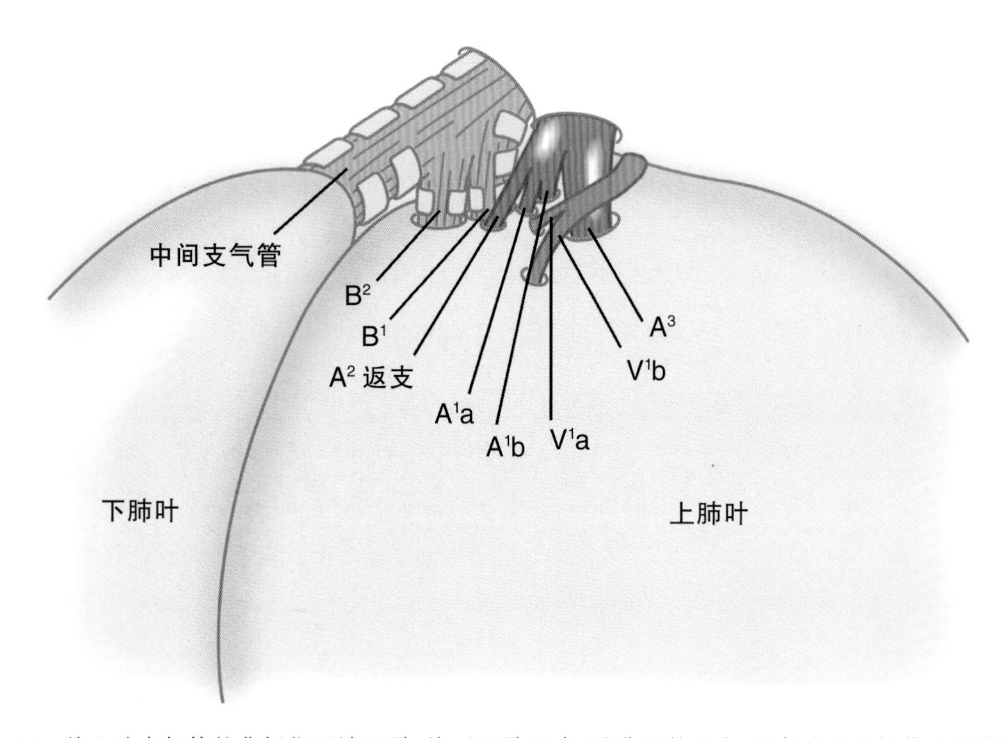

图 3.4.3　从上叶支气管的背侧往远端显露，从而显露 B^1 与 B^2 分叉的地方，以便之后的操作中能辨认 A^2 动脉返支。将 V^1 往远端显露，辨认出 V^1a 和 V^1b。V^1a 是 S^1a 与 S^1b 段间静脉，向背侧走行，通常比 V^1b 细。V^1b 是 S^1 与 S^3 的段间静脉，贴着肺表面朝向肺尖走行。将 A^1 向远端分离显露从而显露 A^1a 与 A^1b。

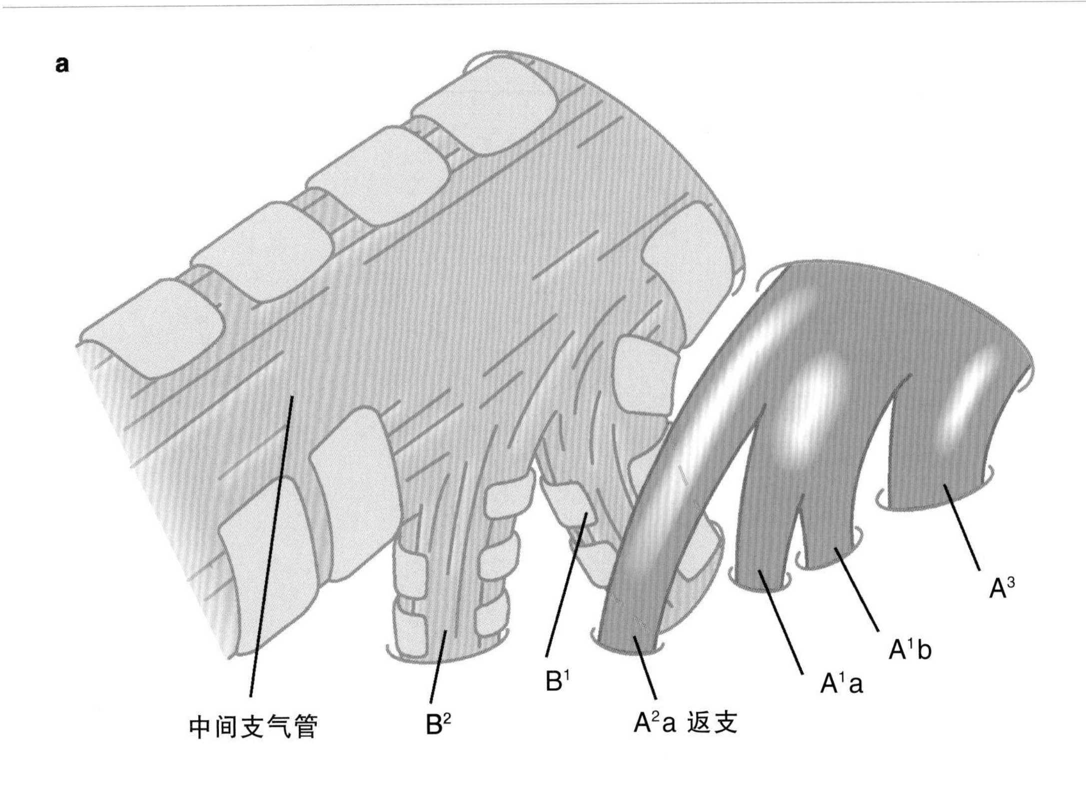

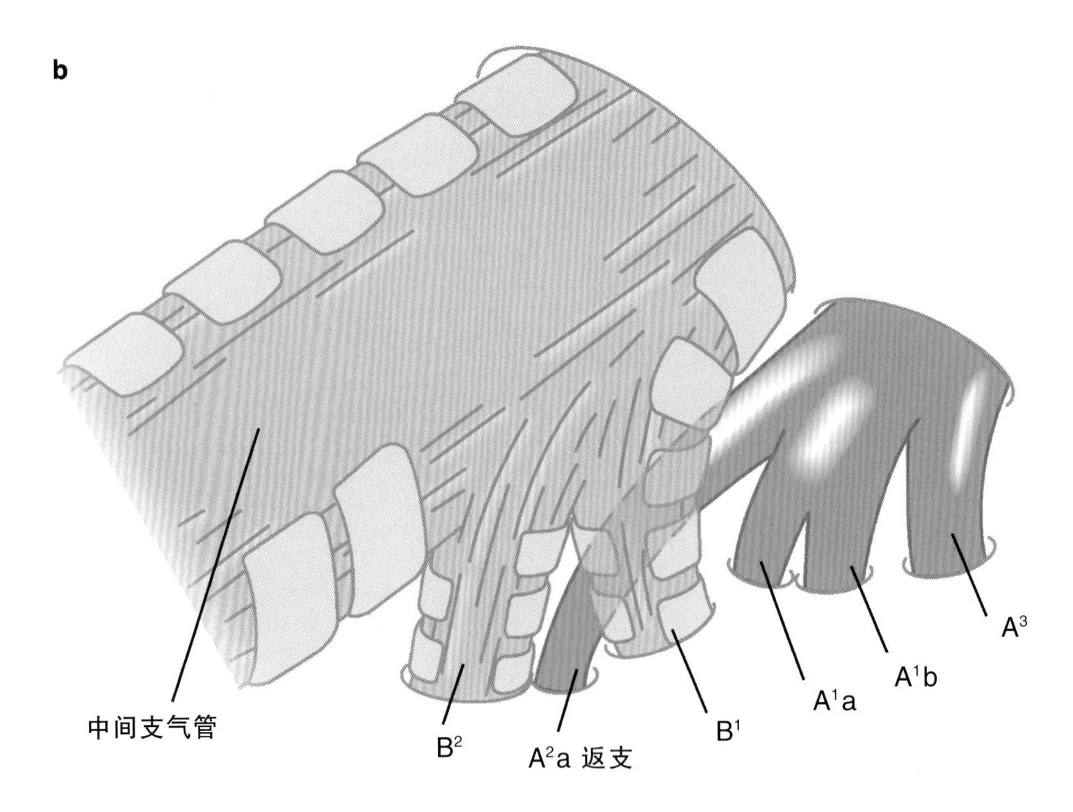

图 3.4.4　A^2 返支有两种走行类型：一种是 A^2 返支先走行于 B^1 背侧再沿着 B^2 走行(a)；另一种是先走行 B^1 的腹侧再沿着 B^2 走行(b)。前者较后者更为常见，因此以此为例。

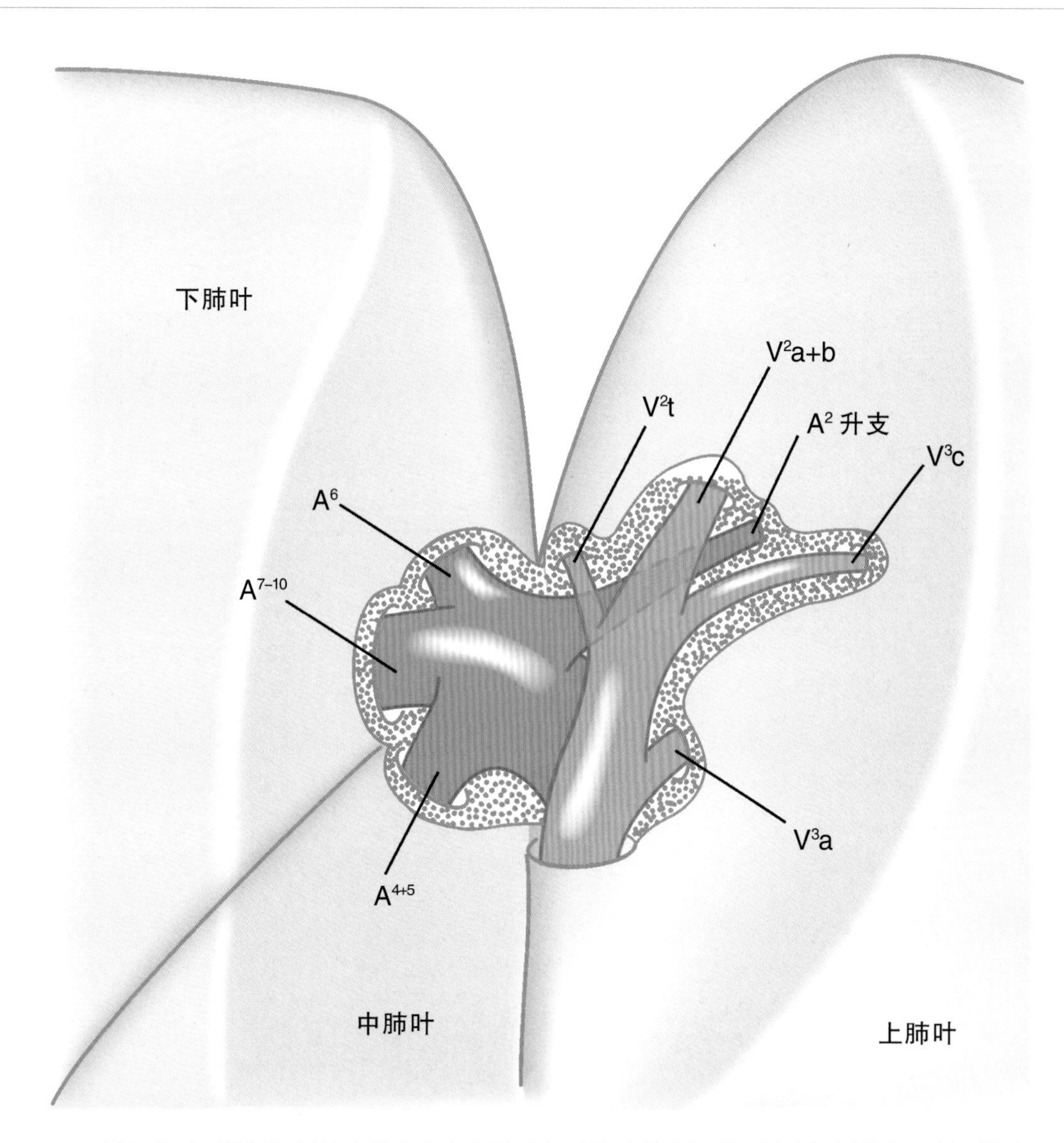

图 3.4.5　用电凝而不是用切割缝合器分离右上肺叶与下肺叶的叶间裂，因为切割线会不利于辨认 V^2 远端走行路径，而且会使 S^2 与 S^3 段间平面的辨认困难。接下来提到的技巧有助于辨认叶间裂。将纤支镜插入 B^2 后给予喷射通气，从而能在膨胀的 S^2 段和萎陷的下肺叶间建立肺膨胀-萎陷分界线，使用电凝沿着膨胀-萎陷分界线分离。叶间裂分离后可以看见中心静脉。

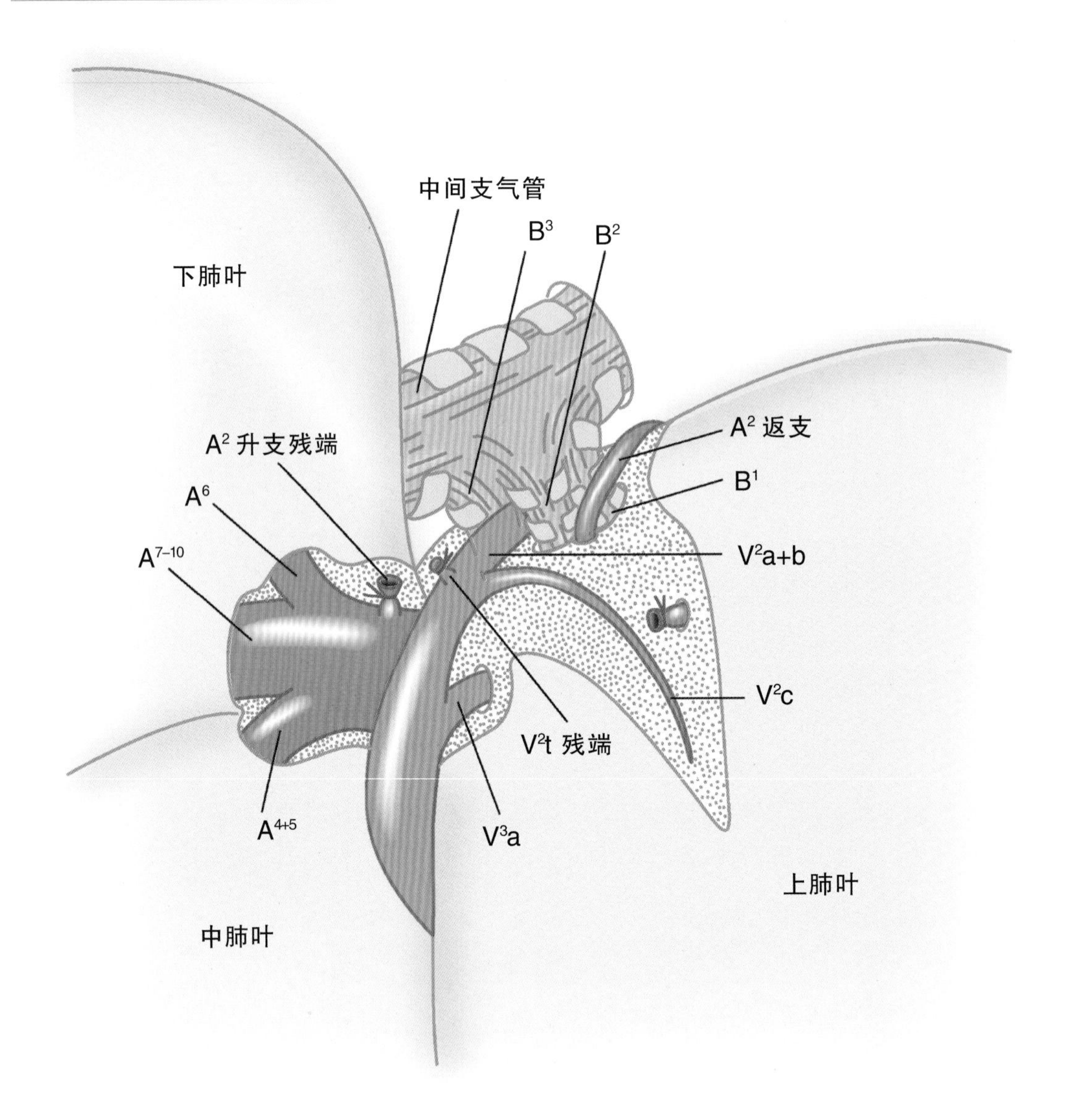

图 3.4.6 显露 V^2 并予套带。V^2t 向叶间裂背侧走行，将其结扎并切断。辨认出 V^2c 并将其往远端显露。V^2c 静脉发出后经常与 V^2a+b 伴行，在这种手术视野下，V^2c 走行于前方，而 V^2a+b 走行于后方。随后，V^2c 走行朝向上肺叶的侧面并靠近肺表面。将 V^2c 往外周显露以便分清 S^2 和 S^3 的边界。辨认出 A^2 升支。由于 A^2 升支和 A^3a 升支偶有共干，因此，肺动脉上升支要向外周游离以明确是否存在走行朝向 V^2c 腹侧的 A^3a 升支。确认的 A^3a 升支应予以保留。V^2c 后面的动脉予以切断，因为这支动脉必然是 A^2 升支。切断 A^2 升支后，就可以辨认 B^2。在这种手术视野下，B^2 走行于 V^2a+b 前，B^3 走行于 V^2a+b 后，这有助于二者的区分。从肺尖侧将上叶支气管往远端显露可以辨认出 B^1 和 B^2。将 B^2 套线。通过纤支镜的照明也可以帮助再次确认 B^1、B^2 和 B^3。

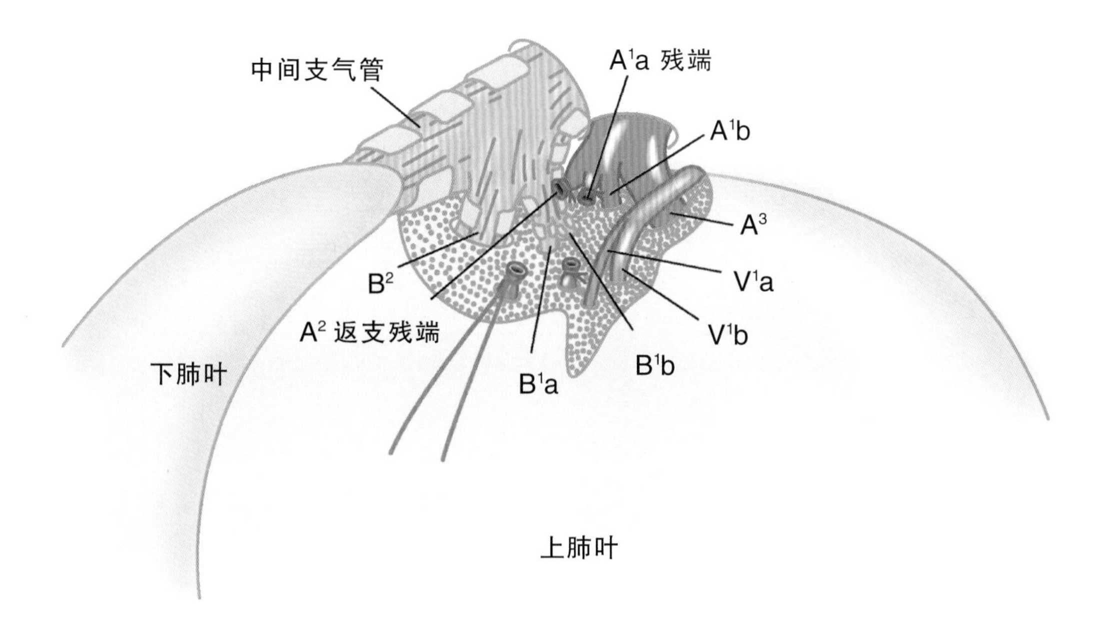

图 3.4.7　切断 A^1a 以显露 B^1a 和 B^1b，B^1a 予套线。

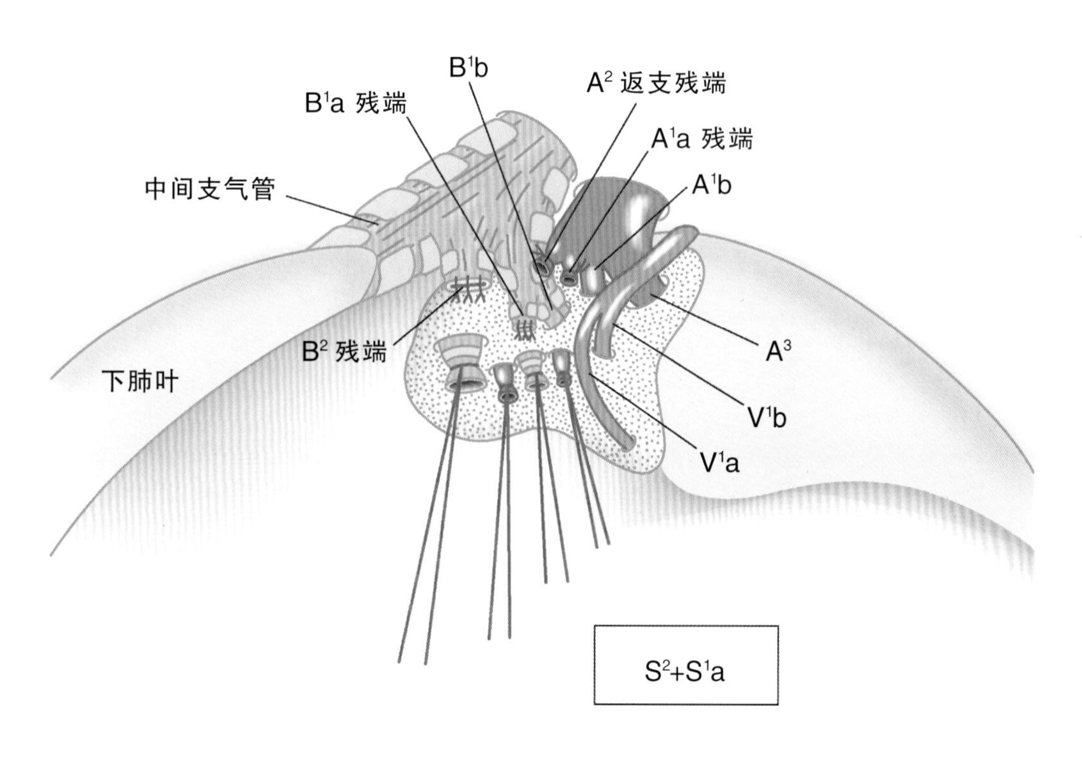

图 3.4.8　S^2 和 S^1a 段选择性通气可以通过将纤支镜插入 B^2 和 B^1a 后予喷射通气实现，或切断 B^2 和 B^1a 后将导管插入远端残端后充气。远端残端关闭后将气体保留在 S^2 和 S^1a 内。B^2 和 B^1a 的近端残端通过结扎或缝扎关闭。

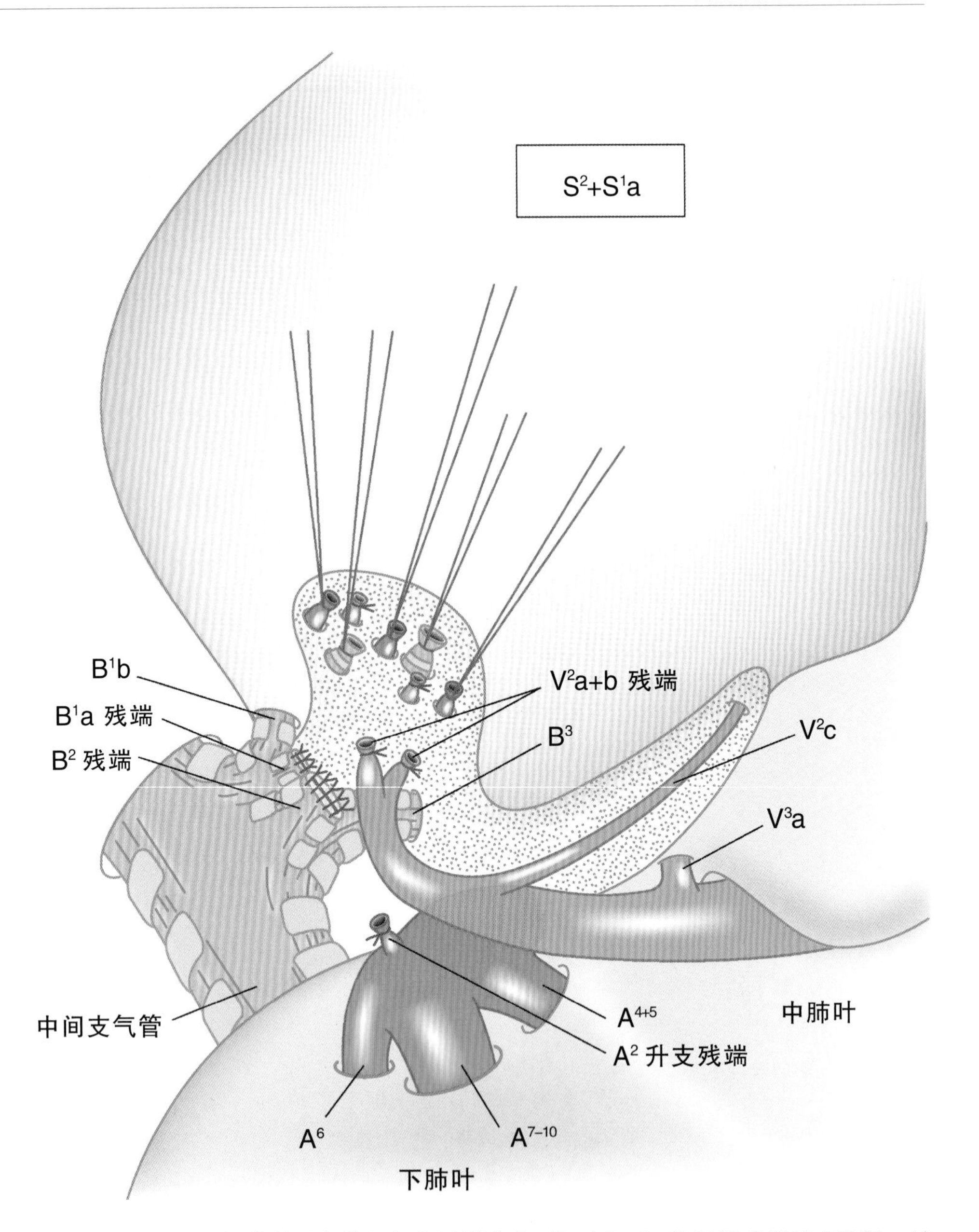

图 3.4.9 提起 B^2 和 B^1a 的远端残端，将其后方的组织往远端分离，使 B^2 和 B^1a 的远端残端远离肺门。尽管原则上 V^2a+b 可以在其根部切断，但是完整的中心静脉在其行走途中包含 V^1分支，这点应当考虑在内。因此，仅切断朝向 S^2 和 S^1a 的静脉分支即可保证安全。切断 V^2a 和 V^2b 静脉后，进一步提起 B^2 和 B^1a 远端残端，同时提起远端残端两侧的肺组织。使用电凝沿着膨胀–萎陷分界线及 V^1a 和 V^2c 切割肺组织，当切缘足够时予以保留 V^1a 和 V^2c 这两支静脉。通过多个方向分离段间平面使得段切更简单、更精确。

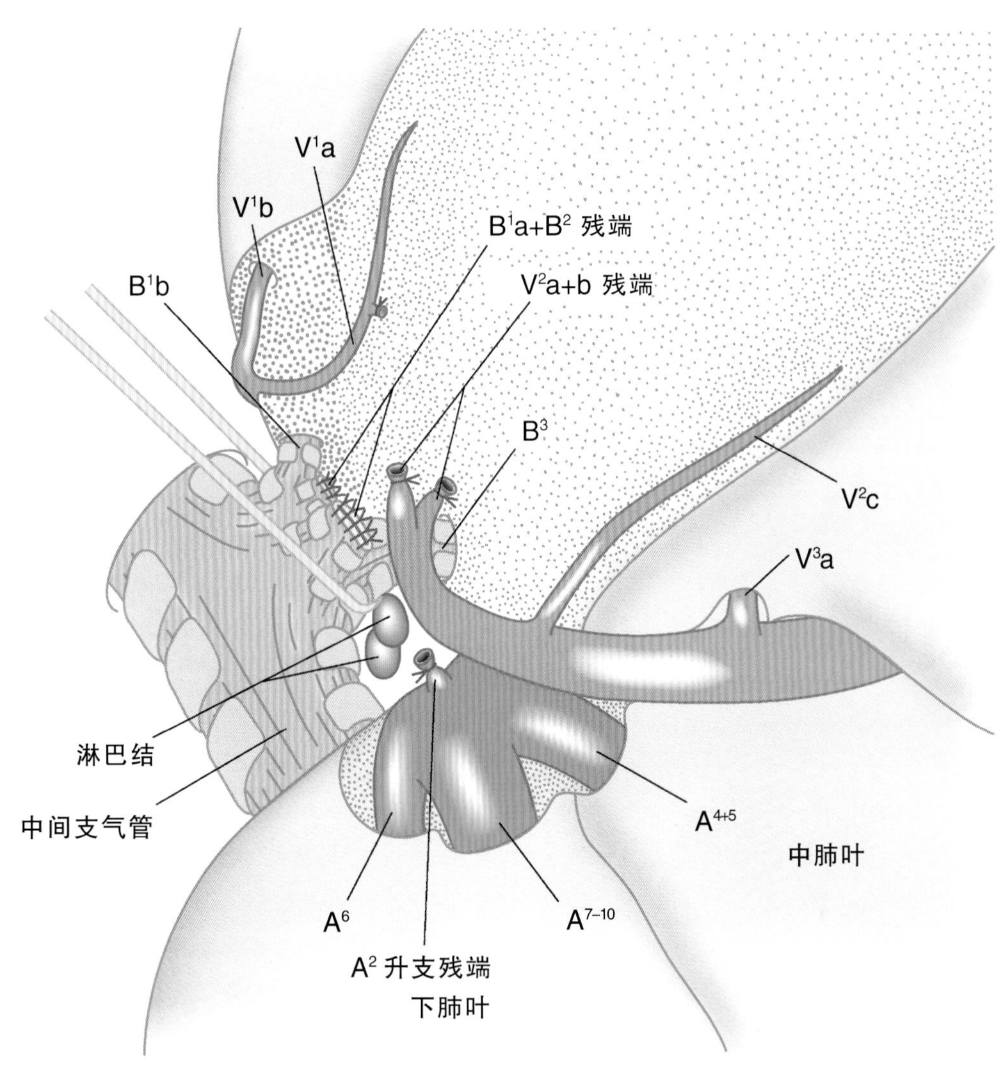

图 3.4.10 V^1a 和 V^2c 沿着段间平面行走。鉴于肺门背侧已经打开，因此在 S^2+S^1a 段切除中，肺门淋巴结清扫相对简单。将右上叶支气管和肺动脉上干套带以显露 11s 组和 12 组淋巴结，从头尾两侧将其切除。

3.5 右 S^3a+S^2b 段切除术

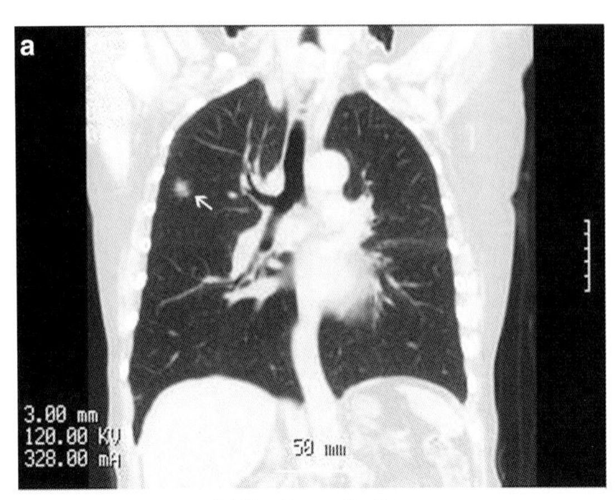

冠状面(CT 扫描)

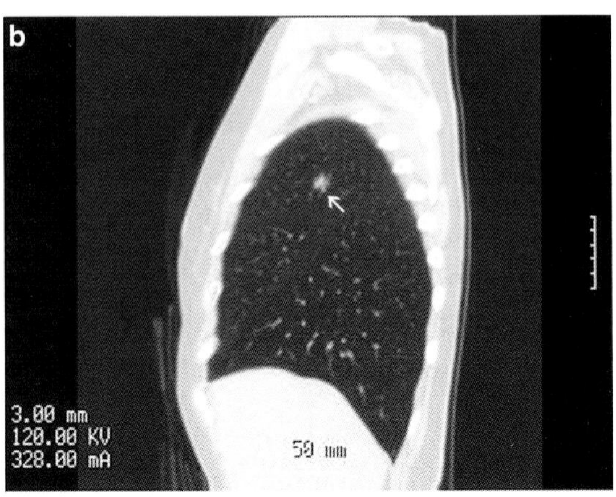

矢状面(CT 扫描)

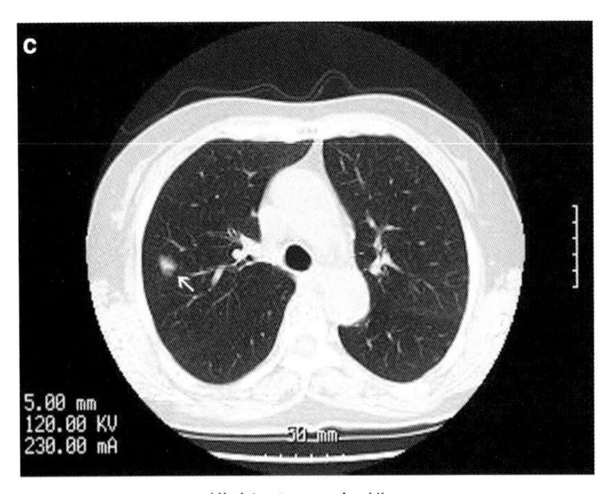

横断面(CT 扫描)

女性,64 岁,因感冒行 CT 检查,偶然发现直径约 1.4cm 的混合型 GGO 结节,在 CT 引导下穿刺病理证实为细支气管肺泡癌。鉴于肿瘤位置较深,位于 S^2b 和 S^3a 段之间,所以行 S^2b 和 S^3a 联合段切除术。术后病理诊断为 pT1aN0M0 腺癌,细支气管肺泡癌占绝大部分。

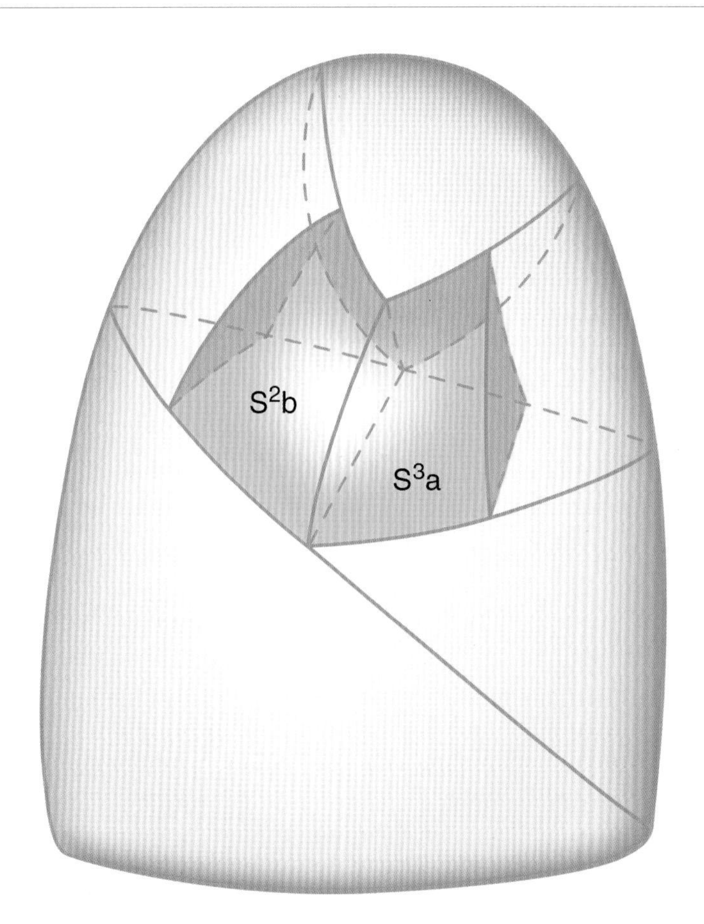

图 3.5.1　在一些时候需要行 S^2b 和 S^3a 联合段切除术。例如,当小于 2cm 的细支气管肺泡癌位于 S^3a 和 S^2b 之间深处时,可以行此术式来根治性切除。如果同时切除 S^2 和 S^3 会使右上肺叶的肺功能大大下降。气管插管后纤支镜确定 B^1、B^2 及 B^3 的分支和大小。本节图示中,段支气管、动脉及静脉主要解剖结构如下:段支气管分为三支,B^1、B^2 及 B^3;A^1 和 A^3 分支来自肺动脉上干;A^2a 和 A^2b 均来自肺动脉升支;肺段静脉分支是最常见的,即尖段静脉及中心静脉。此术式的开胸最佳入路为第 3 肋间。

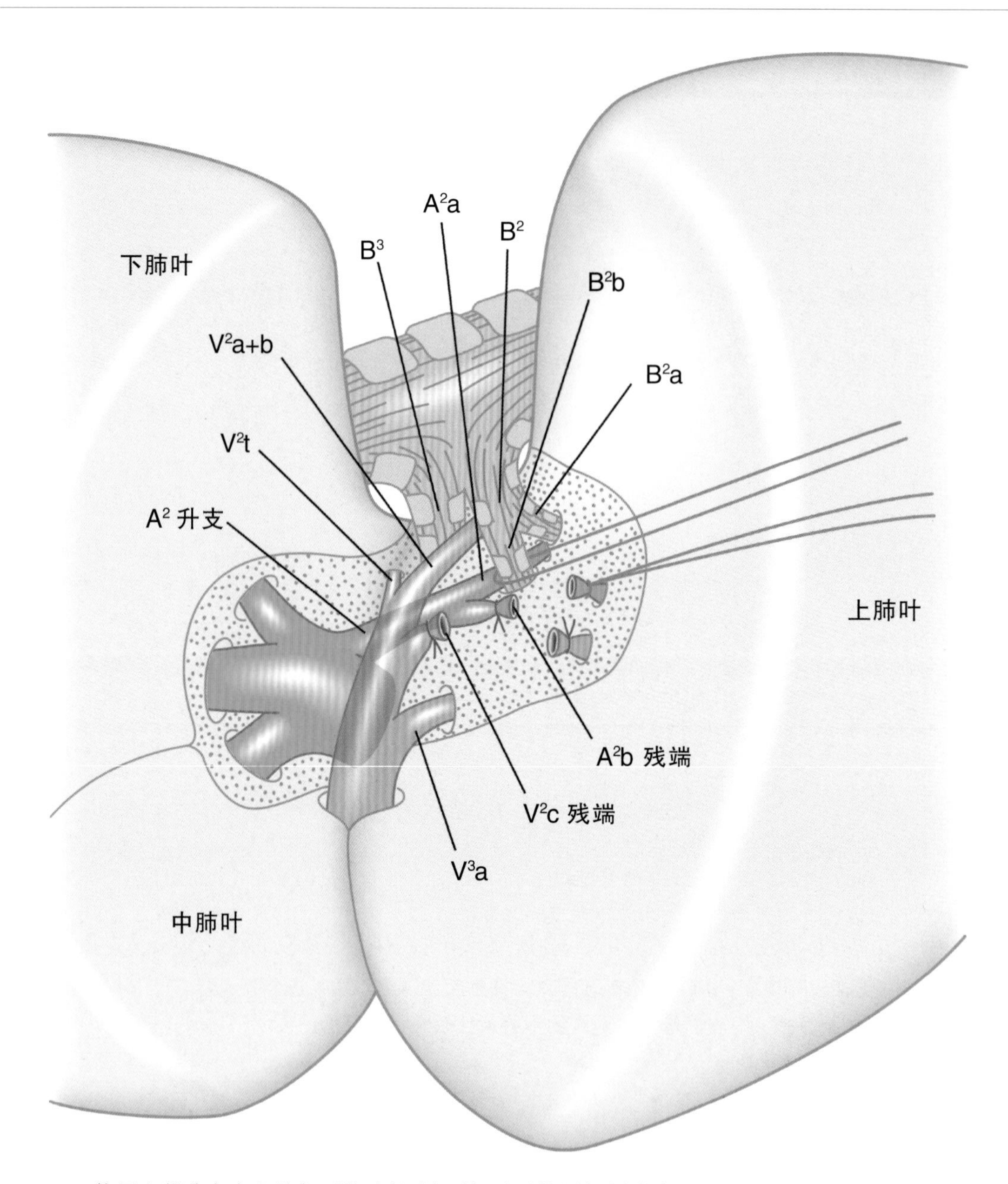

图 3.5.2 使用电凝分离右上肺与下肺叶的叶间裂，不要使用切割缝合器，因为切割线不利于辨认 V^2 外周分支路径，而且会使随后的段间平面辨认复杂化。显露中心静脉后，辨认出 V^2c(S^2b 和 S^3a 之间)和 V^3a(S^3a 和 S^3b 之间)。V^2c 在分出后通常立即与 V^2a+b 伴行，在这个手术视野中，V^2c 在前，而 V^2a+b 在后。随后，V^2c 走行贴着肺表面并朝向上肺叶的侧方。有时会将 V^3a 误认为 V^2c，以下方法可以予以区分：(1)V^2c 在靠近叶间裂后部分出，一分支即与 V^2a+b 伴行。(2)V^3a 通常在叶间裂中心位置几乎垂直于中心静脉分出。切断 V^2c 后，V^2a+b 即暴露于远端。在这个手术视野中，B^2 走行于 V^2a+b 前，而 B^3 走行于 V^2a+b 后。将 A^2 升支往远端游离显露后，辨认出 A^2b 并切断。切断 A^2b，暴露 B^2。将 B^2 往远端游离显露，辨认出 B^2a 和 B^2b。B^2b 予套线。

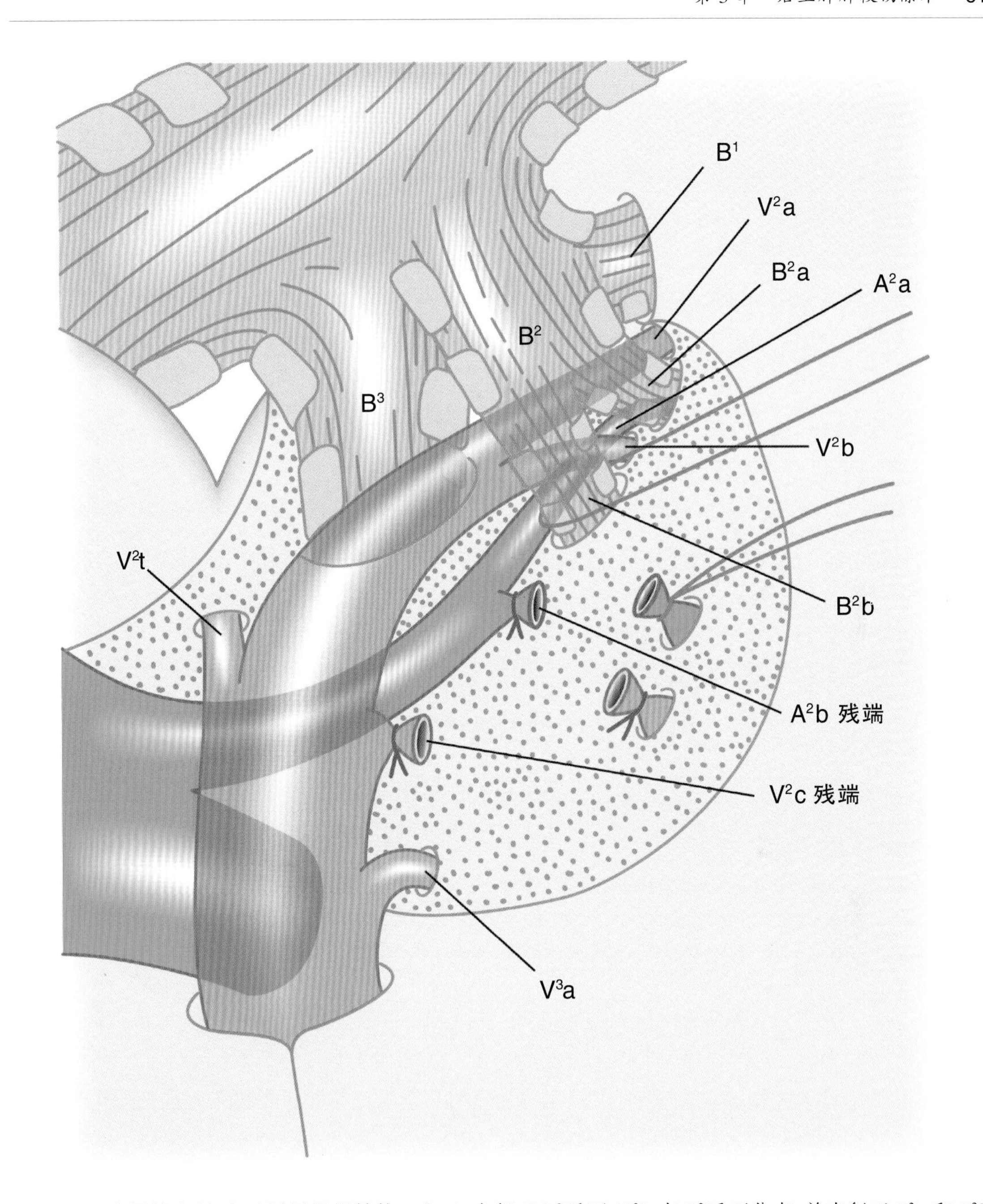

图 3.5.3　本图放大显示 B^2周围组织结构。V^2a+b 走行于 B^2后面，V^2b 在 B^2后面分支，并走行于 B^2a 和 B^2b 之间。A^2a 升支走行于 B^2后面，并朝向 B^2a。

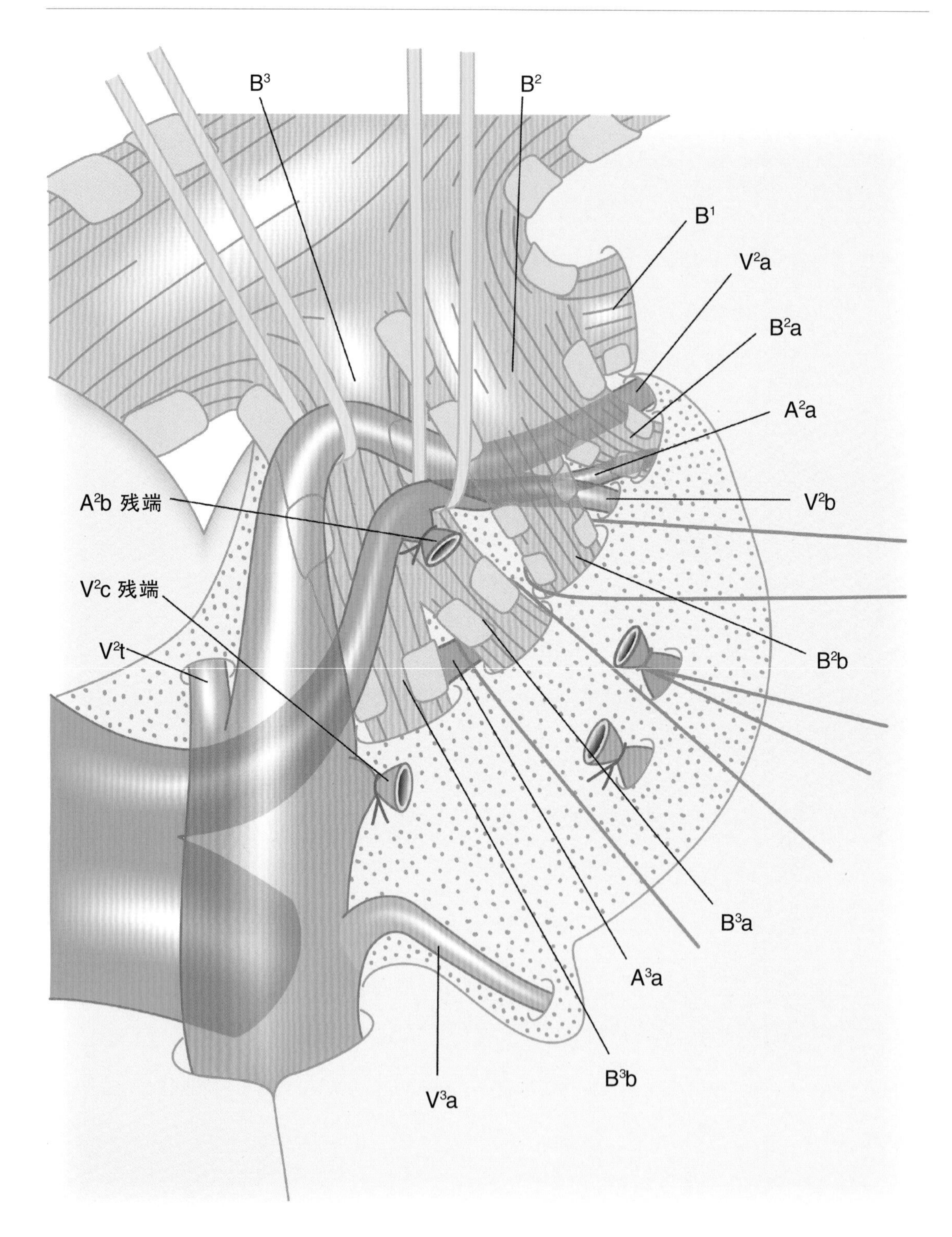

图 3.5.4 将 V^2a+b 和 A^2 升支套带后，将 B^3 向远端游离以显露 B^3a 和 B^3b，B^3a 和 B^3b 分别走向侧方和腹侧。将 B^3a 套线。

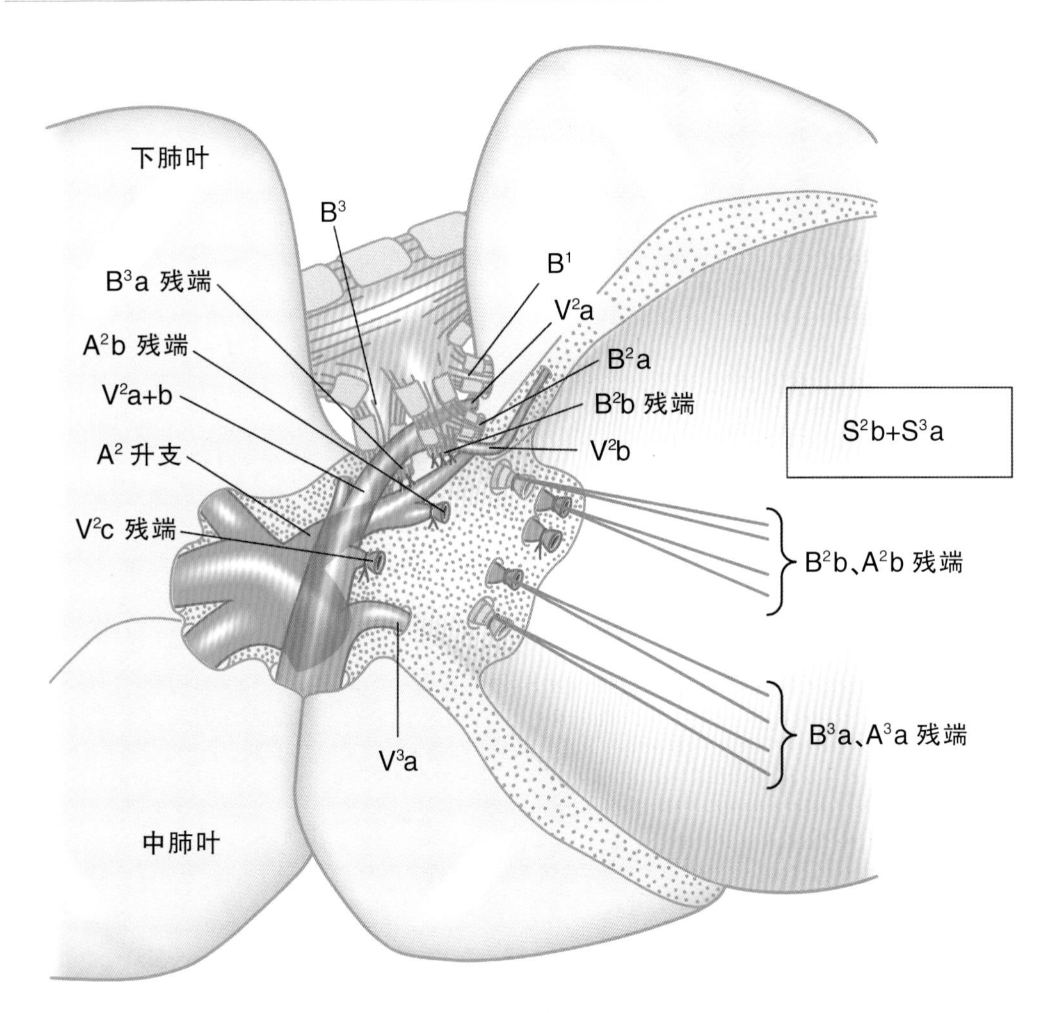

图 3.5.5　S^2b 和 S^3a 段选择性通气可以通过将纤支镜插入 B^2b 和 B^3a 后予喷射通气实现，或切断 B^2b 和 B^3a 后将导管插入远端残端后予充气。远端残端关闭后将气体保留在 S^2b 和 S^3a 内。近端残端可以通过结扎或缝合关闭。切断 B^3a 后，可以在其后方显露 A^3a，予切断。进一步提起 B^2b 和 B^3a 远端残端，向远端分离其后方组织，使残端远离肺门。提起 B^2b 和 B^3a 远端残端的同时提起残端两侧的肺组织，沿着膨胀-萎陷分界线使用电凝切开肺组织。V^2b（S^2a 和 S^2b 之间）和 V^3a（S^3a 和 S^3b 之间）沿膨胀-萎陷分界线走行。不但沿着膨胀-萎陷分界线，并且沿着 V^2b 和 V^3a 切割肺组织。如果手术切缘足够，则 V^2b 和 V^3a 予以保留。通过多个方向切开段间平面使得段切除更简单、准确。

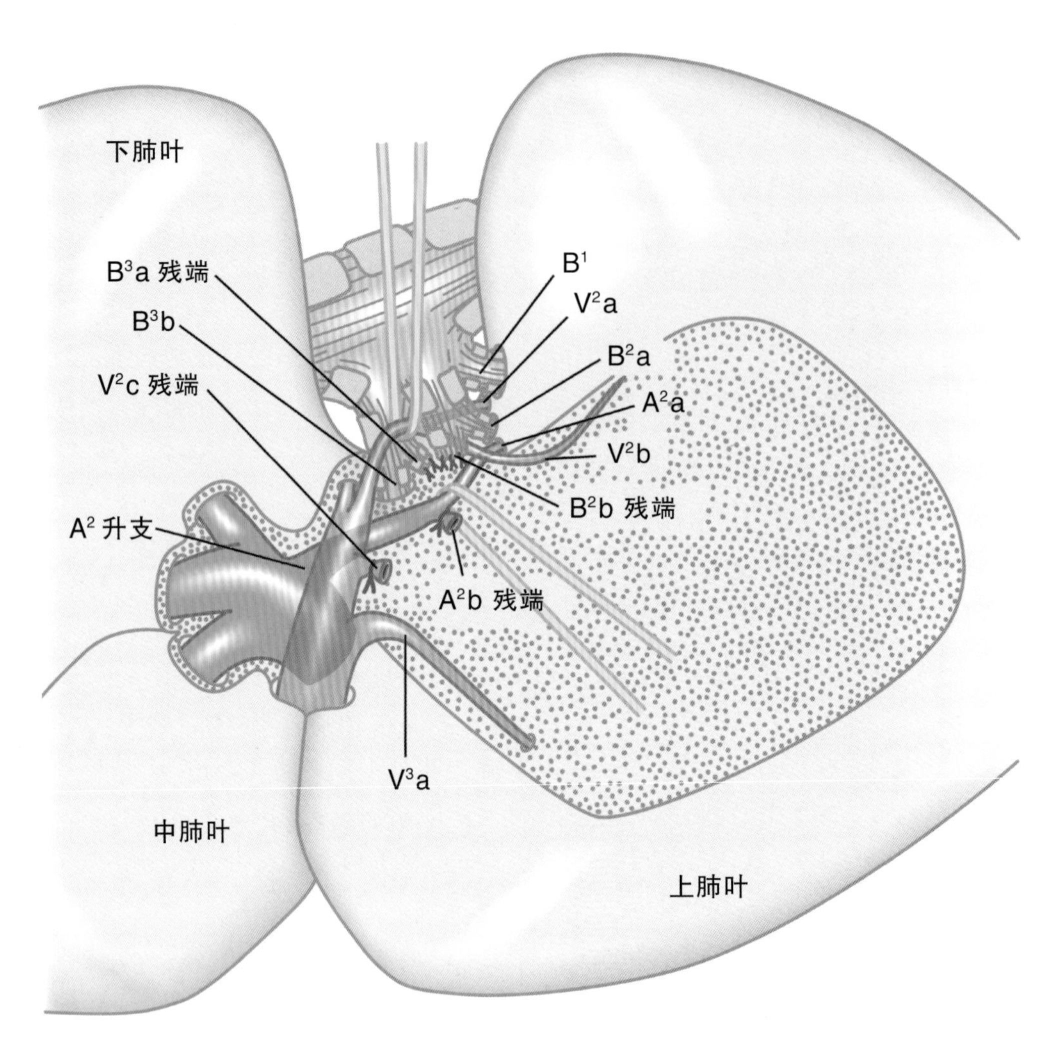

图 3.5.6 V^2b 和 V^3a 保留在段间平面上。肺门淋巴结清扫时将上叶支气管、V^2、A^2 升支及肺动脉上干套带,方法同 S^2 或 S^3 段切除的淋巴结清扫。

第 4 章

右下肺肺段切除术

下肺叶肺段的血管，尤其是肺段静脉，其变异多于上肺叶。不过，与上肺叶肺段切除不同的是，在下肺叶肺段切除时，无需辨认肺段静脉。在下肺叶肺段切除中，首先辨认出肺段动脉并切断，随后切断肺段支气管。接下来，将走向拟切除的肺段静脉切断，无需确认是哪支静脉。相反，肺段的动脉必须从多排螺旋CT和下肺叶肺段切除术中发现来精确地辨认，而不是参照肺段静脉的路径走行。因此，下肺叶的解剖性肺段切除有赖于肺段动脉的精确辨认。

分支概况			发生率(%)
支气管	B^6	B^6a+c 和 B^6b	66
		B^6a+b 和 B^6c	28
		B^6a 、B^6b 和 B^6c	6
	B^7	B^7a 和 B^7b 均走行于下肺静脉的腹侧	64
		B^7a 和 B^7b 骑跨下肺静脉	20
		B^7 缺如	16
	B^{8-10}	B^8 和 B^{9+10}	86
		B^{8+9} 和 B^{10}	8
		B^8、B^9 和 B^{10}	6
	B^*		4
动脉	A^6(分支数量)	1	78
		2	20
		3	2
	A^7	与 A^8 共干	60
		源于基底段肺动脉	24
		A^7 缺如	16
	A^{8-10}	A^8 和 A^{9+10}	90
		A^{8+9} 和 A^{10}	8
		A^8、A^9 和 A^{10}	2
	A^*		4
静脉	右下肺静脉	V^6 和基底段总静脉	84
		V^6、上基底段静脉和下基底段静脉	14
		V^{4+5}、V^6 和基底段总静脉	2

(待续)

（续）

分支概况		发生率(%)
基底段静脉	V^{8+9} 和 V^{9+10}	30
	V^{8+9+10} 和 V^{10}	14
	V^{8} 和 V^{8+9+10}	2
	V^{8+9} 和 V^{10}	26
	V^{8} 和 V^{9+10}	18
	V^{8}、V^{9} 和 V^{10}	10

4.1　右 S^6 段切除术

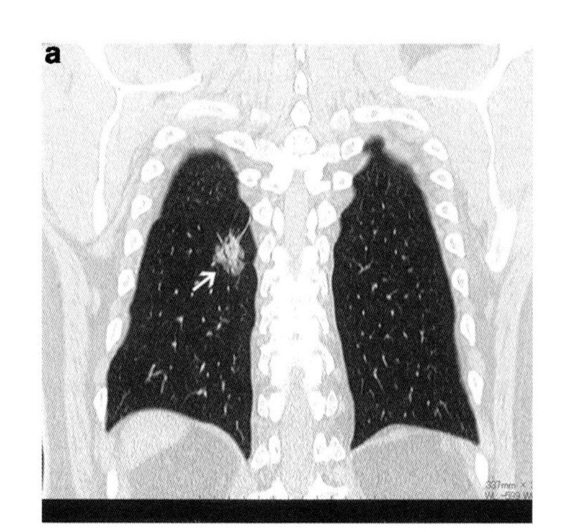

冠状面(CT 扫描)

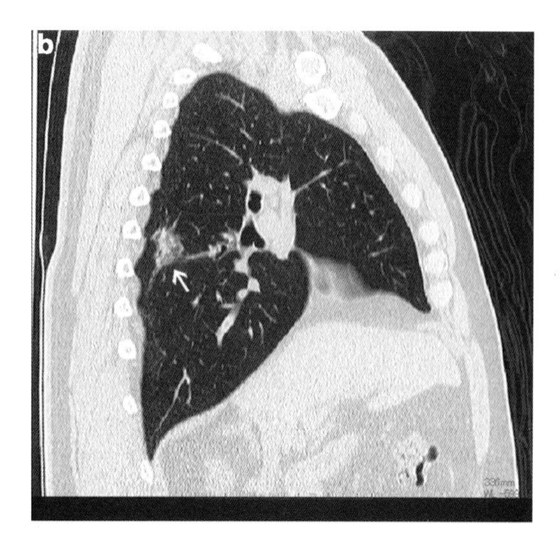

矢状面(CT 扫描)

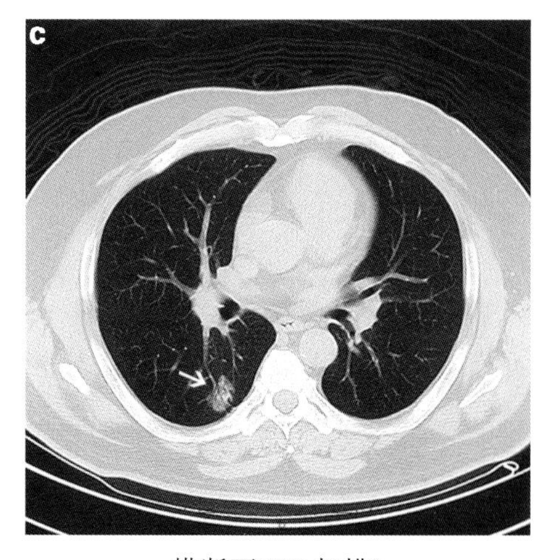

横断面(CT 扫描)

男性,64 岁,常规 CT 检查显示右肺有一个直径约 2.5cm 大小的混杂性 GGO 病变,其位于右侧 S^6 段内。CT 引导下细针穿刺活检病理示支气管肺泡细胞癌。行 S^6 段切除术后最后病理示支气管肺泡细胞癌,病理分期为 pT1bN0M0。

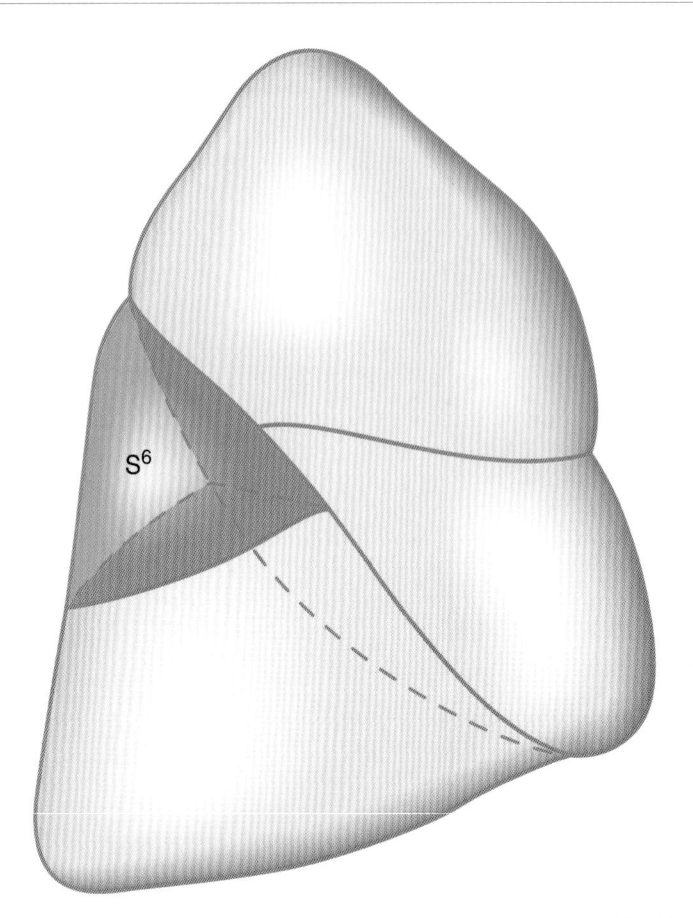

图 4.1.1 从高分辨 CT 的横断面、冠状面、矢状面确认 A^6 和 V^6 的分支分布。在气管插管后通过纤支镜检查进一步明确 B^6 的分支和管腔大小。由于 A^6 和 B^6 很容易识别，因此 S^6 段切除术是所有肺段切除中最简单的。B*，分支起源于 B^6 尾侧的基底段支气管，其发生率在 4%左右，这种情况应该使用高分辨 CT 或者术前纤支镜来确认。第 4 肋间侧开胸的手术入路通常比较适合于 S^6 段切除。

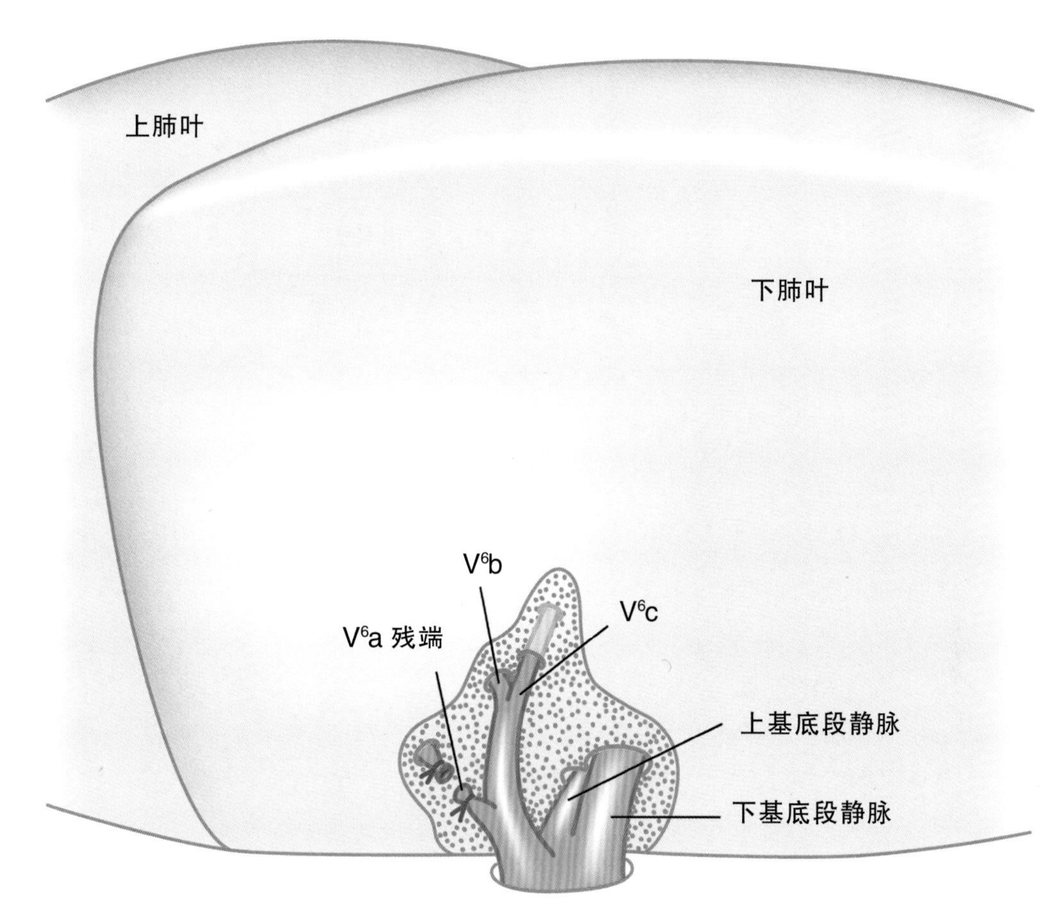

图 4.1.2　从后侧显露下肺静脉以辨认出 V^6,它通常分支为 V^6a 和 V^6b+c。在 S^6 段切除术中,切断走行于 S^6a 和 S^6b+c 间的 V^6a,原则上保留 V^6b+c,因为其走行于 S^6 和 S^{8-10} 之间,不仅起静脉回流作用而且对判断 S^6 和 S^{8-10} 之间的段间水平有指导意义。因此,将 V^6b+c 保留在 S^{8-10} 段上。将 V^6b+c 向外周游离,可以方便后面的段间平面切割分离。

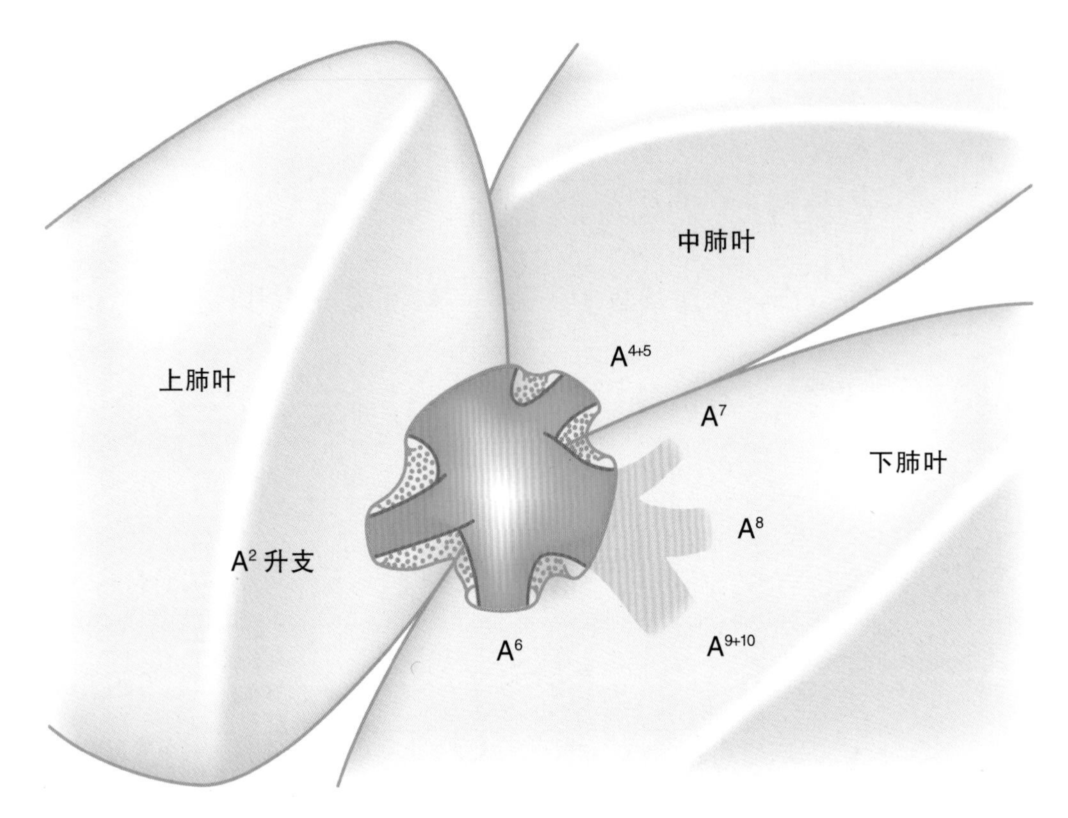

图 4.1.3 S^2 段与 S^6 段间的叶间裂可以使用切割缝合器切断，因为此处切割线通常不影响 S^6 段切除术。不过，S^2 段与 S^6 段间的肺裂通常只需使用电凝简单切开就行。

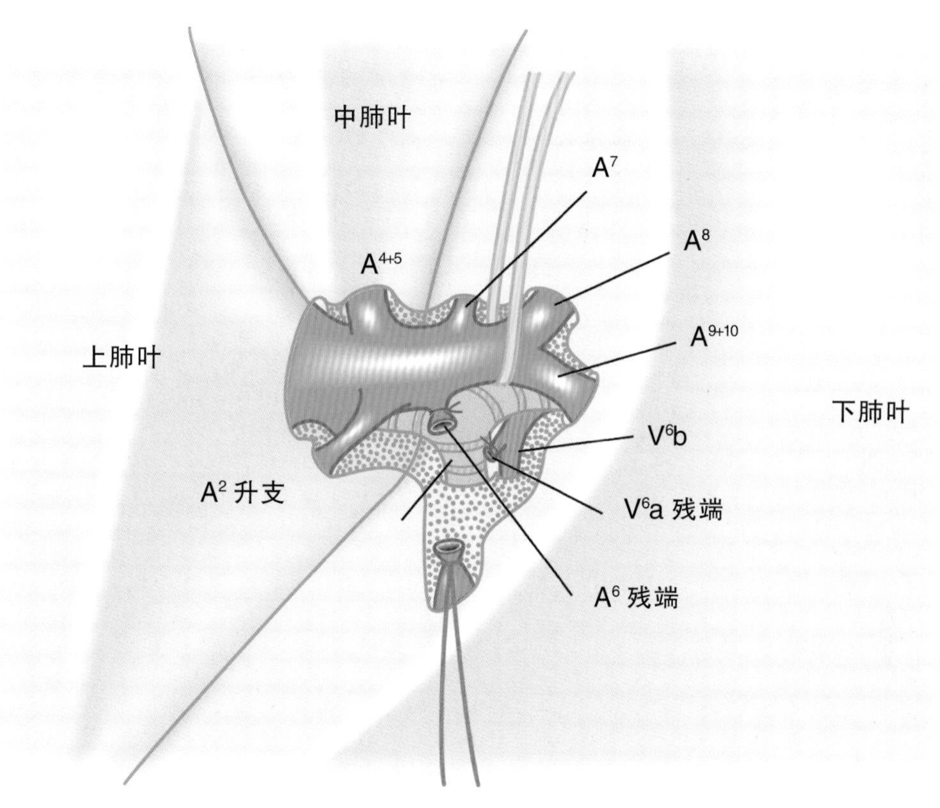

图 4.1.4　切断 A^6，显露走行于 A^6 尾侧后部的 B^6，并予套线，注意避免损伤走行于 B^6 后方的 V^6b。

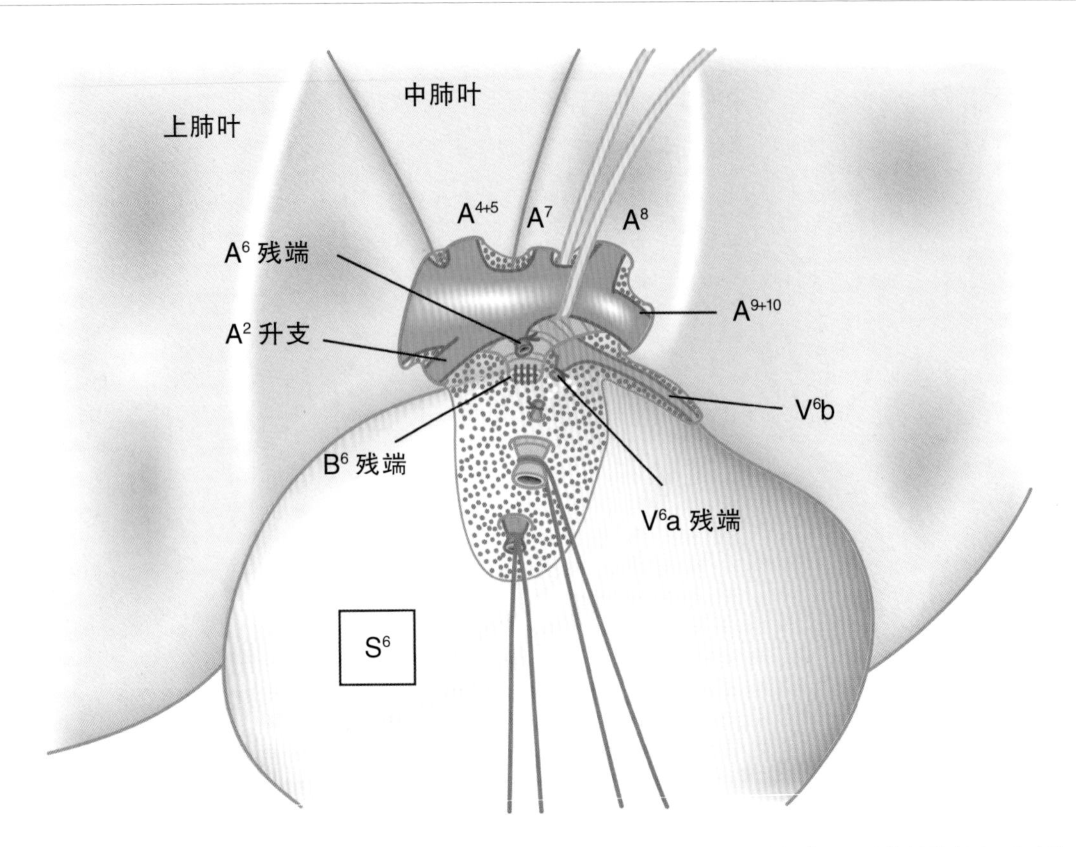

图 4.1.5 S^6 段选择性通气可以通过插入纤支镜至 B^6 然后进行喷射通气，或者切断 B^6 后将导管插入至远端残端再予通气。远端残端闭合后把气体限制在 S^6 段内。B^6 的近端残端可通过缝合或者结扎关闭。当 S^6 通过纤支镜使用喷射通气膨胀后，B^6 可以通过切割缝合器切断。提起 B^6 远端残端，将其后侧往外周剥离后即可将残端从肺门移开。提起 B^6 远端残端，其两旁的肺组织即被抬起，沿 V^6b(S^6 和 S^8 之间)以及膨胀-萎陷分界线使用电凝切开肺组织。切开肺组织时应该看到 V^6c，其分支源于 V^6b+c 并且走行于 S^6 和 S^{10} 之间。当走行于 S^6b 和 S^6c 间的 V^6b 的一个分支被切断时，保留的 V^6b 和 V^6c 被分别保留于 S^8 和 S^{10} 段，因为它们不仅有指引 S^6 和 S^{8-10} 段间边界的作用，也有 S^{8-10} 段静脉回流作用。

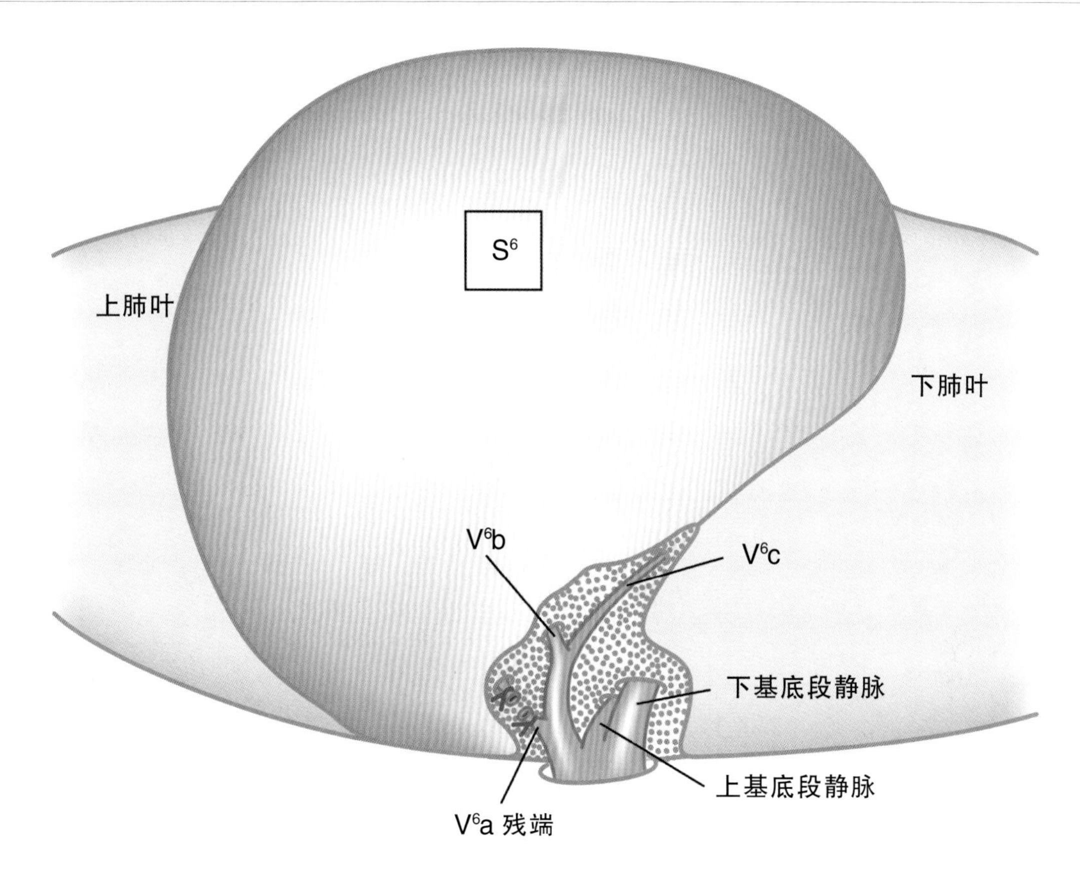

图 4.1.6　从后侧沿着 V^6b+c 以及膨胀-萎陷分界线来切开肺组织以完成 S^6 段切除术。从不同的角度来切开段间平面，以使肺段切除变得容易并且精确。

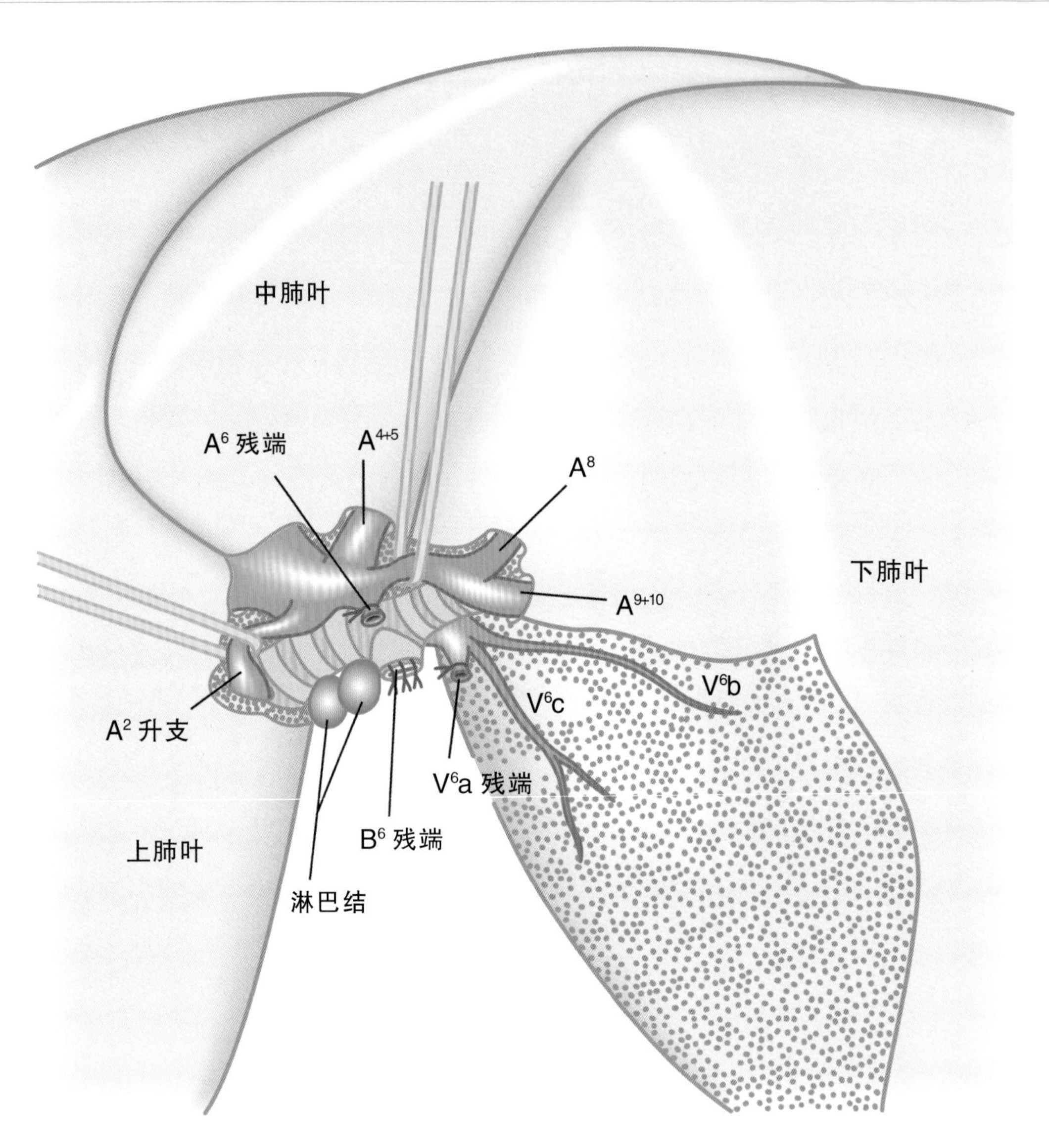

图 4.1.7　V^6b(S^6 和 S^8 之间)和 V^6c(S^6 和 S^{10} 之间)沿着段间平面走行。使用套带牵开 A^{8-10} 和 A^2 升支,然后切除 11s 组和 12l 组淋巴结。

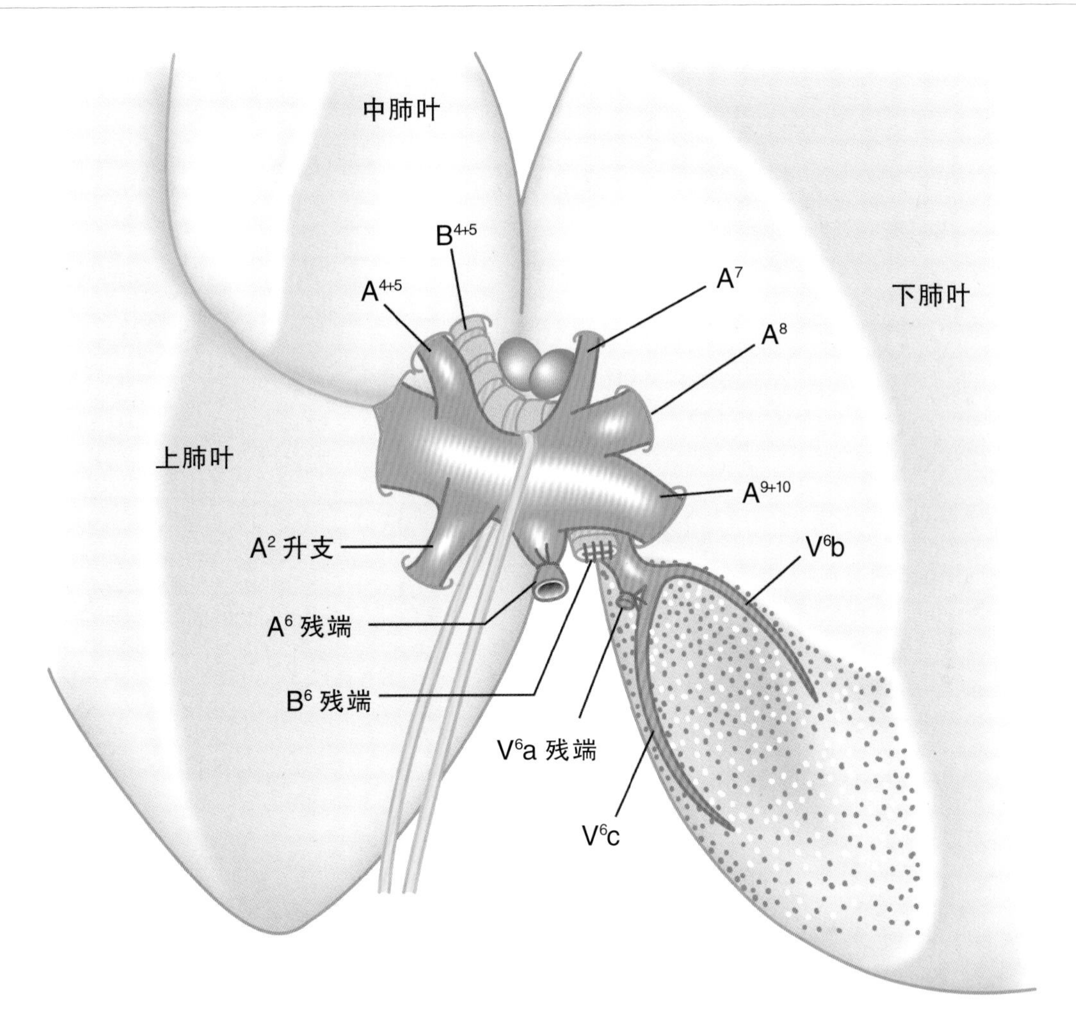

图 4.1.8　下肺动脉套线后,从腹侧分离 11i 组和 12l 前组淋巴结。

4.2 右 S^8 段切除术

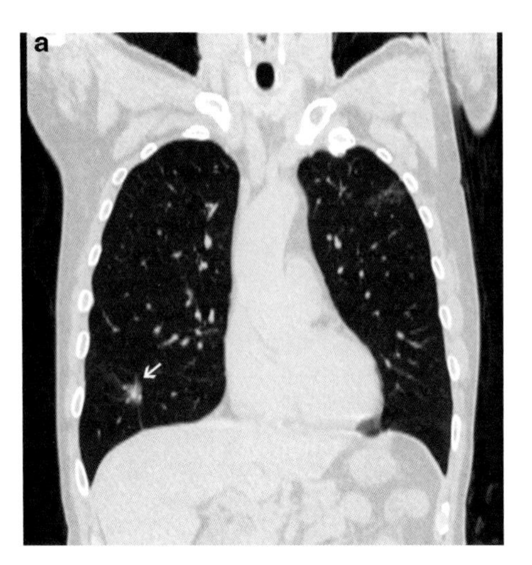

冠状面(CT 扫描)

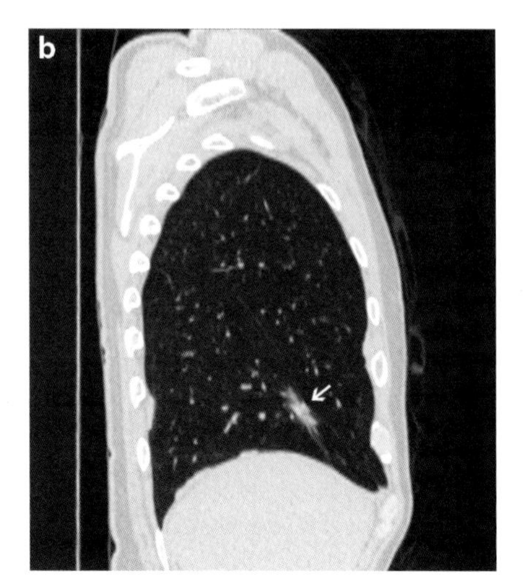

矢状面(CT 扫描)

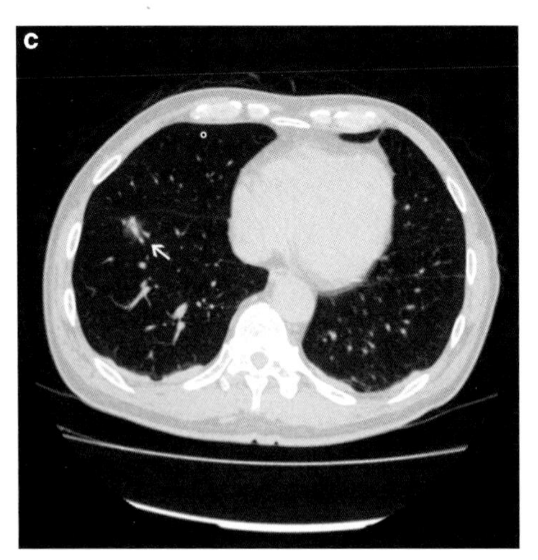

横断面(CT 扫描)

男性,63 岁,在常规检查中,CT 发现右下肺叶有一个 GGO,随访了 5 年,病灶长大并且变成实性肿瘤。CT 示 S^8a 段 1.8cm 的混杂性 GGO 病灶，有毛刺且具胸膜凹陷。在右侧 S^1 段也有同样性质的一个 1cm 的混杂性 GGO 病灶。CT 引导下细针穿刺活检病理提示两个病灶均为腺癌。予行 S^1 和 S^8 段切除术。术后病理示两个病灶均为腺癌，病理分期均为 pT1aN0M0。

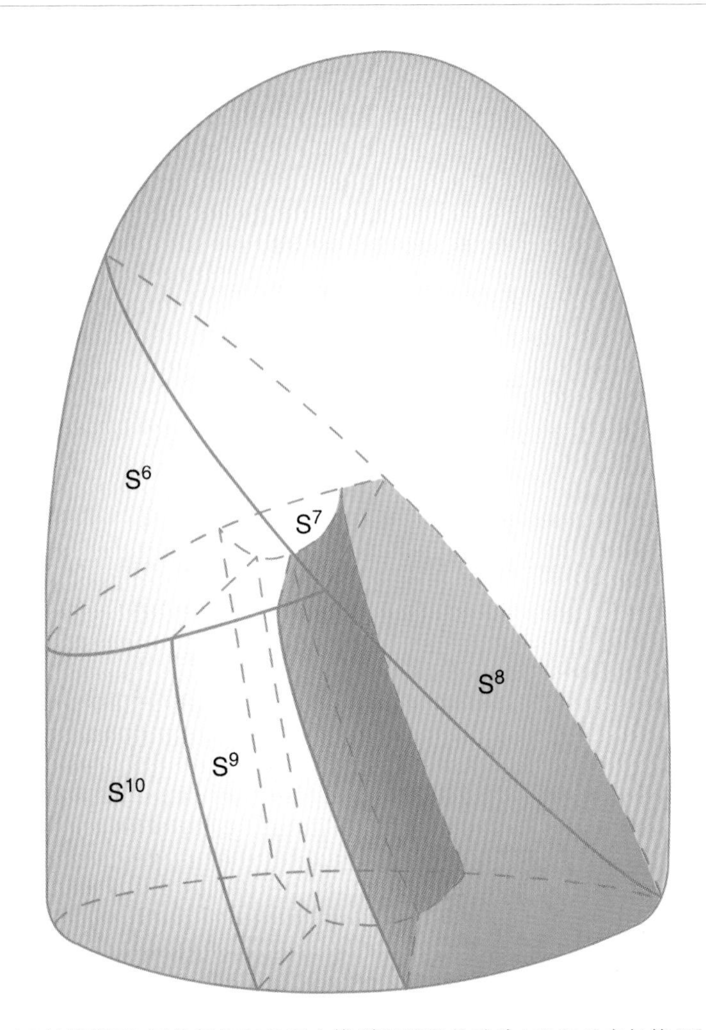

图 4.2.1　从高分辨 CT 的横断面、冠状面和矢状面中辨别出肺段的动脉(A^{7-10})及支气管(B^{7-10})。在气管插管后通过纤支镜来进一步辨别 B^7、B^8、B^9 和 B^{10} 的分布和管腔大小。第 5 肋间侧开胸入路通常比较适合于 S^8 段切除。本章插图中的支气管和动脉分支都是最常见的类型，比如 B^8 和 B^{9+10}、A^8 和 A^{9+10}。

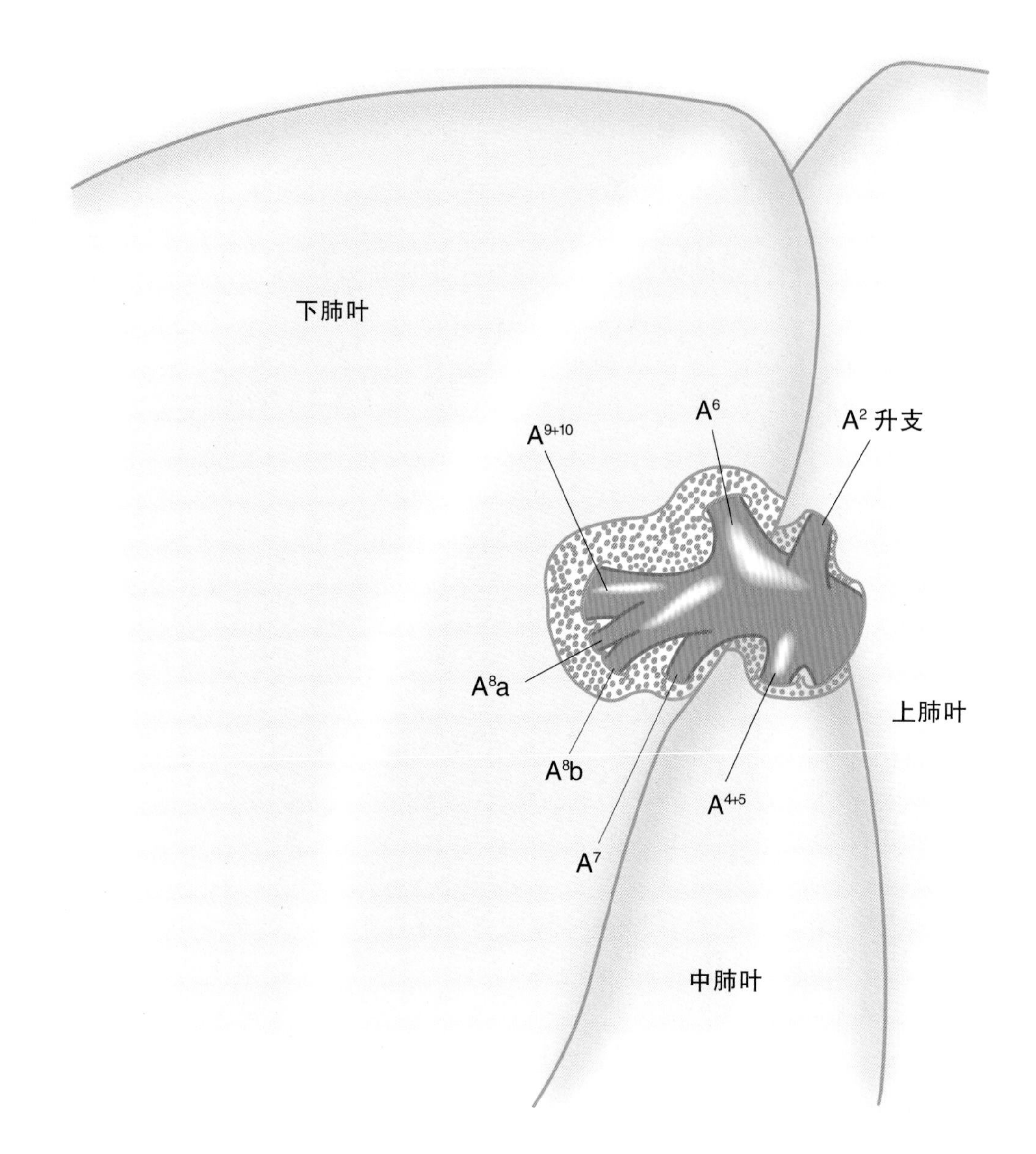

图 4.2.2 S^8 段切除术无需显露下肺静脉。除此以外，不应该切断上基底段静脉，因为它往往并不是 V^8。上基底段静脉是 V^8 的概率只有 18%。在所有下肺叶肺段切除术中，应该首先切断肺动脉，然后再切断段支气管。接下来，再切断进入拟切除肺段的静脉。术中应该显露 A^6、A^7、A^8 和 A^{9+10}。在 S^8、S^9 和 S^{10} 段切除术中，所有 A^6、A^7、A^8、A^{9+10} 的分支应该显露以便确认。有时候，A^8a 和 A^9a 分支相当复杂，比如 A^8a 分支于 A^{9+10} 而 A^9a 分支于 A^8。精确的辨认需要将 A^8 充分往外周方向游离显露。当 A^8a 或者 A^9a 识别仍困难时，先切断 A^8 的腹侧分支，通常这支不会是 A^9a。接下来切断 B^8，切断 B^8 后能够方便最后辨别 A^8a 或者 A^9a。A^8a 走行朝向外周的 B^8 残端，而 A^9a 则背离其走行。

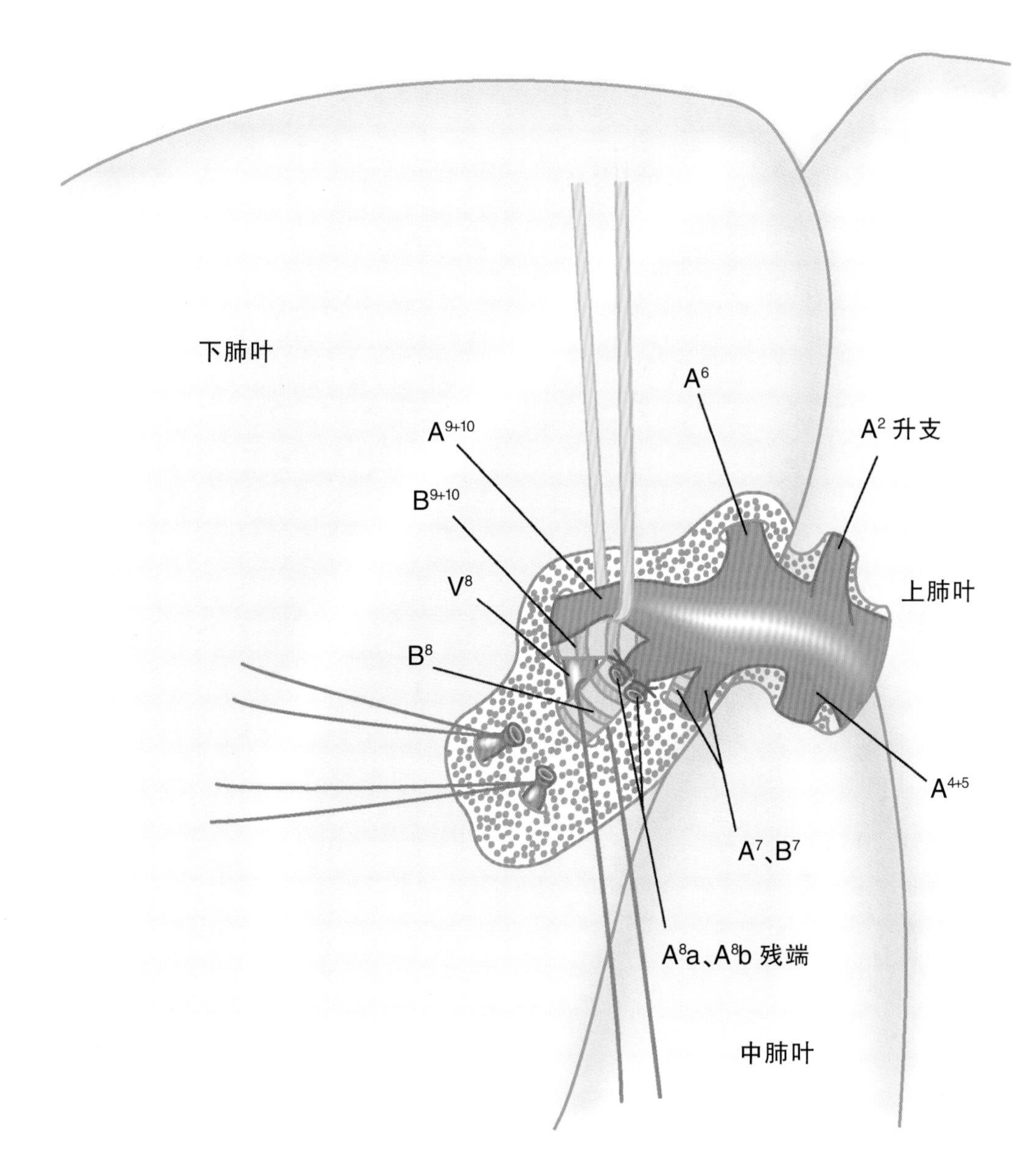

图 4.2.3 B^8 走行于 A^8 后面。B^8 小心套线以避免损伤走行于其后的 V^8。当 B^8 不能确认时，将纤支镜插入 B^8、B^9 和 B^{10}，通过亮光可以帮助识别 B^8。

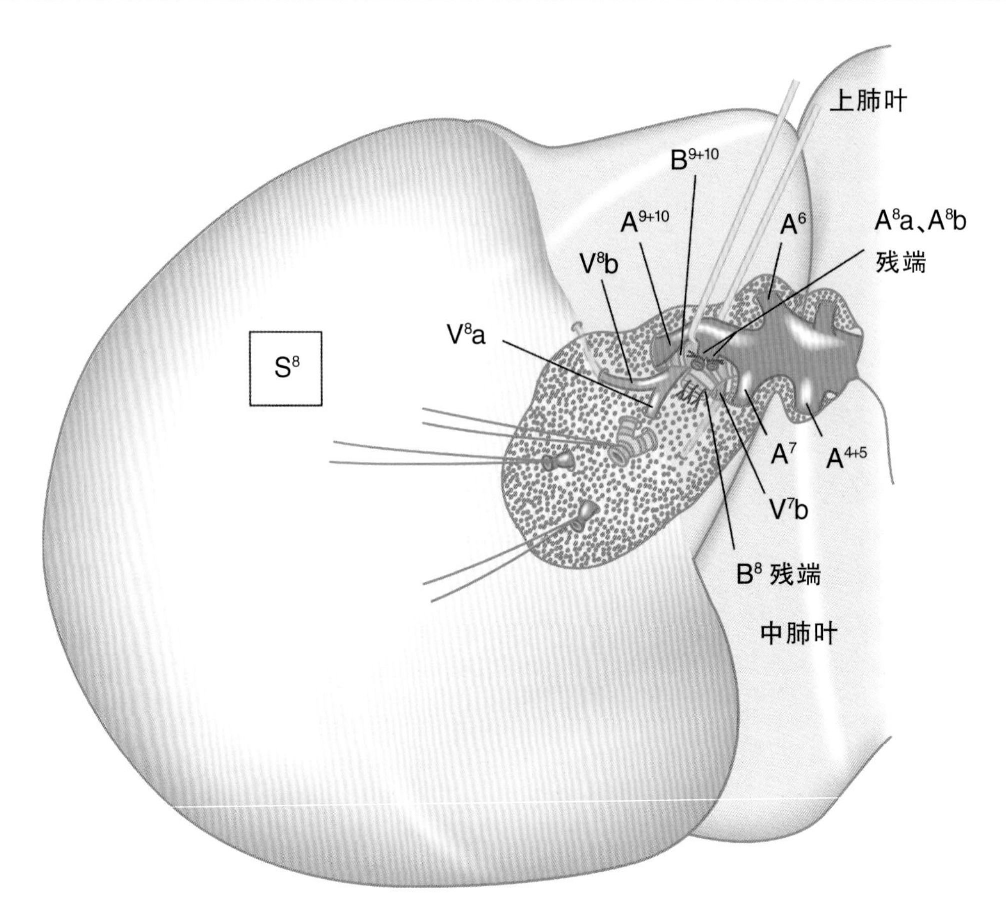

图 4.2.4 S^8 选择性通气可以通过插入纤支镜至 B^8 然后喷射通气，或者切断 B^8 后将导管插入远端再予通气。远端残端闭合后将气体限制于 S^8 段内。B^8 近端残端的闭合可以通过缝合或者结扎。当 S^8 通过纤支镜使用喷射通气膨胀后，B^8 可以通过切割缝合器切断。提起 B^8 远端残端后，将其后侧往外周分离即可将残端从肺门部移开。牵起远端残端后，即能显示 V^8a(S^8a 和 S^8b 之间)走行进入 S^8。切断 V^8a 后，远端残端将可被提得更高。B^8 远端残端周围的肺组织在切断 V^8a 后将可被提得更高，使用电凝沿着 V^8b(S^8 和 S^9 之间)和 V^7b(S^7 和 S^8 之间)并朝向膨胀–萎陷分界线切开肺组织。如果切缘足够的话，将 V^7b 和 V^8b 保留在 S^7 和 S^9 上以保证它们的静脉回流并且其可作为段间切开水平的标志。从不同的角度来切开段间平面，以使肺段切除变得容易并且精确。

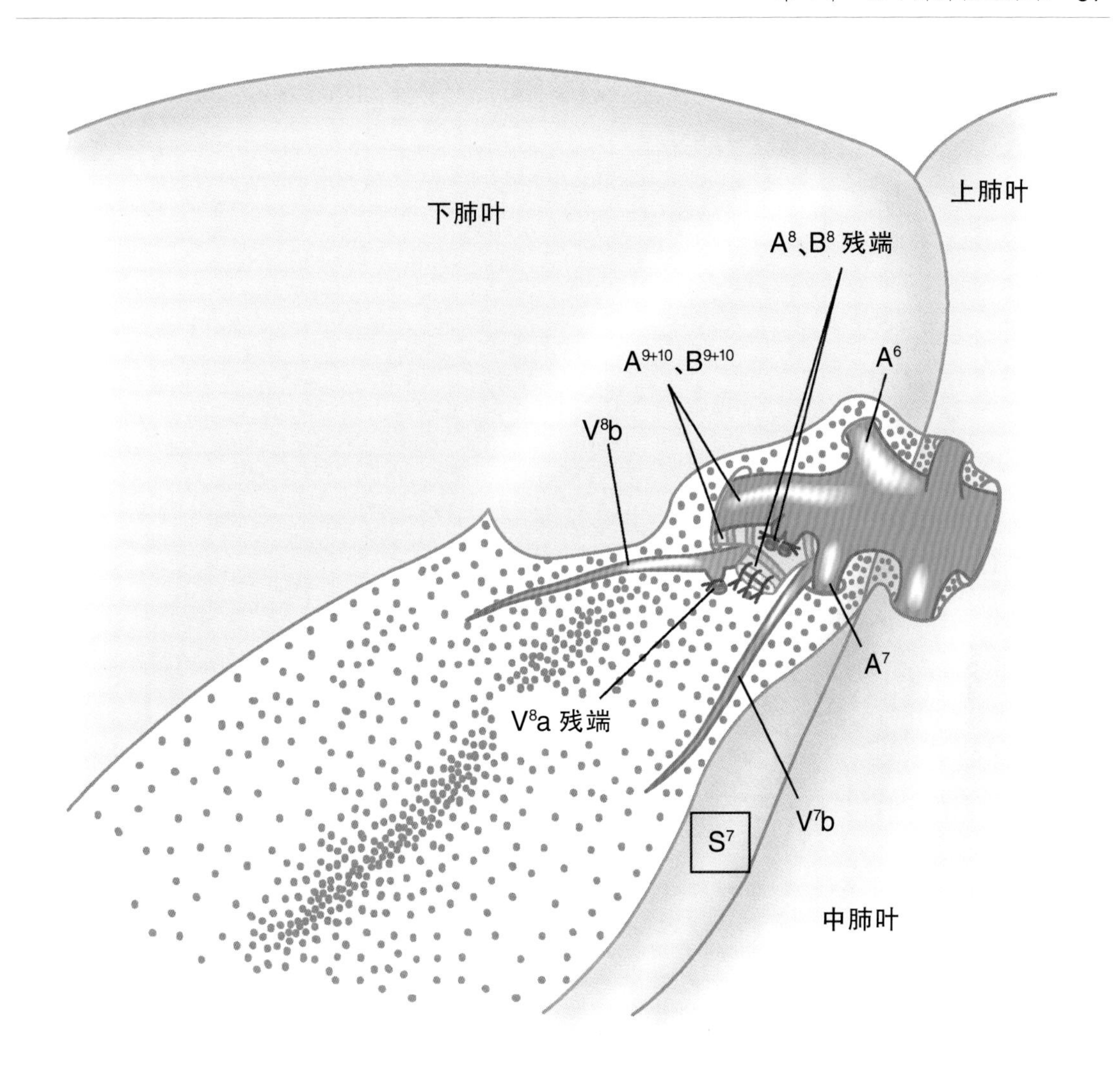

图 4.2.5　S^8 切除后，V^7b(S^7 和 S^8 之间)和 V^8b(S^8 和 S^9 之间)分别显露于 S^7 和 S^9 表面。

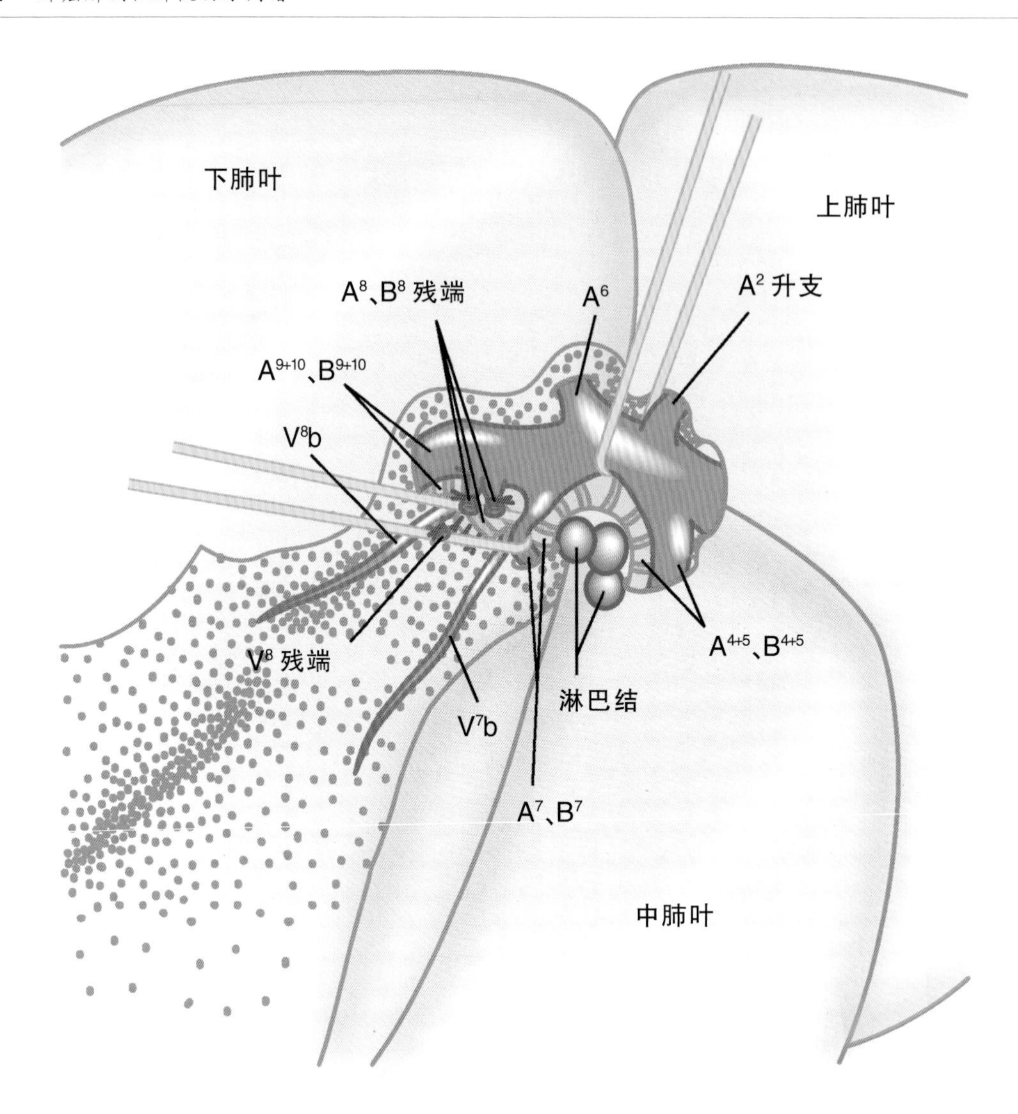

图 4.2.6 动脉中间干和 A^7 套带。切除位于右中肺叶和右下叶支气管间的 11i 组和 12l 前组淋巴结。A^6 套线后，切除 12l 后组和 13 组（B^6 周围）淋巴结（这点很重要，因为这些淋巴结沿着 S^8 朝向第 7 组淋巴结的淋巴链分布）。

4.3　右 S^9 段切除术

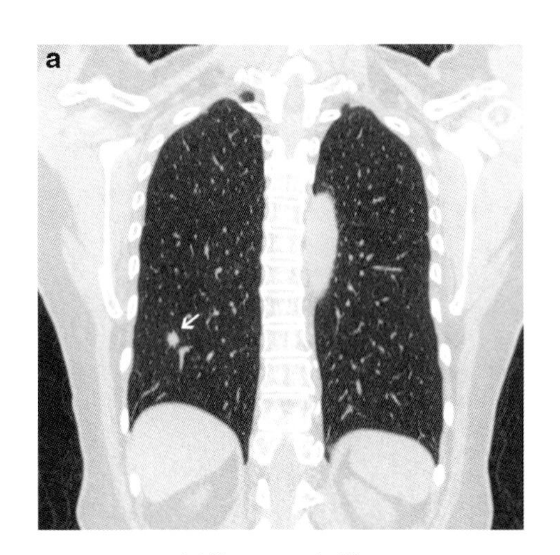

冠状面(CT 扫描)

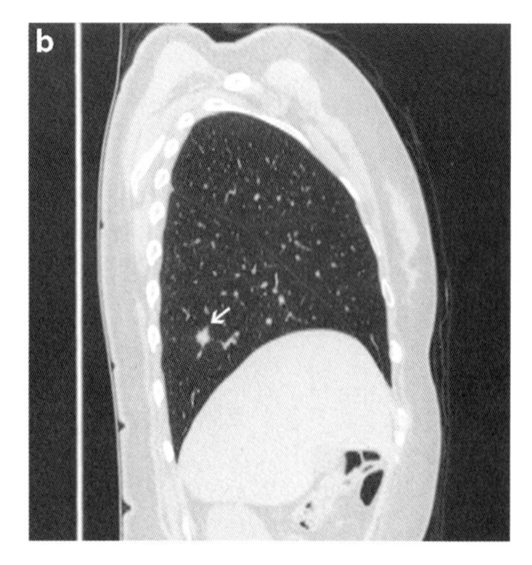

矢状面(CT 扫描)

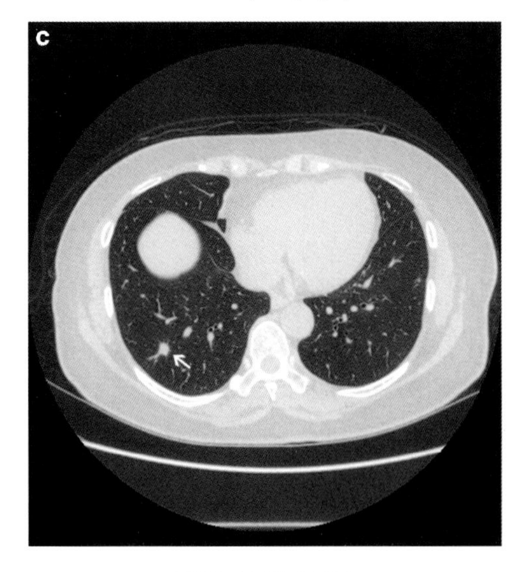

横断面(CT 扫描)

女性,66 岁,CT 发现右下肺 S^9 段内有一个直径 1.0cm 并伴有毛刺的小结节,CT 引导下细针穿刺活检病理示腺癌。肿瘤位置远离 V^8b(S^8 和 S^9 之间)和 V^9b(S^9 和 S^{10} 之间),因此该患者做了 S^9 段切除术。S^9 段切除术后病理示乳头状腺癌,病理分期为 pT1aN0M0。

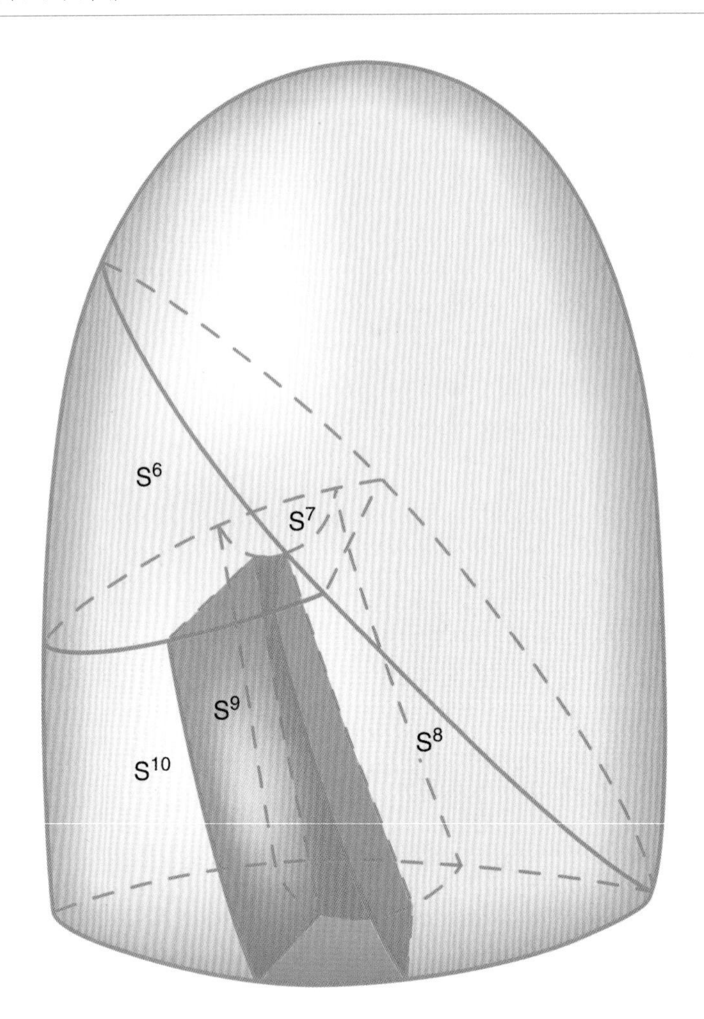

图 4.3.1 从高分辨 CT 的横断面、冠状面和矢状面中辨别出肺段的动脉(A^{7-10})及支气管(B^{7-10})。在气管插管后通过纤支镜进一步来辨别 B^7、B^8、B^9 和 B^{10} 的分布和尺寸。本章插图中的支气管和动脉分支的解剖构造都是最常见的类型,即 B^8 和 B^{9+10}、A^8 和 A^{9+10}。第 5 肋间侧开胸入路通常比较适合于 S^9 段切除。

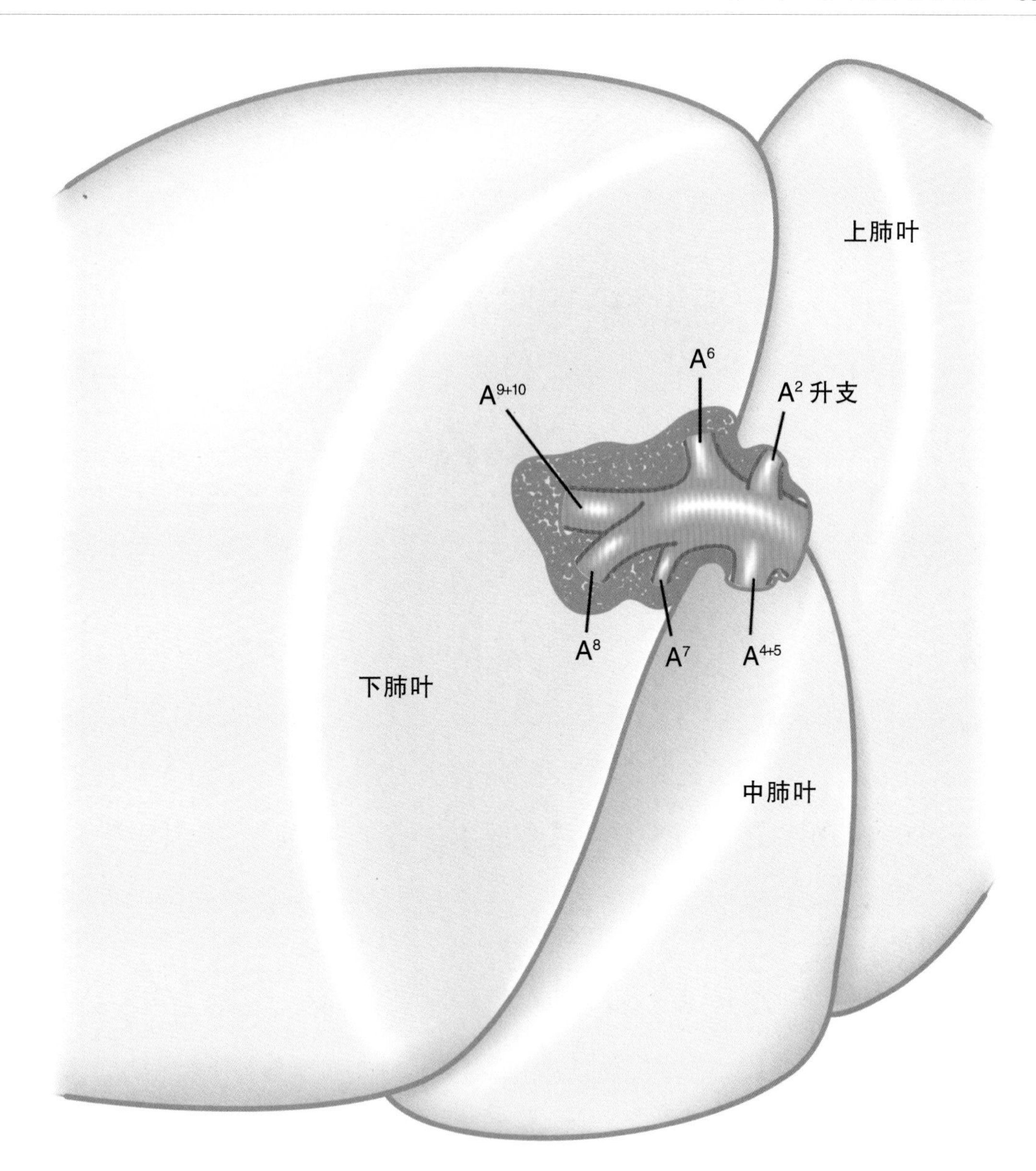

图 4.3.2　显露叶间肺动脉后，显露 A^6、A^7、A^8 和 A^{9+10}。S^9 段切除术中无需显露下肺静脉，因为 V^9 通常不可能从下肺静脉根部辨别出来。在所有下肺叶肺段切除术中，首先切断肺段动脉，然后切断肺段支气管，最后再切断进入拟切除肺段的静脉。

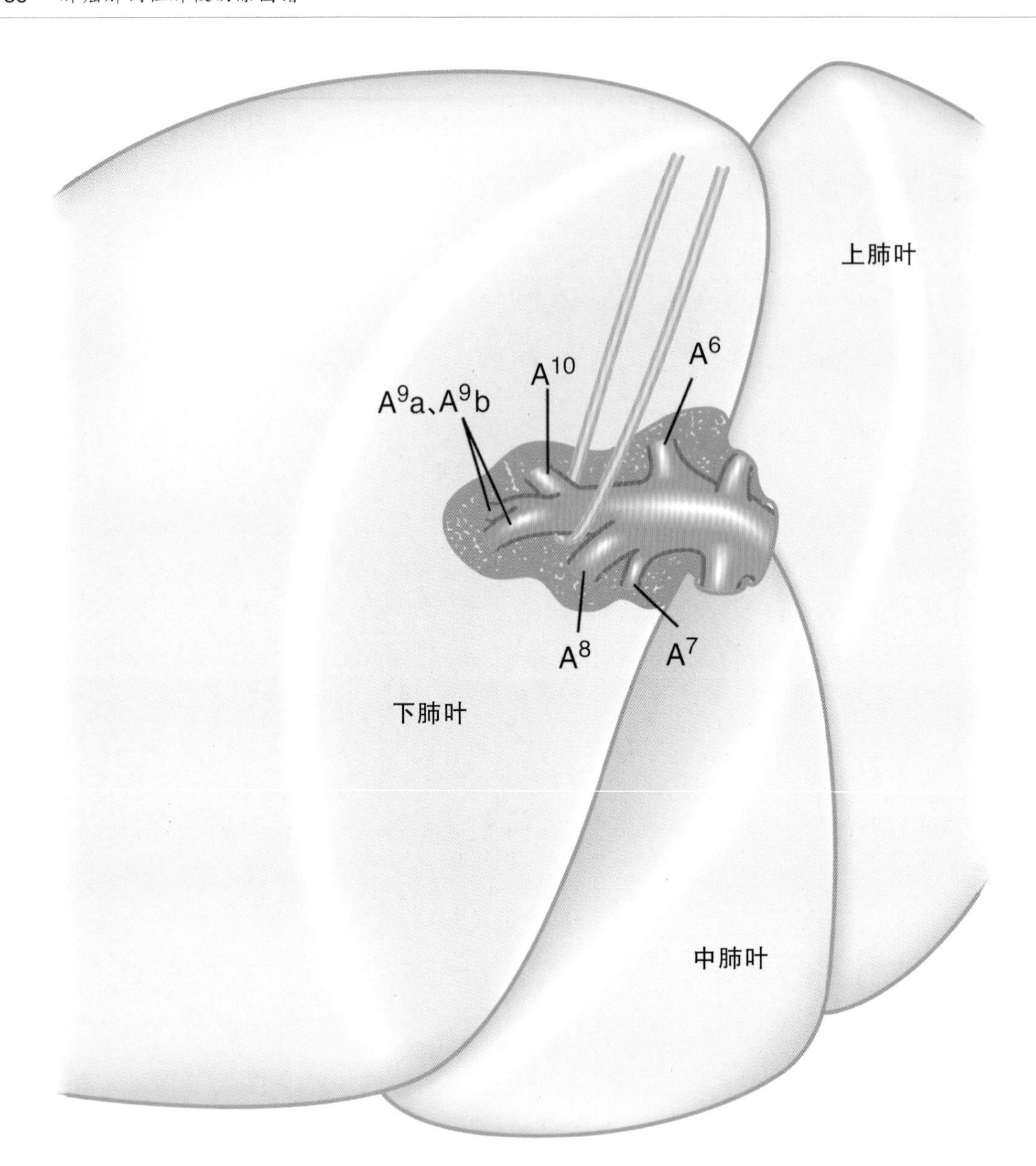

图 4.3.3 尽管肺动脉通常分支为 A^8 和 A^{9+10}，其概率约为 90%，但有时也可分为 A^{8+9} 和 A^{10}，其概率约为 8%。A^{9+10} 套线后显露其外周结构。当术前气管镜显示 B^{9+10} 总干较长，则 A^{9+10} 也会较长。这里，有一点必须考虑进去，S^6 和 S^8 对着叶间裂，而 S^9 和 S^{10} 不对着叶间裂。因此，位于 S^6 和 S^8 间的肺组织边界必须切开才能到达 S^9，鉴于 S^6 和 S^8 间并没有什么边界的标志，因此这个操作通常并不那么容易。显露 A^{9+10} 的外周后显示 A^9 和 A^{10} 分别进入侧面和背面。A^8a 和 A^9a 分支有时相当复杂，比如 A^8a 有时源于 A^{9+10} 而 A^9a 源于 A^8。当 A^9 和 A^{10} 无法鉴别时，先切断最靠近腹侧的 A^{9+10} 分支，因为这一定是 A^9 或者其分支，但一定不是 A^{10} 的分支。B^9 可以从其后看到。在切断 B^9 后，根据走向或者背离拟切除肺段可以比较容易地判断出是 A^9 还是 A^{10} 的分支。

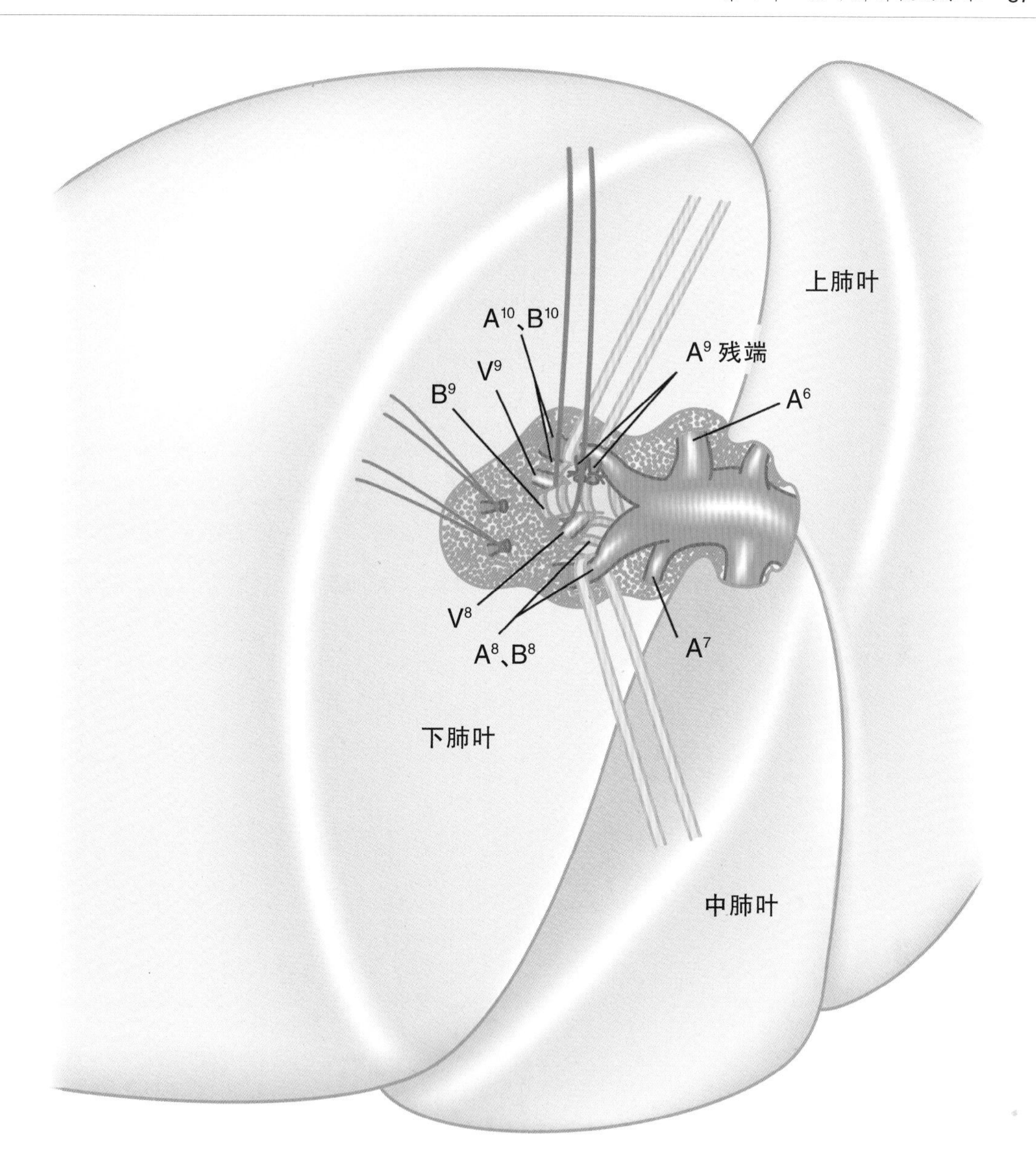

图 4.3.4　V^9 走行于 B^9 后方，给 B^9 套线时应该注意到这点。B^9 和 B^{10} 的鉴别可以根据分别依次插入纤支镜后的照明来确认。

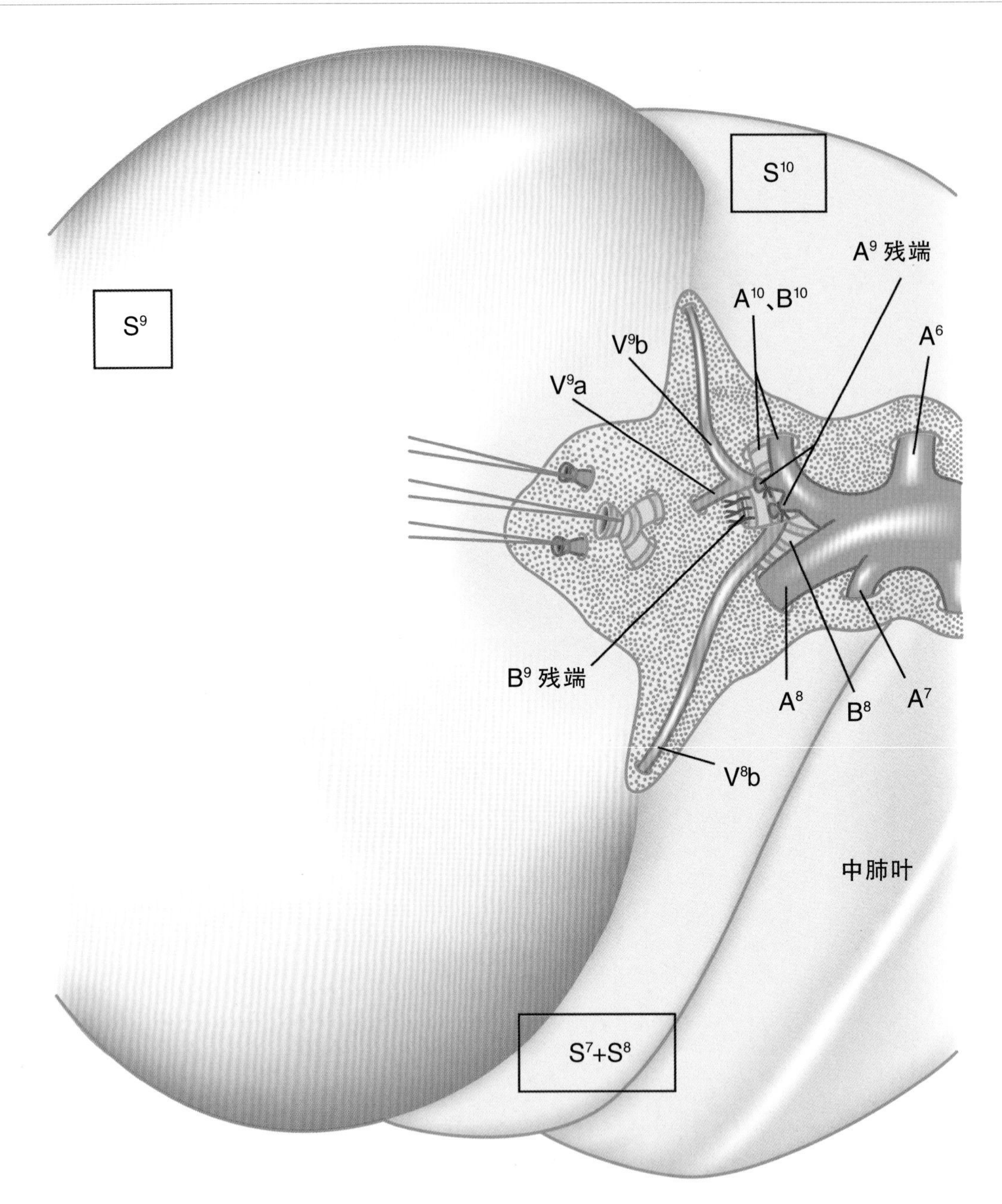

图 4.3.5 S^9 选择性通气可以通过插入纤支镜至 B^9 后喷射通气，或者切断 B^9 后将导管插入至远端残端再予通气。远端残端闭合后可将气体限制于 S^9 段内。B^9 近端残端的闭合可以通过缝合或者结扎。提起 B^9 远端残端，将其后侧往外周分离即可将残端从肺门部移开。牵起 B^9 远端残端后，即能显示 V^9a（S^9a 和 S^9b 之间）走行进入拟切除的 S^9 段。切断 V^9a 后，B^9 远端残端将可被提得更高。使用电凝沿 V^8b（S^8 和 S^9 之间）和 V^9b（S^9 和 S^{10} 之间）并朝向膨胀-萎陷分界线切开 B^9 远端残端任一边的肺组织。将 V^8b 和 V^9b 分别保留在 S^8 和 S^{10} 上，它们不仅可作为段间水平指引，更保留了 S^8 和 S^{10} 的静脉回流。从不同的角度来切开段间平面，以使肺段切除变得容易并且精确。

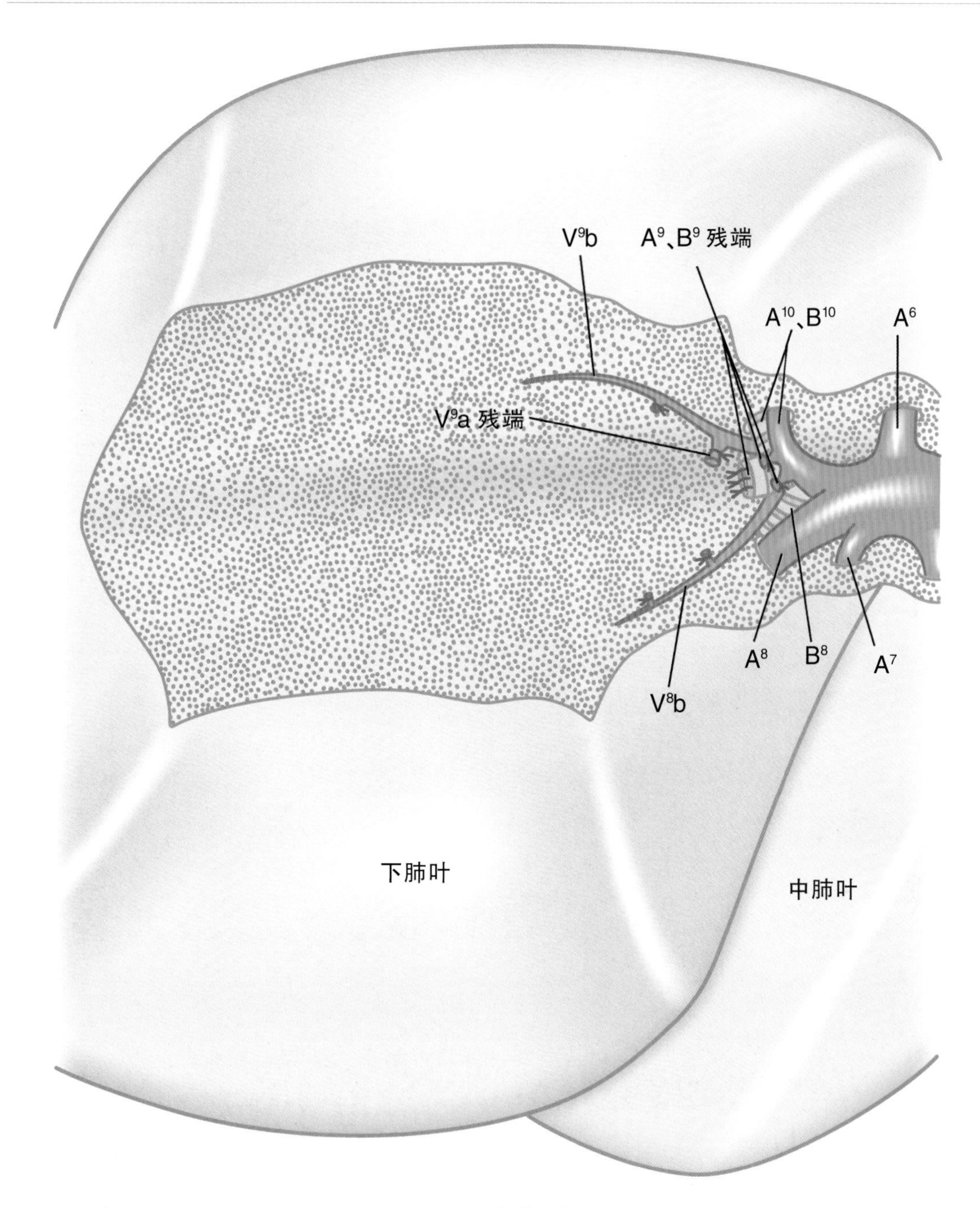

图 4.3.6　将 V^8b 和 V^9b 保留在段间水平。B^6、A^6 和 A^{8-10} 套带以便切除 12l 后组和 13 组(B^6 周围)淋巴结，并且切除位于右中叶和下叶支气管间的 11i 组和 12l 前组淋巴结。切除 12l 组和 13 组(B^6 周围)淋巴结很重要，因为这些淋巴结沿着 S^9 朝向第 7 组淋巴结的淋巴链分布。

4.4 右 S^{10} 段切除术

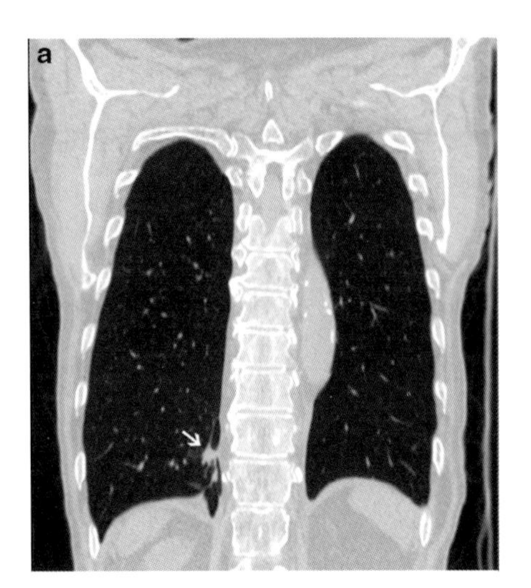

冠状面(CT 扫描)

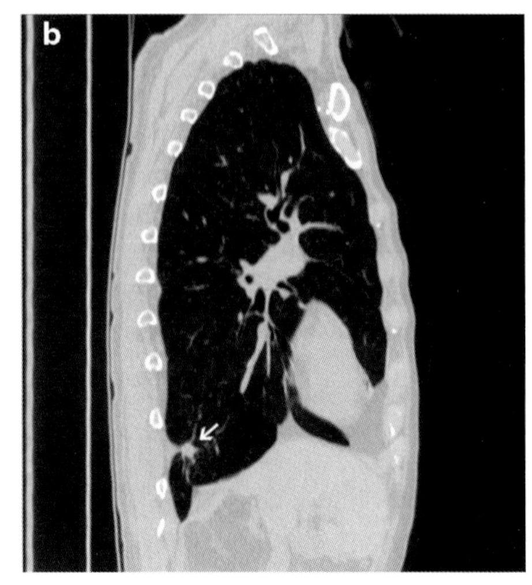

矢状面(CT 扫描)

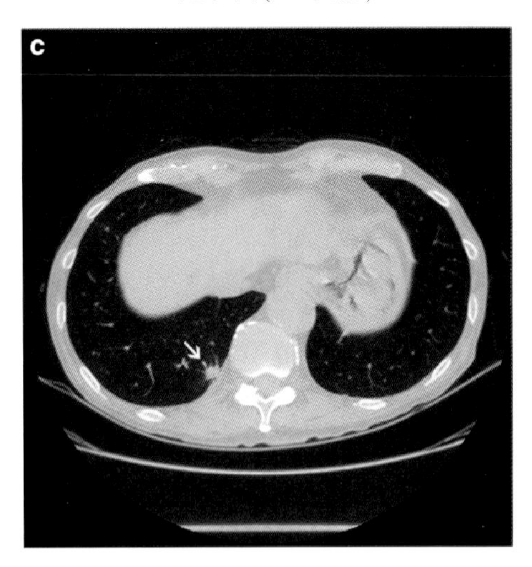

横断面(CT 扫描)

男性,70 岁,在常规医学检查中,CT 显示右肺 $S^{10}c$ 段有一个直径约 1cm 大小的结节,有毛刺且伴胸膜凹陷。CT 引导下细针穿刺活检病理示腺癌。S^{10} 段切除术后，最后病理示腺癌,病理分期为 pT1aN0M0。

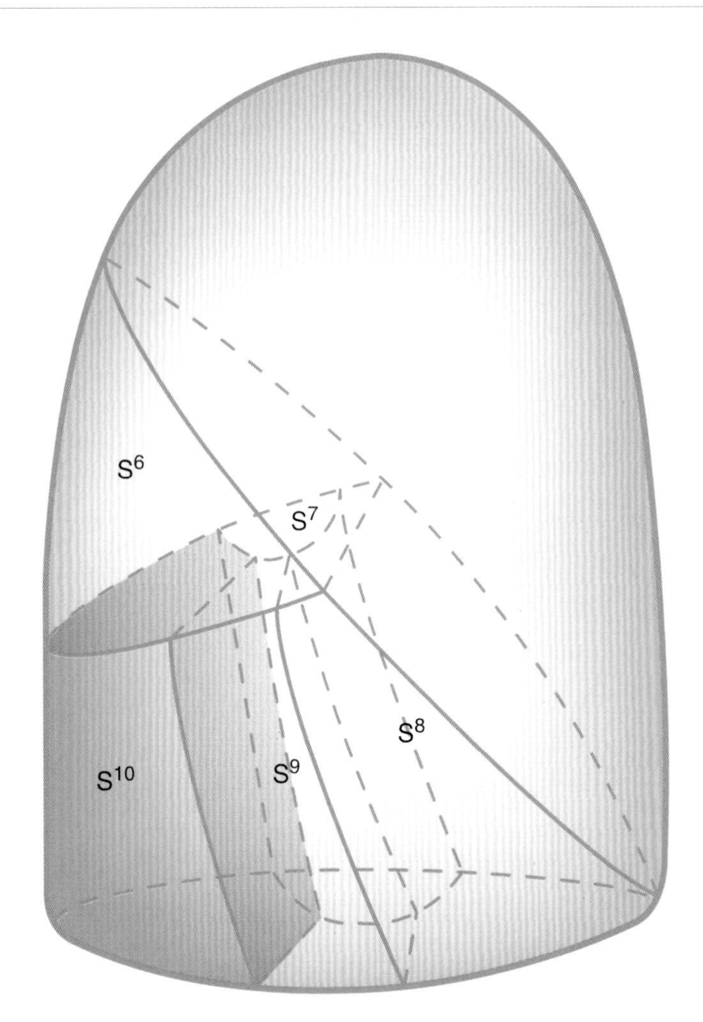

图 4.4.1　由于 S^{10} 段并不直接面对叶间裂,因此 S^{10} 段切除术是最难的肺段切除术之一。另外,必须沿着 S^6 段和 S^8 段间的边界从斜裂切至 S^{10},因为它们之间的边界并无标志可循,因而该操作不总是那么简单。更有甚者,因为 A^{10} 分支于 A^{9+10} 背侧方向发出,对于侧开胸切口而言,离得太远,因而难于鉴别和显露 A^{10}。从高分辨 CT 的横断面、冠状面和矢状面中辨别出肺段的动脉(A^{7-10})及支气管(B^{7-10})。在气管插管后通过纤支镜来进一步辨别 B^7、B^8、B^9 和 B^{10} 支气管的分布和尺寸。肺段支气管的分支模式为:分支为 B^8 和 B^{9+10} 的概率为 86%,分支为 B^{8+9} 和 B^{10} 的概率为 8%,分支为 B^8、B^9 和 B^{10} 的概率为 6%。当 S* 存在时(4%发生率),应注意区分 $A^{10}a$ 和 A^*、$B^{10}a$ 和 B^*。通常开胸手术入路选择于第 5 或者第 6 肋间,但第 6 肋间更方便处理 A^9 和 A^{10} 分支,此为 S^{10} 段切除术的关键所在。

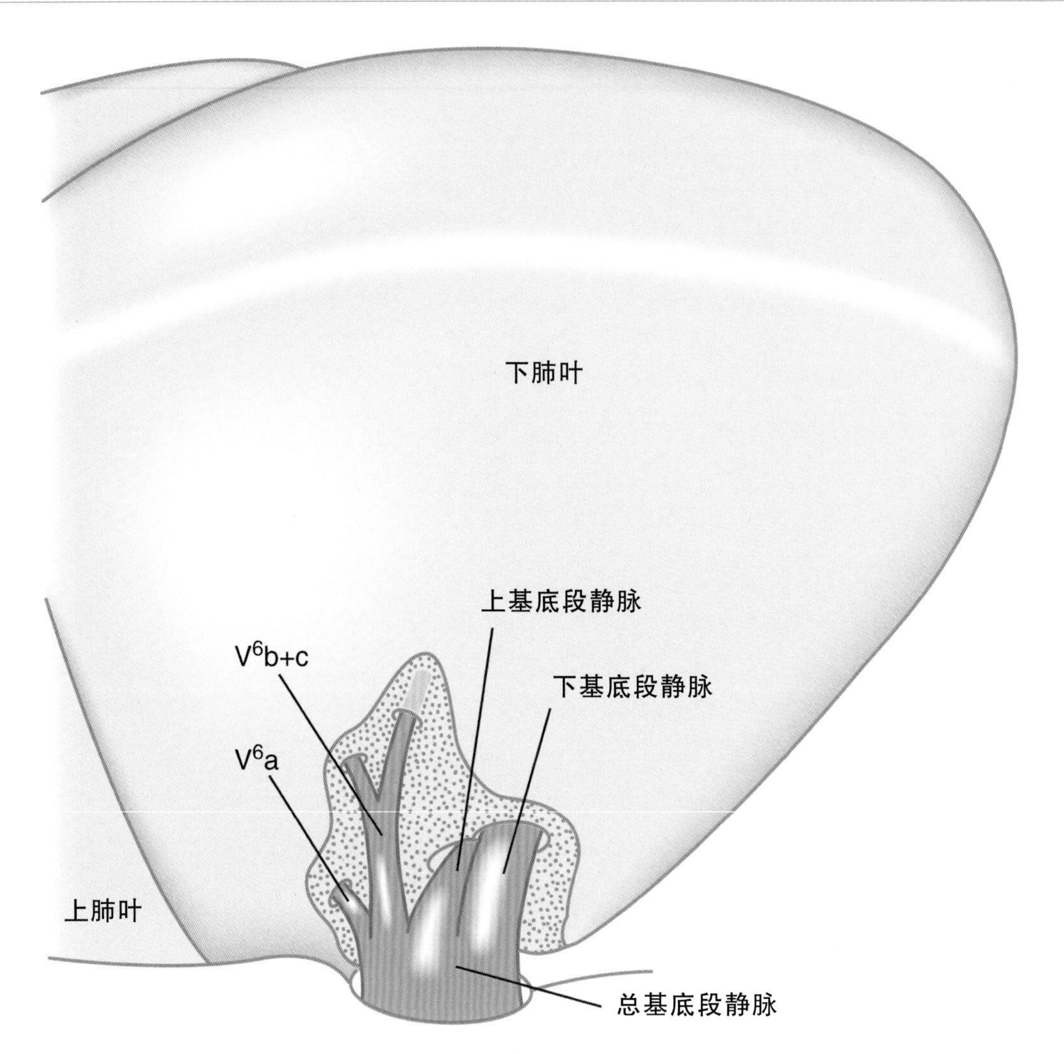

图 4.4.2 分离下肺韧带，显露下肺静脉。在 S^8 或 S^9 段切除术中无需显露下肺静脉，但在 S^{10} 段切除术中，显露下肺静脉却是必需的，因为 S^{10} 通常对着下肺静脉。将 V^6b+c 与其外周显露以明确 S^6 和 S^{10} 的边界，并作为后面切开 S^6 和 S^{10} 的标志。

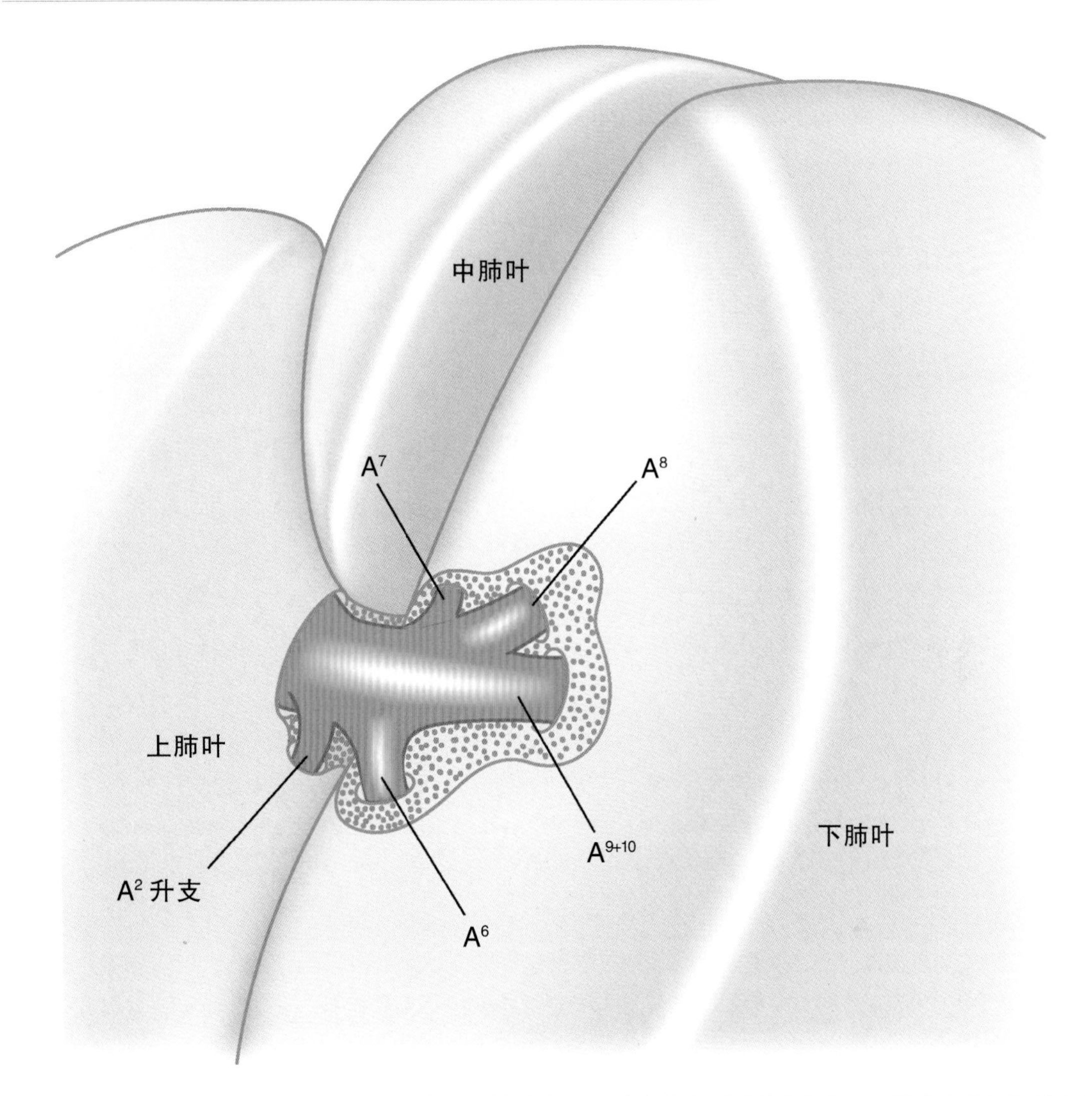

图 4.4.3　术者站于患者背段，这比站于腹侧更容易看清 A^{10}。本章节中所示的支气管和动脉分支的解剖结构是最常见的情况，即 B^8 和 B^{9+10}、A^8 和 A^{9+10}。充分显露 A^6、A^7、A^8 和 A^{9+10}。将 A^{9+10} 套带牵开并向外周显露。如果纤支镜显示 B^{9+10} 总干较长，则 A^{9+10} 也会较长。

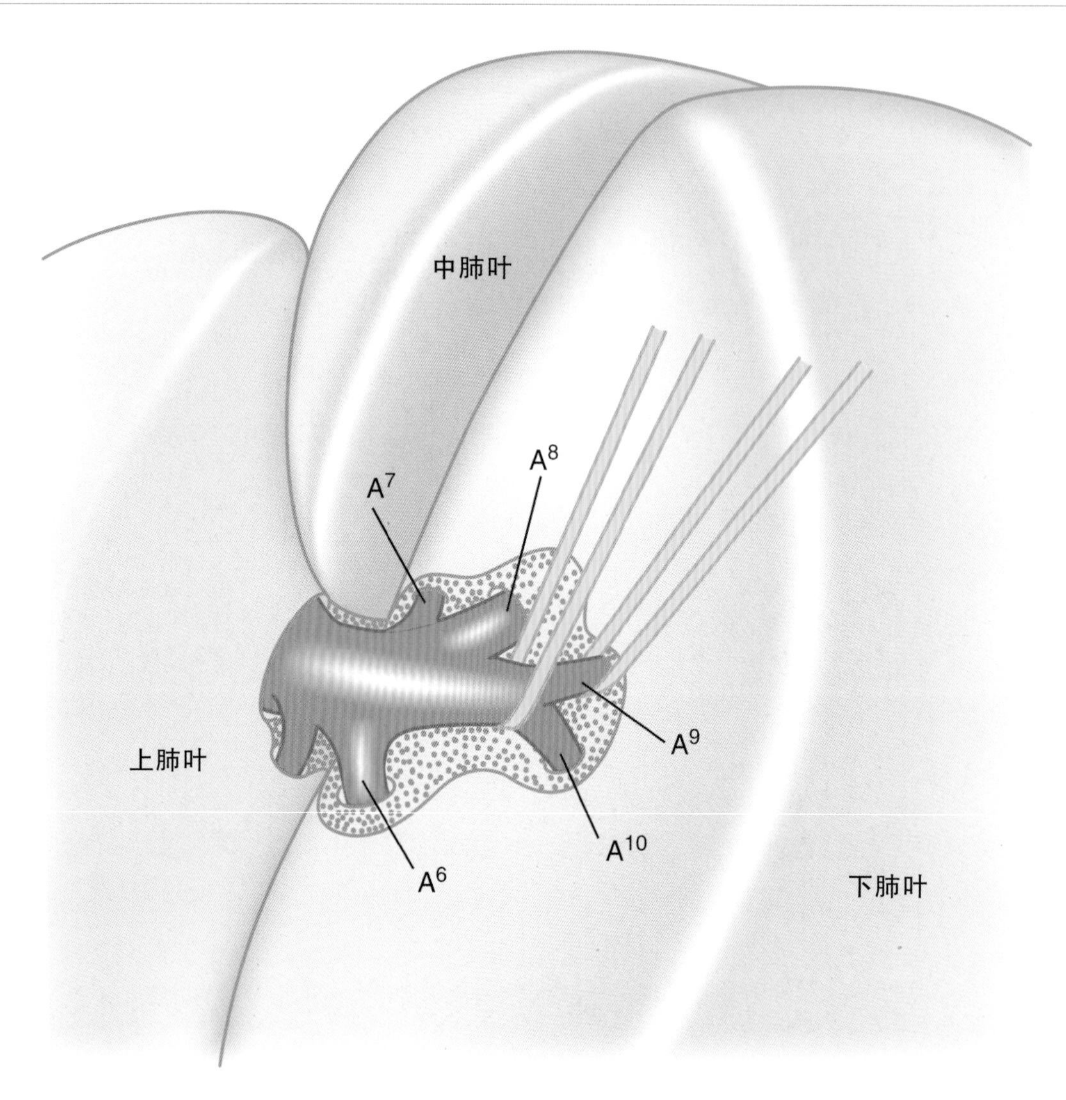

图 4.4.4 A^9 和 A^{10} 分别往侧面和背面方向走行。当 A^{10} 难于识别时,首先切断最背侧的分支,因为这支肯定是 A^{10} 或者其分支,但肯定不是 A^9 的分支。切断最背侧的分支后显露其后的 B^{10}。剩下的动脉分支在切断 B^{10} 后能够轻而易举地识别,因为 A^{10} 和 A^9 的分支分别走向或者背离拟切除的 S^{10} 段。因为支气管的变异少于动脉的变异,因此后者可根据前者来识别。

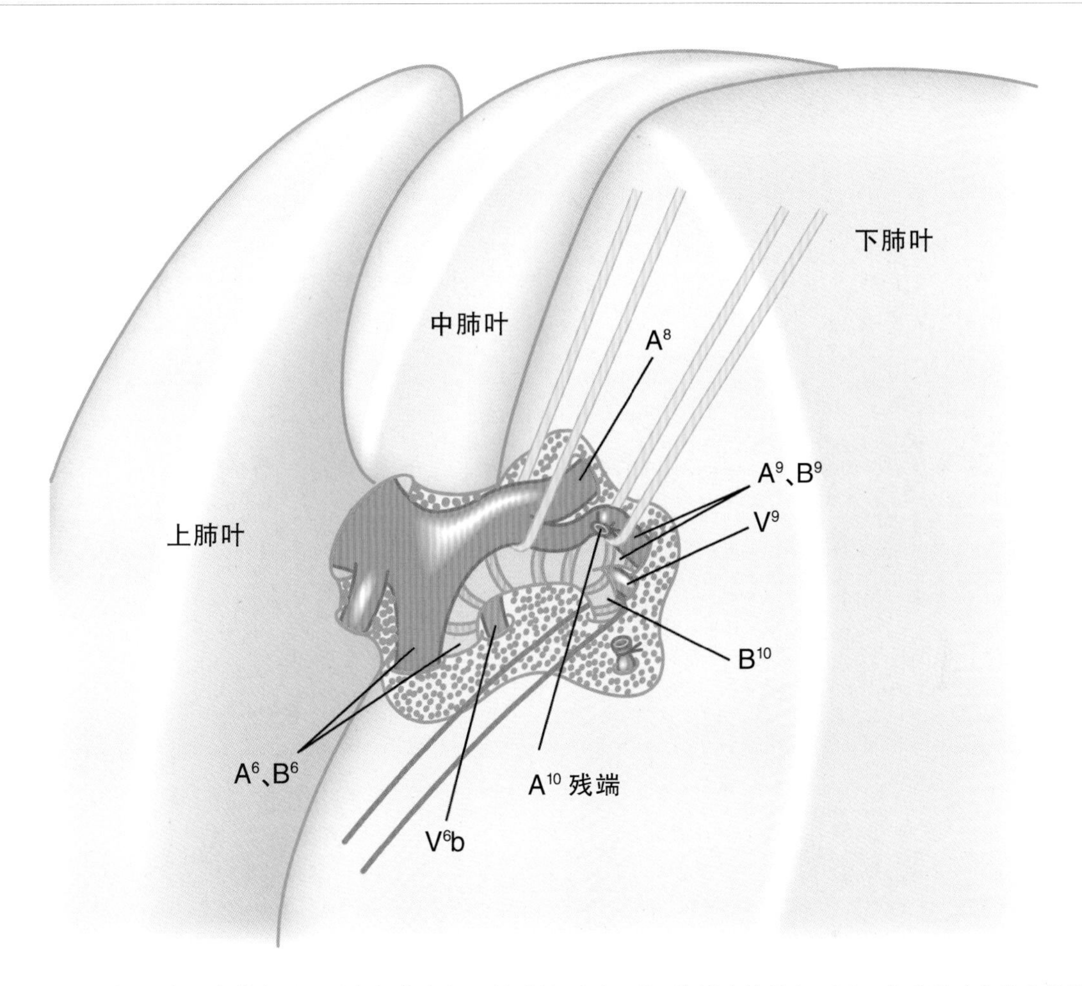

图 4.4.5　将 B^{10} 小心套带牵开以避免损伤走行于其后的 V^9 和 V^{10}。将纤支镜插入 B^9 和 B^{10} 后通过光线来辨认 B^{10}。

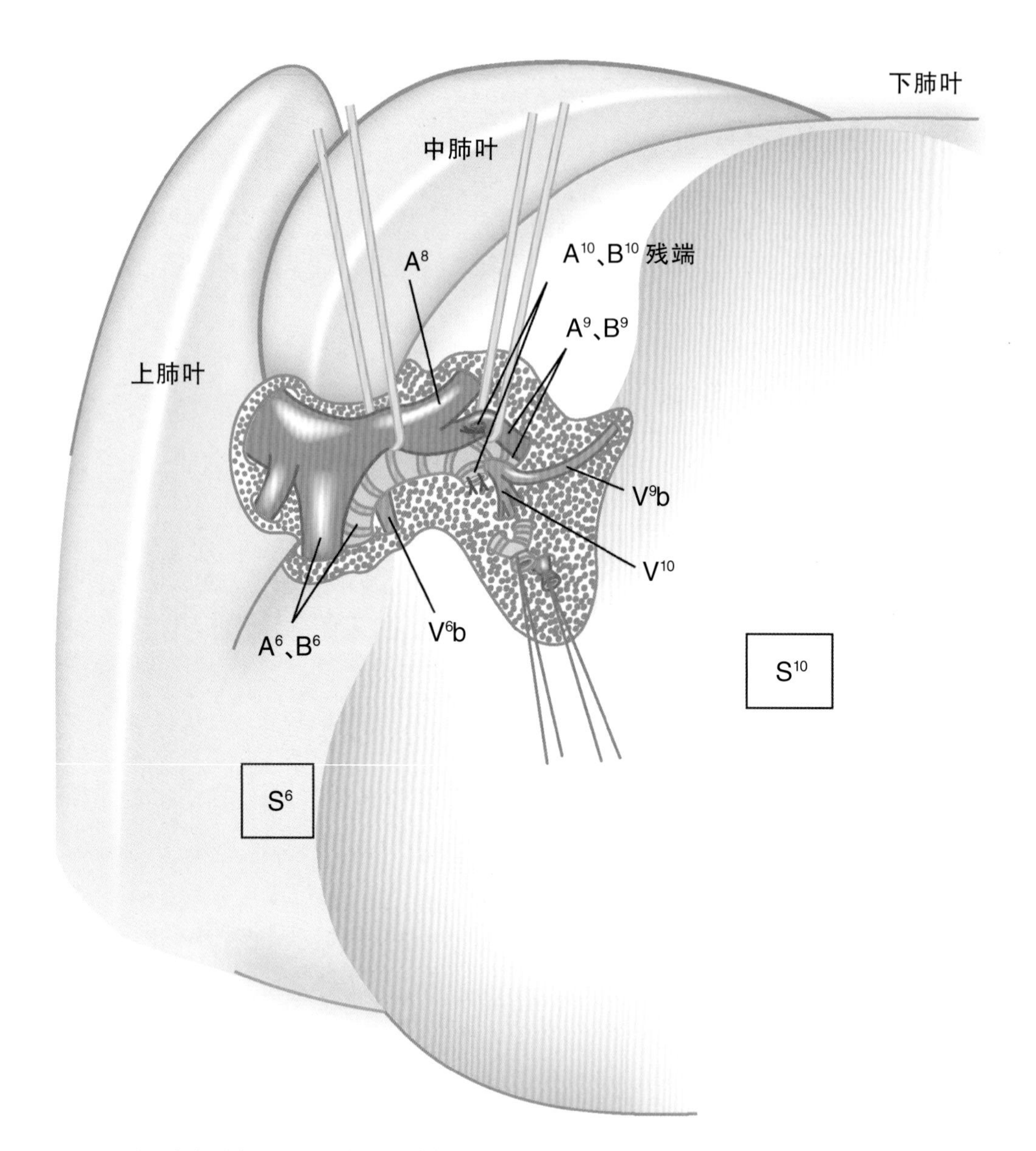

图 4.4.6 S10 段选择性充气可以通过插入纤支镜至 B10 后喷射通气,或者切断 B10 后插入一个导管至远端残端再予通气。远端残端闭合后将气体限制于 S10 段内。B10 近端残端的闭合可以通过缝合或者结扎。B10 远端残端提起后从其背侧往外周分离以便将其从肺门部移开。牵起 B10 远端残端以显示走行进入拟切除的 S10 段的 V10 分支。切断 V10 将进一步抬高 B10 的远端残端及其两侧的肺组织。使用电凝沿 V9b(S9 和 S10 之间)和 V6c(S6 和 S10 之间)并朝向膨胀-萎陷分界线切开肺组织。

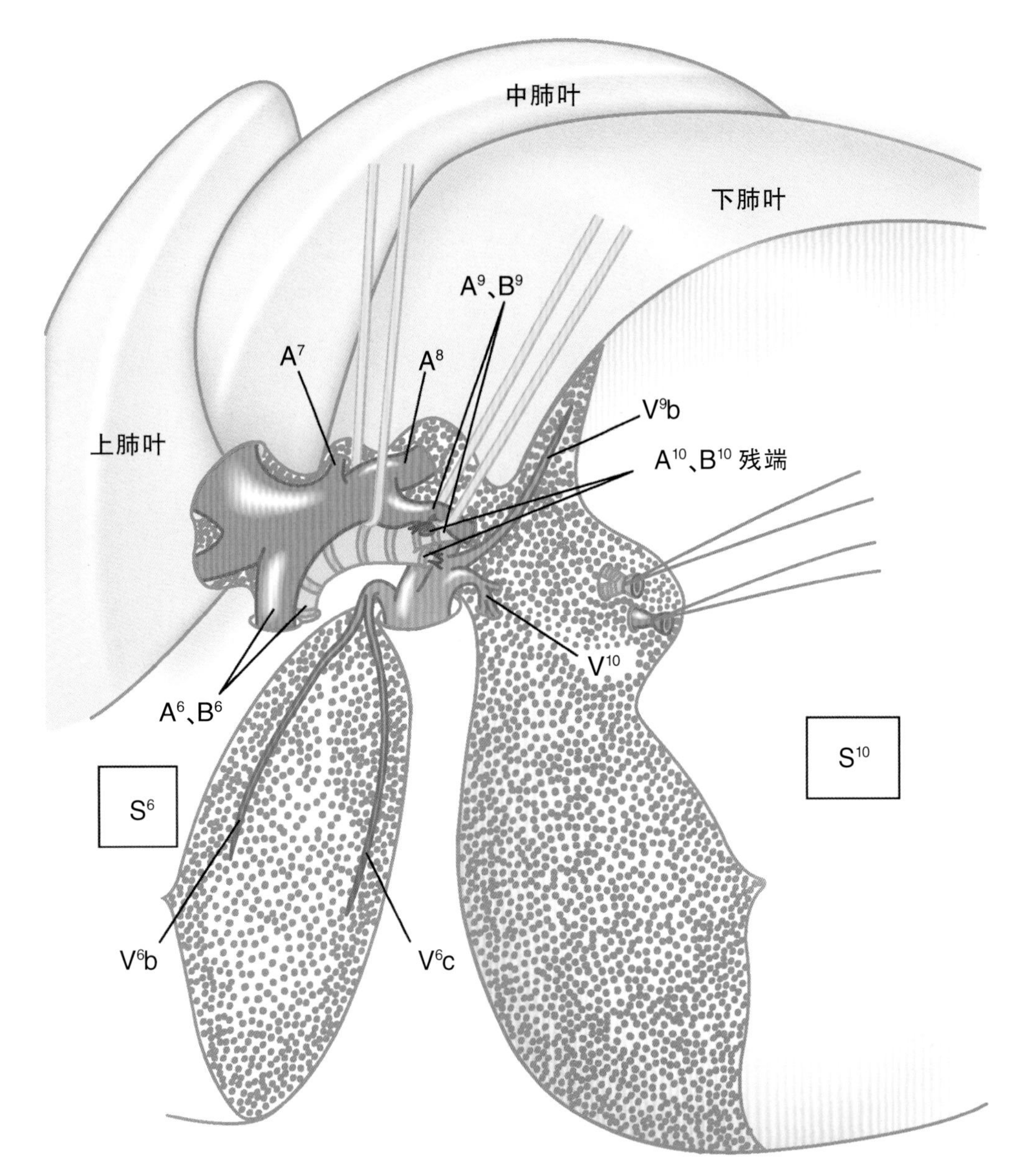

图 4.4.7　在切开肺组织时，最好先切开 S^6 和 S^{10} 间的边界，因为 S^6 和 S^{10} 分离后就容易看见 V^9。将 V^6b 和 V^6c 保留于 S^6 的段间平面上。因为 S^6 段最终要与基底段分开，因此应将 V^6b 和 V^6c 保留于 S^6 上以用于 S^6 静脉回流。V^9b 沿 S^9 和 S^{10} 间的膨胀–萎陷分界线走行。使用电凝沿 V^9b 和膨胀–萎陷分界线来切割肺组织。如果外科切缘足够，则将 V^9b 保留于 S^9 上。

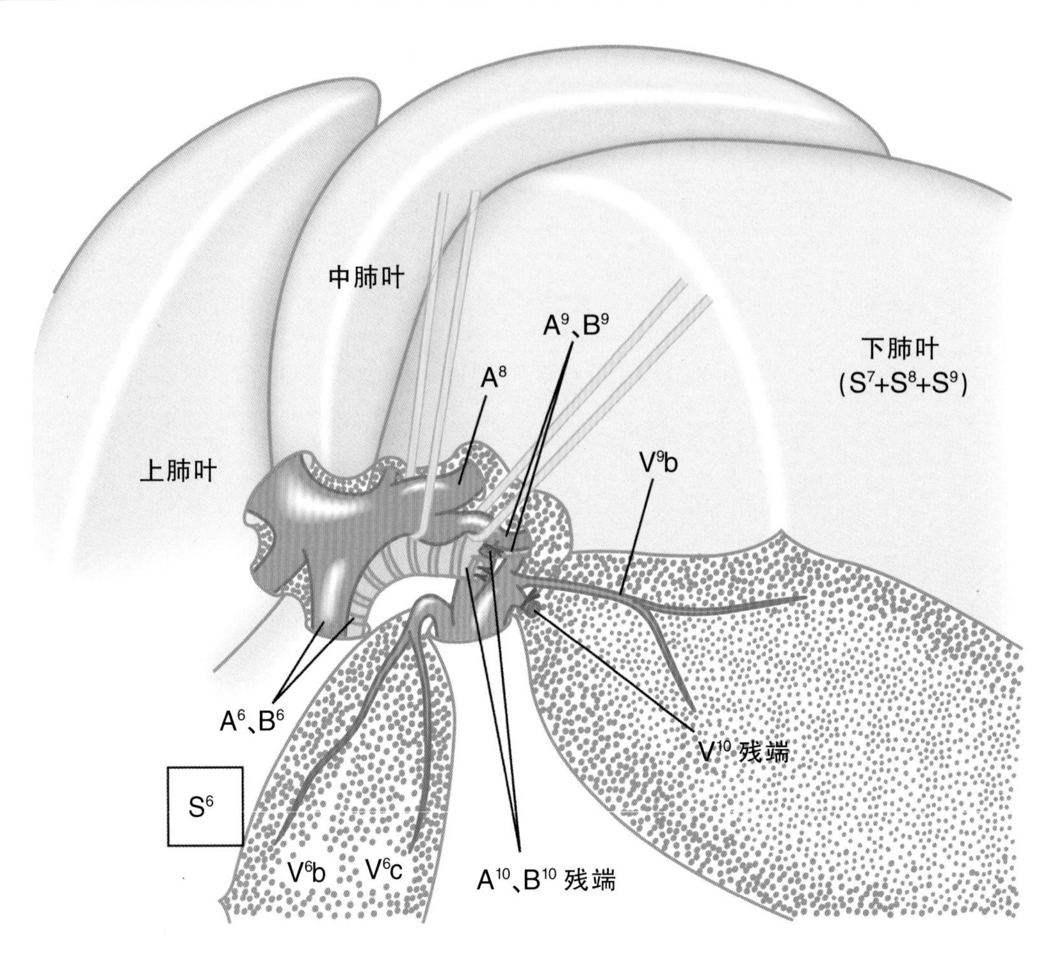

图 4.4.8　S^6 和 $S^7+S^8+S^9$ 在 S^{10} 段切除后将完全分离。B^6、A^6 和 $A^{8\text{-}10}$ 予套带牵开。切除沿着 S^{10} 朝向第 7 组淋巴结的淋巴链分布的 12l 后组和 13 组(B^6 周围)淋巴结。并且切除位于右中肺叶和右下叶支气管间的 11i 组和 12l 前组淋巴结。

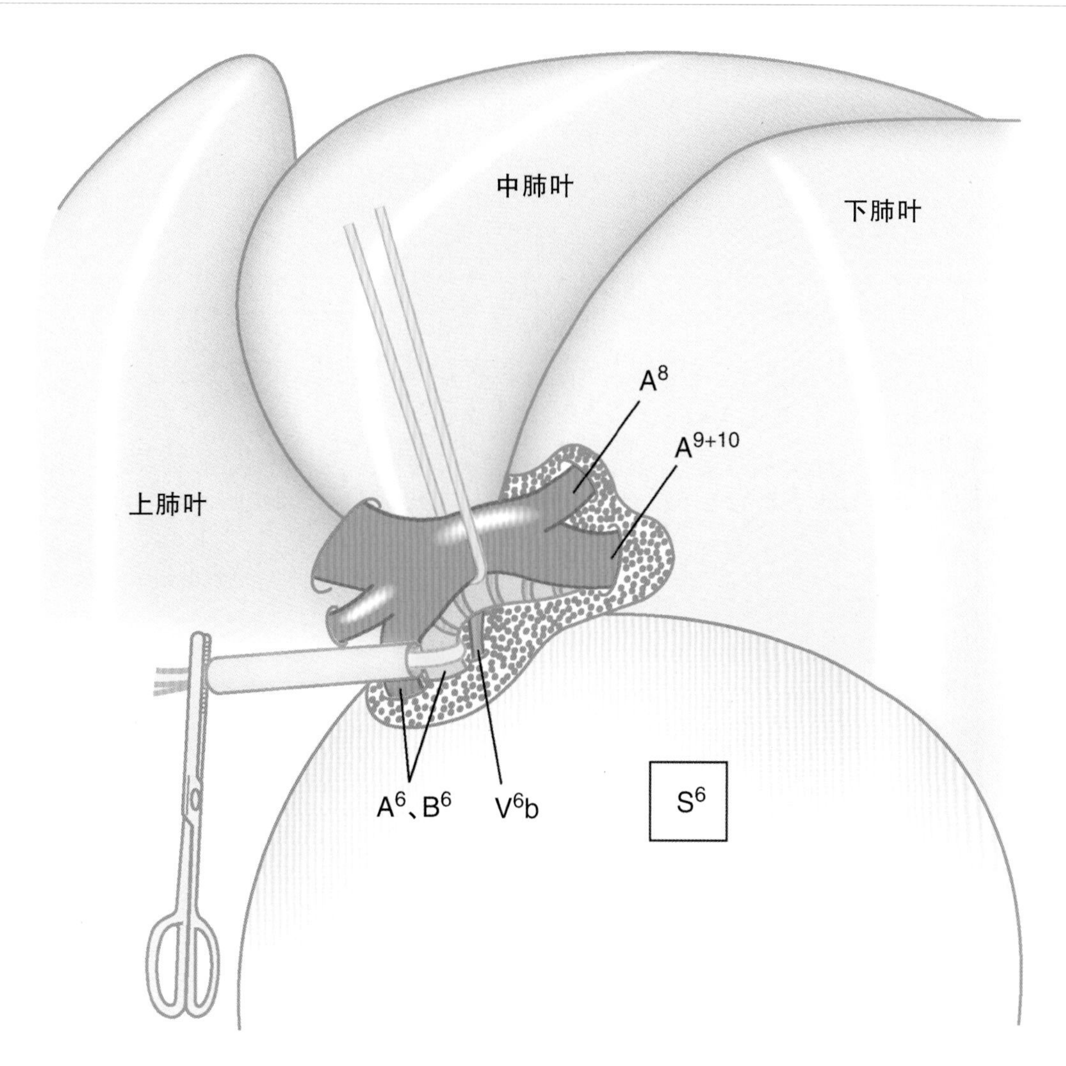

图 4.4.9　图 4.4.9 和图 4.4.10 显示了另外一种 S^{10} 段切除术的方法。S^{10} 段切除术所面临的最大困难源于从叶间动脉中显露和识别 A^{10}。从叶间裂识别的方法的复杂程度如本章节里的图 4.4.3 所示。因此，这里显示了另一种方法来显露 A^{10}，这种方法首先分离 S^6 和 S^{10}。这种方法的理念如下所述：由于 S^6 和 S^{10} 最后要分开，因此首先切开 S^6 和 S^{10} 之间的段间平面，这样方便显露 A^{10}。要达到这个目的，首先显露 A^6 和 B^6，然后将 B^6 套线。B^6 通过喷射通气后使用止血带夹闭来造成 S^6 和 S^{10} 以及 S^6 和 S^8 之间的膨胀–萎陷分界线。

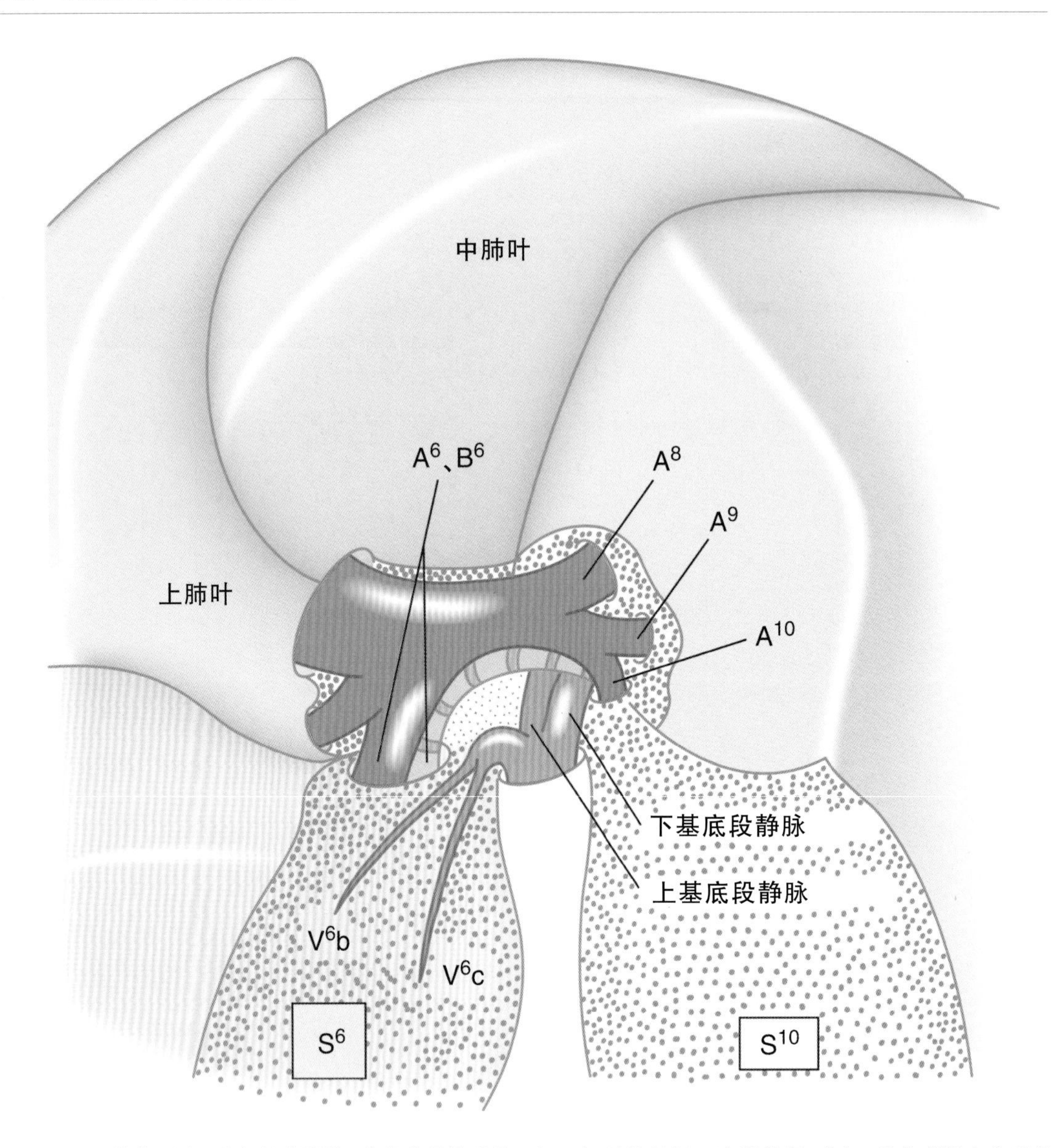

图 4.4.10 沿着 S^6 和 S^{10} 之间的膨胀–萎陷分界线以及 V^6b+c 切开肺组织，这样使得 A^9 和 A^{10} 从背侧方向看得更清楚。这种方法的第二个优势是膨胀的 S^6 和萎陷的 S^8 间的段间平面能够切得比之前所示方法更精确。之前的方法到达 S^{10} 的切开线是盲目的。

4.5 右 S^9+S^{10} 段切除术

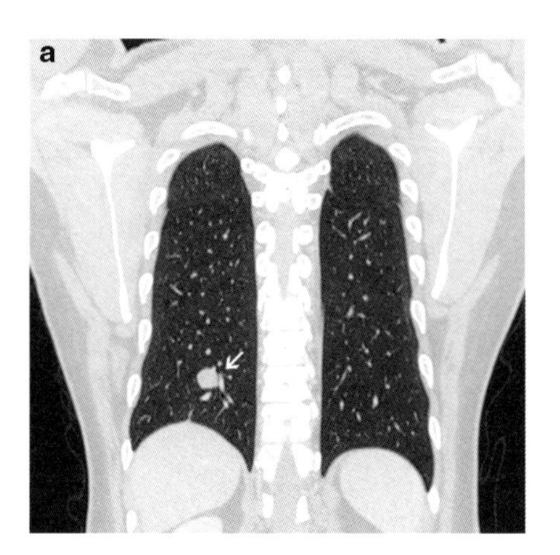

冠状面(CT 扫描)

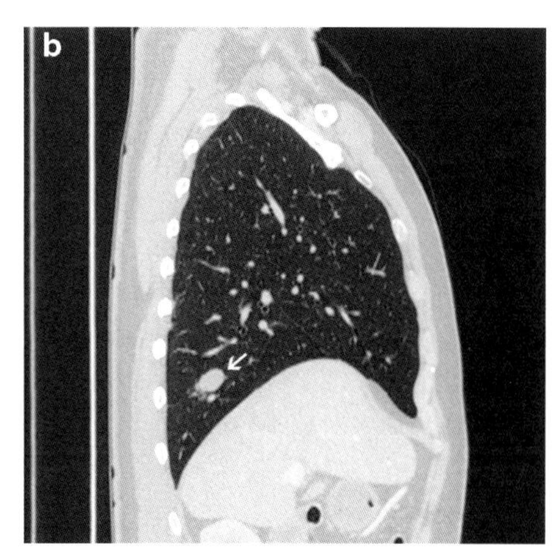

矢状面(CT 扫描)

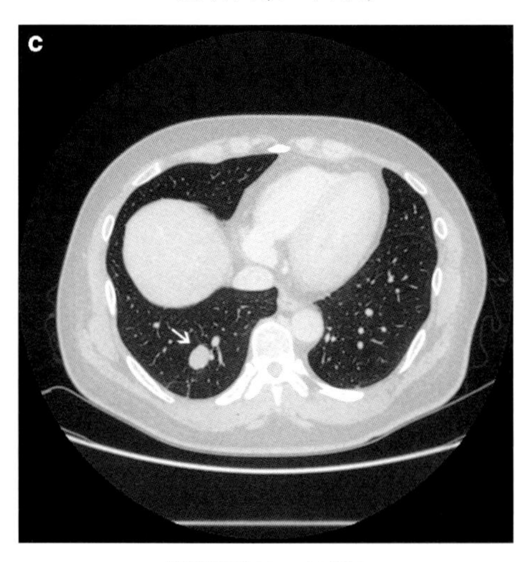

横断面(CT 扫描)

男性,64 岁,在常规医学检查中,CT 显示右肺 S^9 和 S^{10} 段间有一个直径 2cm 大小的圆形结节,CT 引导下细针穿刺活检病理示类癌。予行 S^{9+10} 段切除术,术后最后病理示类癌,病理分期为 pT1aN0M0。

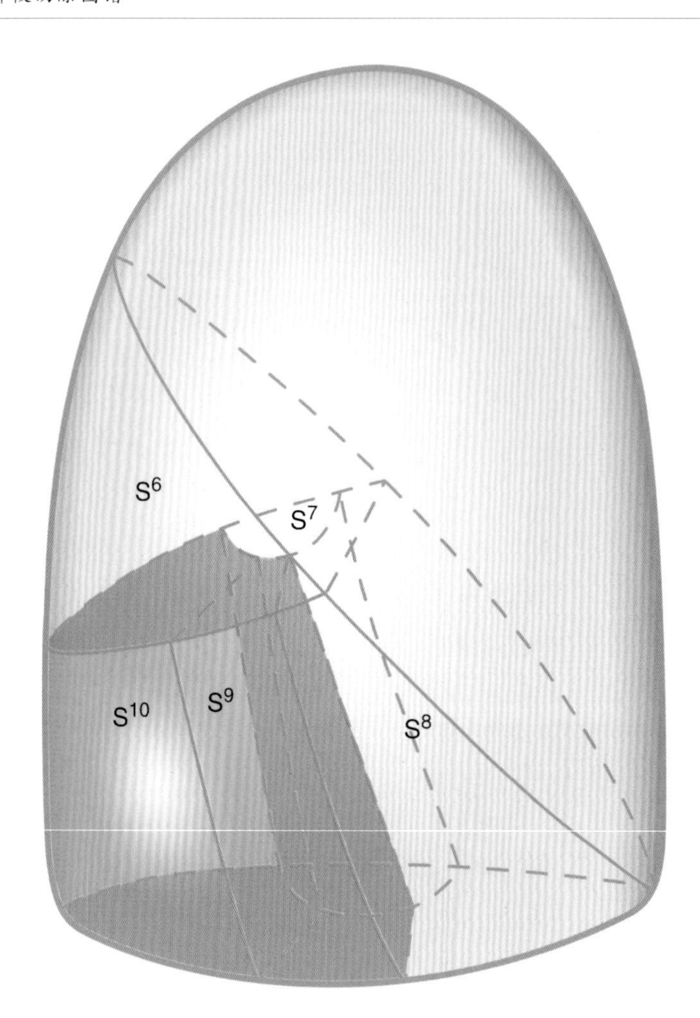

图 4.5.1 从高分辨 CT 的横断面、冠状面和矢状面中辨别出肺段的动脉(A^{7-10})及支气管(B^{7-10})。在气管插管后通过纤支镜来辨别 B^7、B^8、B^9 和 B^{10} 的分布和管腔大小。B^{8-10} 支气管的分支模式如下所述：两个分支 B^8 和 B^{9+10} 的发生率为 86%；两个分支 B^{8+9} 和 B^{10} 的发生率为 8%；三个分支 B^8、B^9 和 B^{10} 的发生率为 6%。本章节里的图示显示的肺段支气管和动脉均为最常见的类型，比如，分别为 B^8 和 B^{9+10}、A^8 和 A^{9+10}。

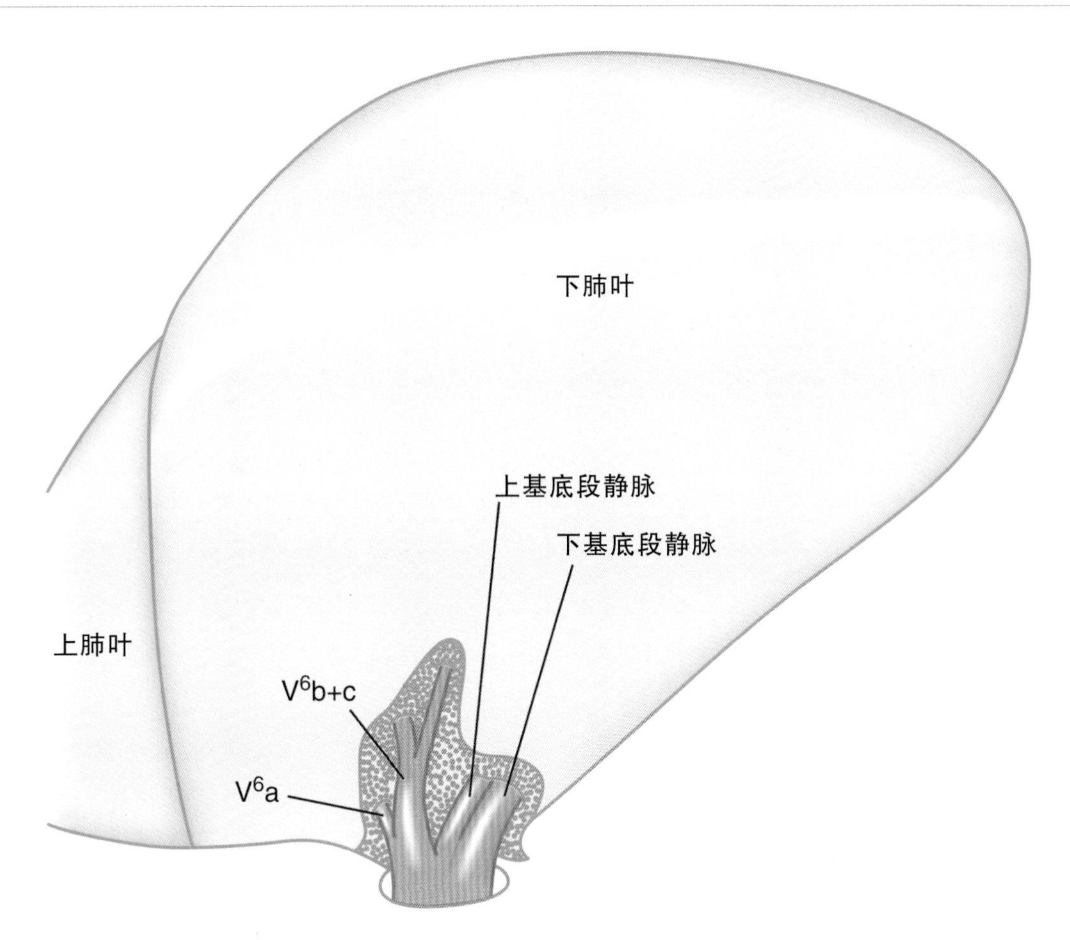

图 4.5.2　分离下肺韧带以显露下肺静脉、V^6 和基底段总静脉。因为 V^{9+10} 是下基底段静脉的概率只有不到 18%，因此下基底段静脉不应该在这时候切断。

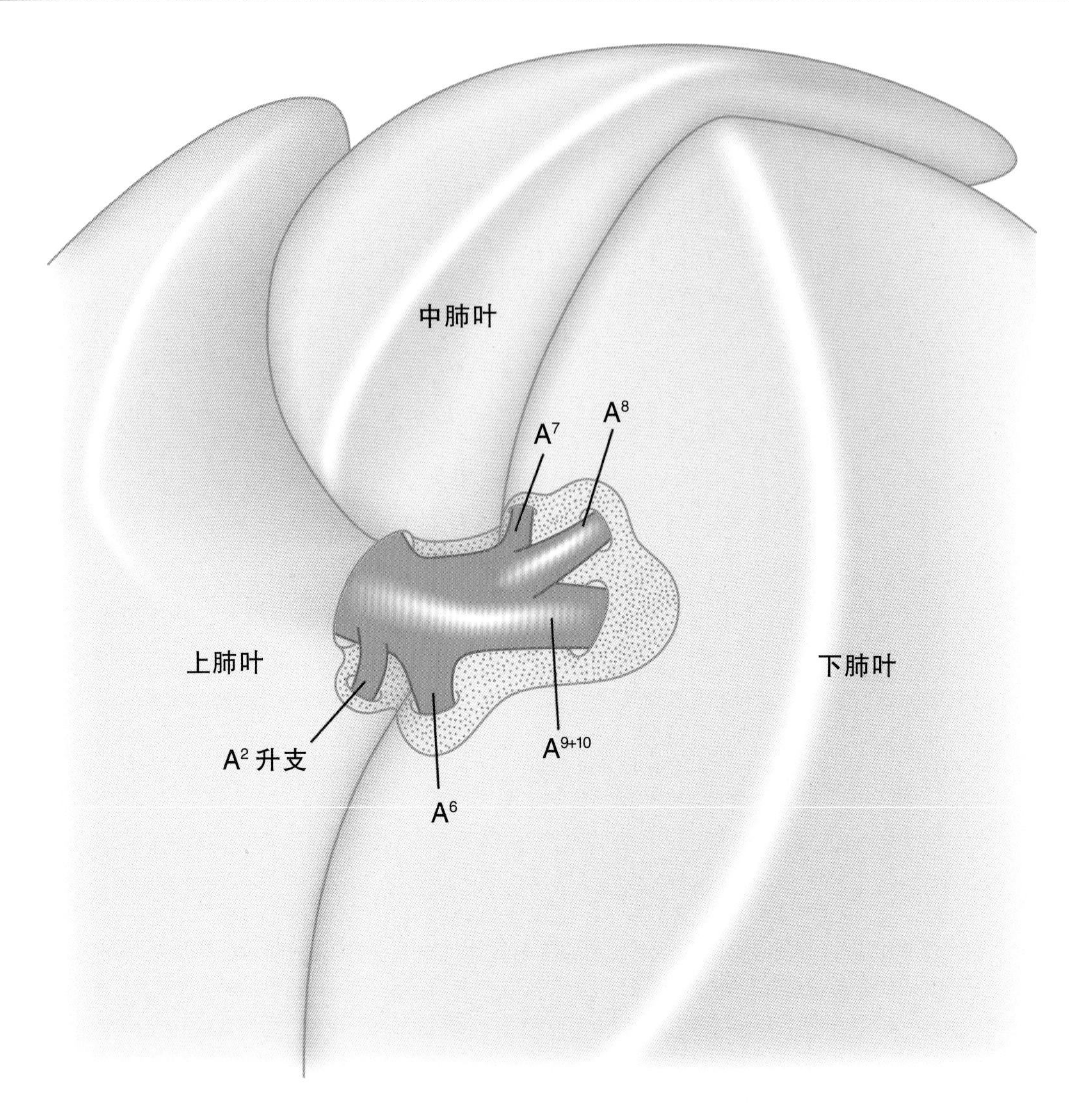

图 4.5.3 术者站于患者背侧，显露 A^6、A^7、A^8 和 A^{9+10} 后并确认，这点在右下肺叶肺段切除术中相当重要。将 A^{9+10} 套线并向外周显露。A^8a 和 A^9a 分支有时候相当复杂，比如 A^8a 源于 A^9，而 A^9a 源于 A^8。

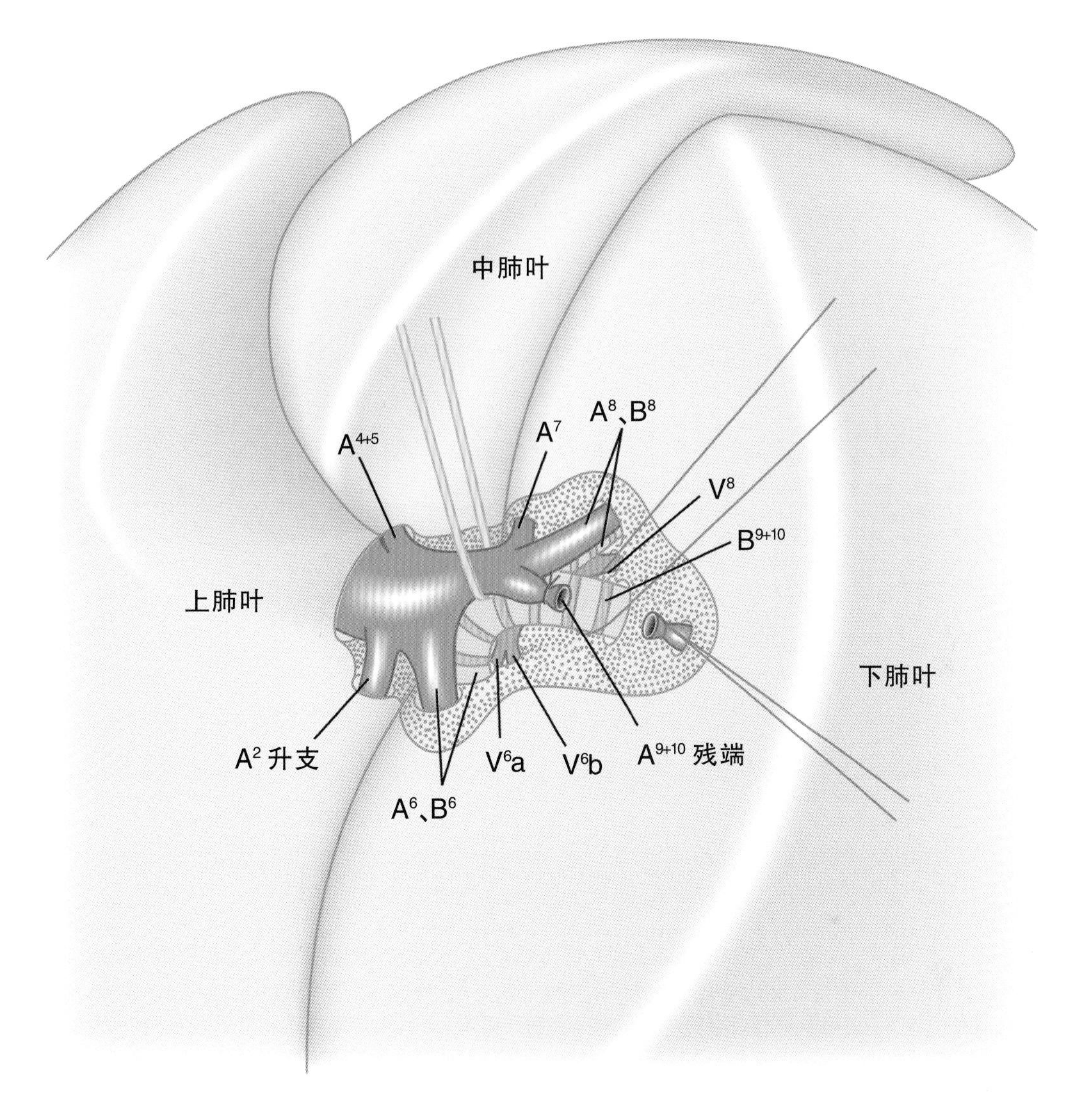

图 4.5.4　切断 A^{9+10},暴露 B^{9+10}。由于 V^8 走行于 B^{9+10} 后面,将 B^{9+10} 小心套线以避免损伤 V^8。B^{9+10} 的确定可以通过将纤支镜分别伸入 B^8、B^9 和 B^{10} 来辅助。

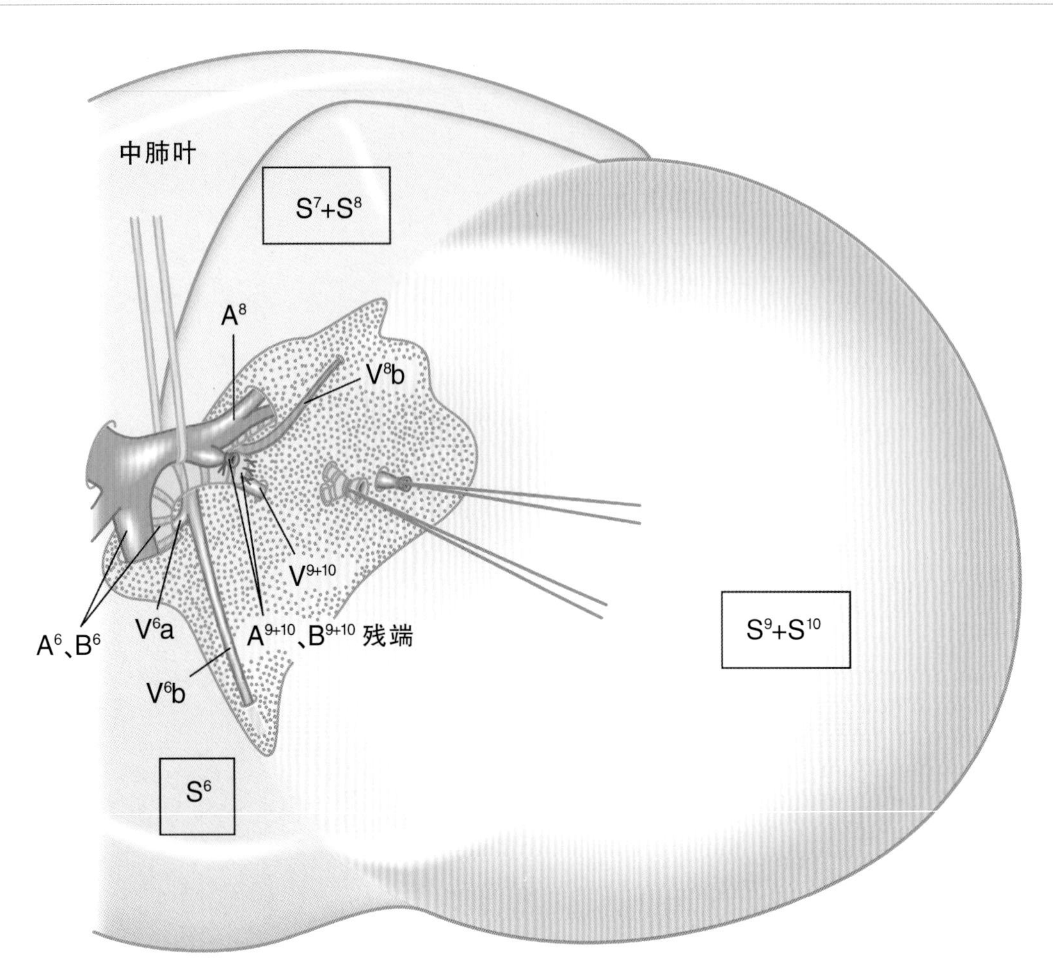

图 4.5.5 S^9+S^{10} 段选择性充气可以通过插入纤支镜至 B^{9+10} 后喷射通气，或者切断 B^{9+10} 支气管后插入一个导管至远端残端再予通气。远端残端闭合后将气体限制于 S^9+S^{10} 段内。B^{9+10} 近端残端的闭合可以通过缝合或者结扎。当 S^9+S^{10} 通过喷射通气充气后，B^{9+10} 可以使用切割缝合器切断。B^{9+10} 远端残端抬起来后从其背侧往外周剥离以便将其从肺门部移开。牵起 B^{9+10} 远端残端以显露走向残端方向的 V^9 和 V^{10} 分支。切断这些静脉分支将进一步抬高远端残端。使用电凝沿 V^6c(S^6 和 S^{10} 之间)和 V^8b(S^8 和 S^9 之间)并朝向膨胀-萎陷分界线切开 B^{9+10} 残端两旁的肺组织。S^6 和 S^{10} 间的段间水平可以先行切开以便显露 S^{9+10} 的段门结构。

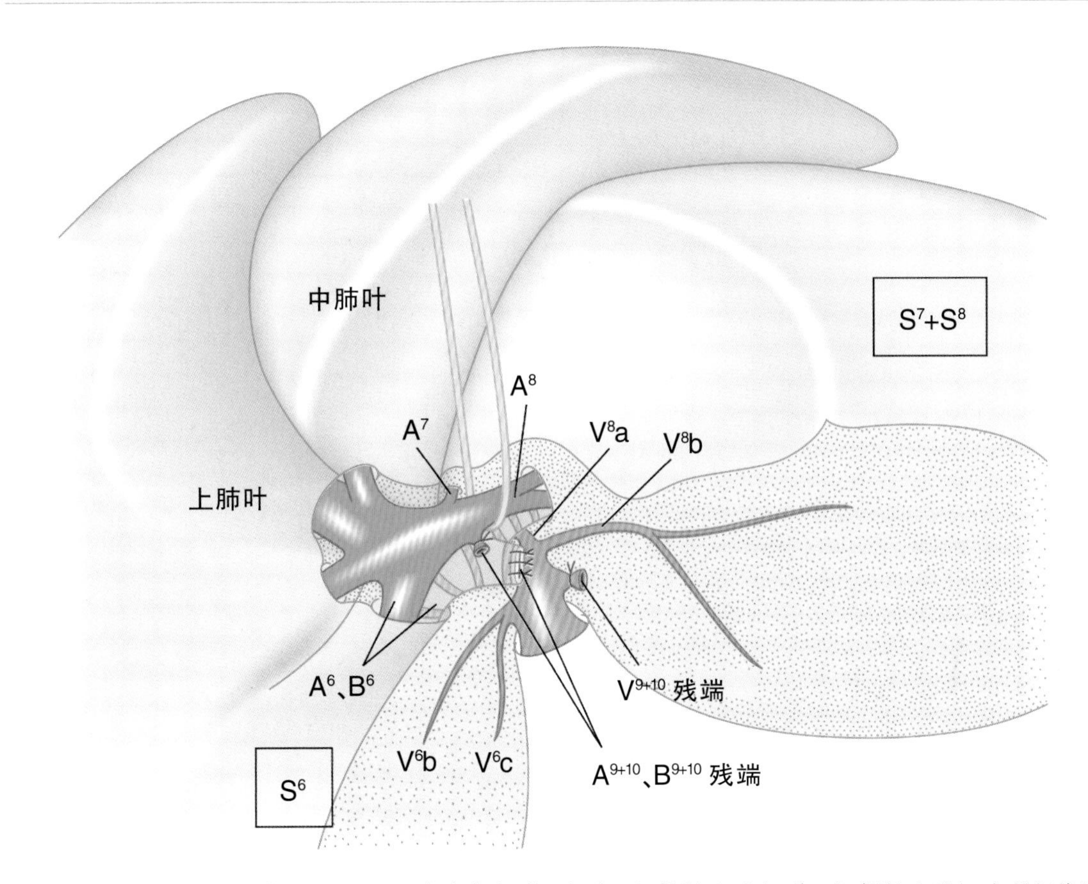

图 4.5.6　S^9+S^{10} 段切除术使得 S^6 和 S^7+S^8 完全分离，将 V^6b 和 V^6c 保留于 S^6 上，将 V^8b 保留于 S^8上。如果切缘足够，则这些肺段静脉将被保留下来以保证 S^6和 S^8的静脉回流。

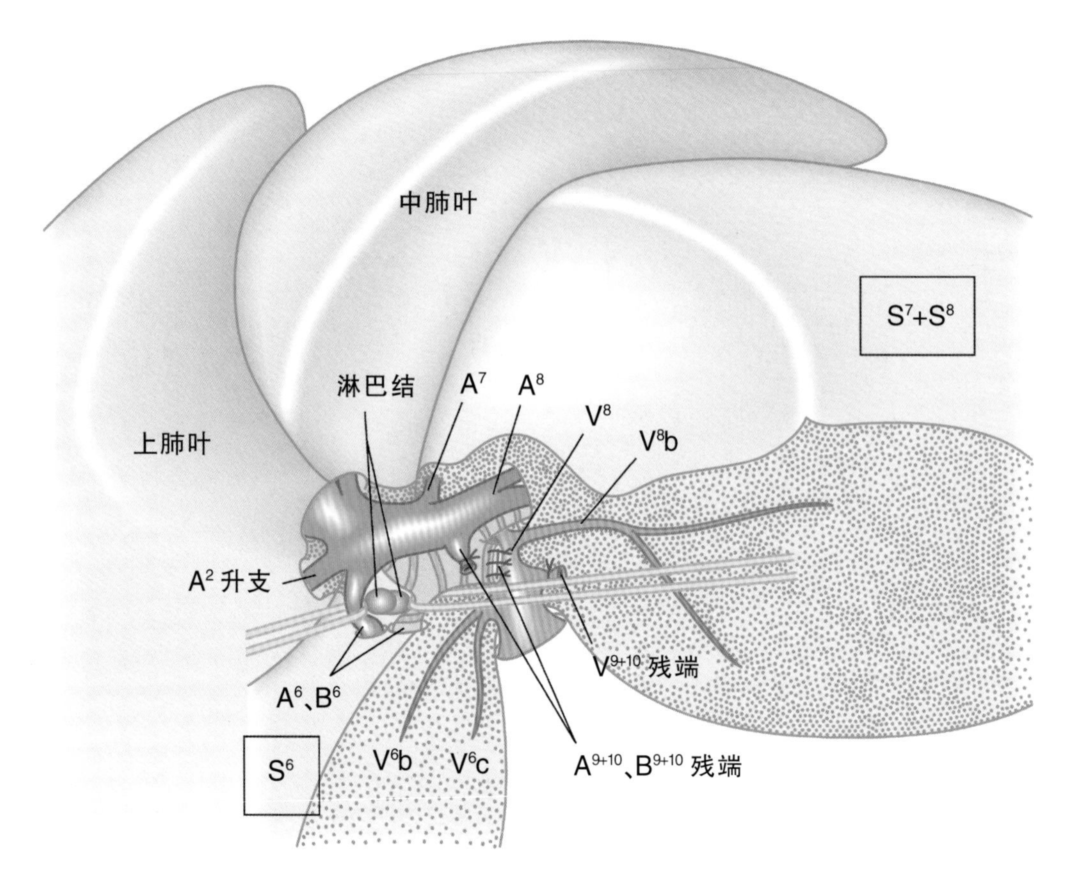

图 4.5.7 套带牵开 B^6、A^6 和 A^{8-10} 来切除肺门淋巴结。切除沿着 S^9 和 S^{10} 朝向第 7 组淋巴结的淋巴链分布的 12l 后组和 13 组(B^6 周围)淋巴结。

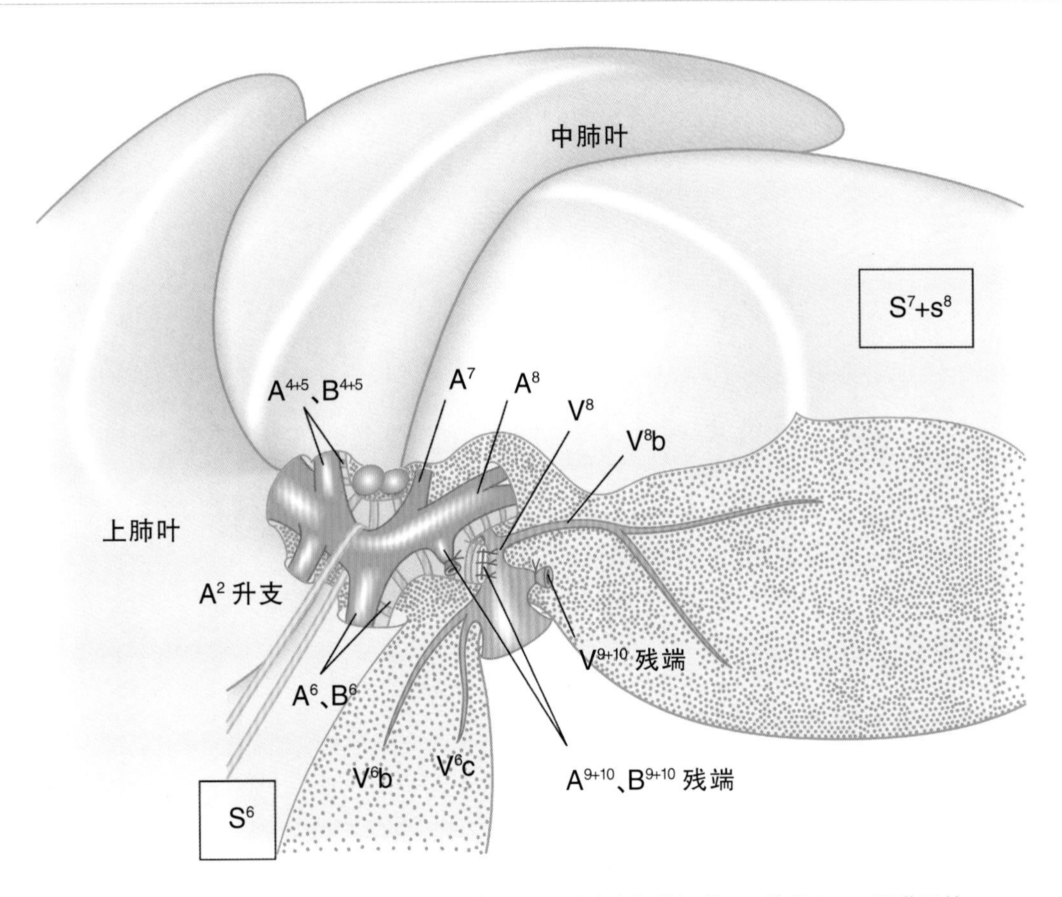

图 4.5.8　A^{6-10} 套带牵开以切除位于右中肺叶和下叶支气管间的 12l 前组和 11i 组淋巴结。

4.6 右 S^6+S^8a 段切除术

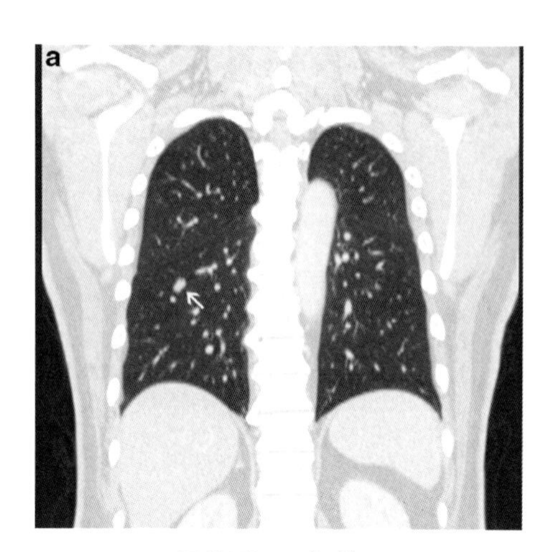

冠状面(CT 扫描)

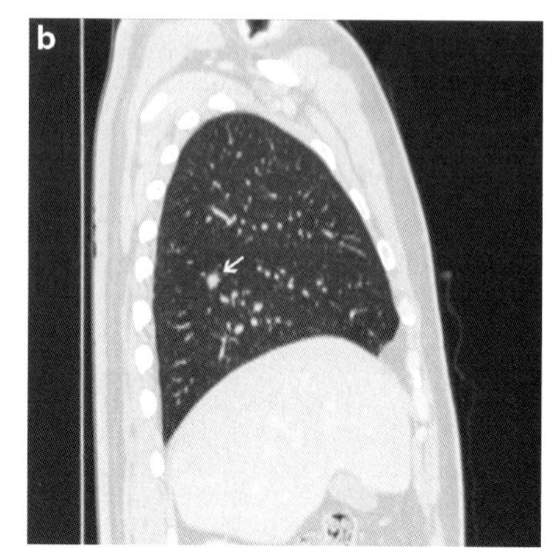

矢状面(CT 扫描)

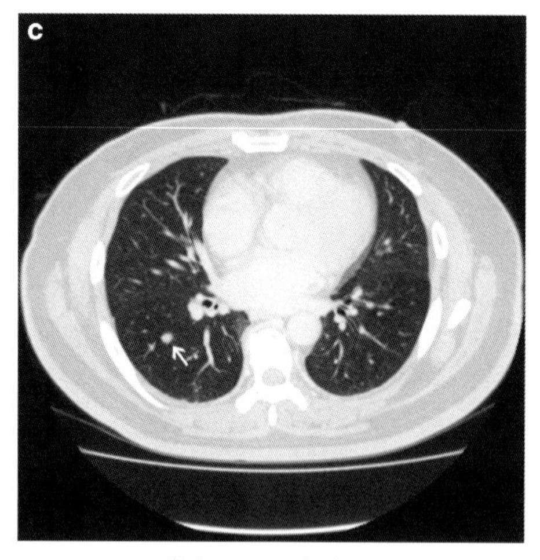

横断面(CT 扫描)

男性,58 岁,CT 证实一枚 GGO 病灶,并且随访 5 年。在此期间,病灶增大且转变为实体瘤,经 CT 引导细针穿刺,诊断为腺癌。肿瘤位于 S^6 肺段,并靠近 V^6b,其走行于 S^6 与 S^8a 之间。因此,需行 S^6 和 S^8a 联合切除。最终行 S^6+S^8a 段切除术,最终病理诊断为 pT1aN0M0 乳头状腺癌。

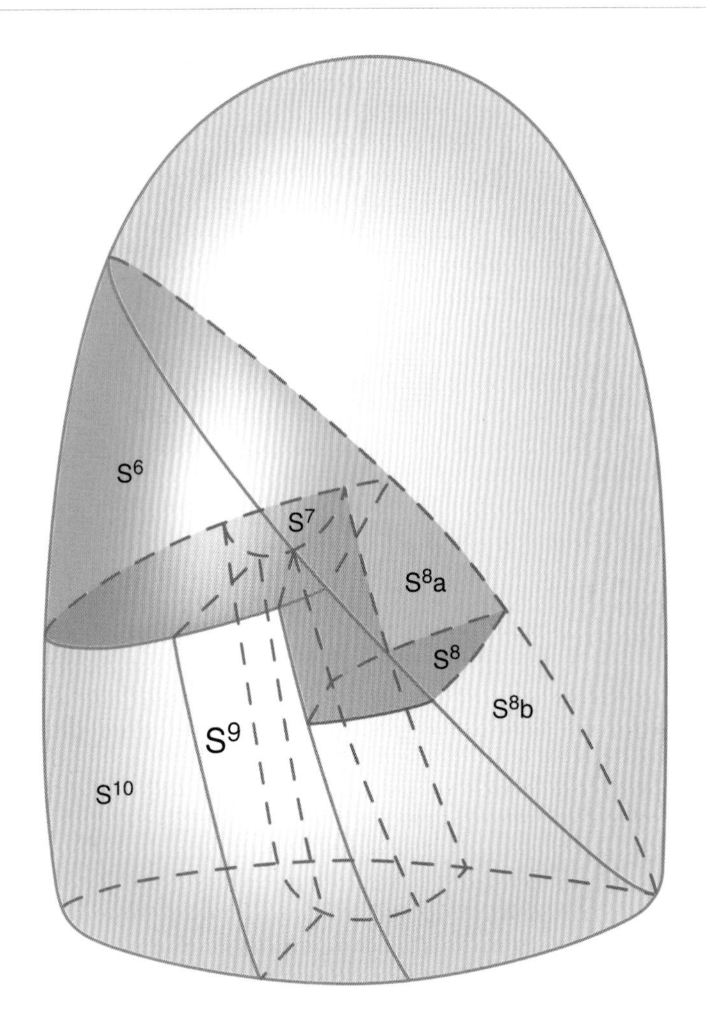

图 4.6.1　这是邻近 S^8a 的 S^6b 段肿瘤的手术过程。肺段动脉(A^{7-10})和支气管(B^{7-10})经由横断面、冠状面和矢状面的高分辨 CT 定位。在气管插管后,通过纤支镜进一步检查支气管 B^7、B^8、B^9 和 B^{10} 的分支和大小。支气管的分支种类如下:分成 B^8 和 B^{9+10} 两支支气管(概率为 86%)、B^{8+9} 和 B^{10}(8%),分成 B^8、B^9 和 B^{10} 三支支气管(6%)。最合适的开胸入路是经第五肋间隙侧胸部切口。

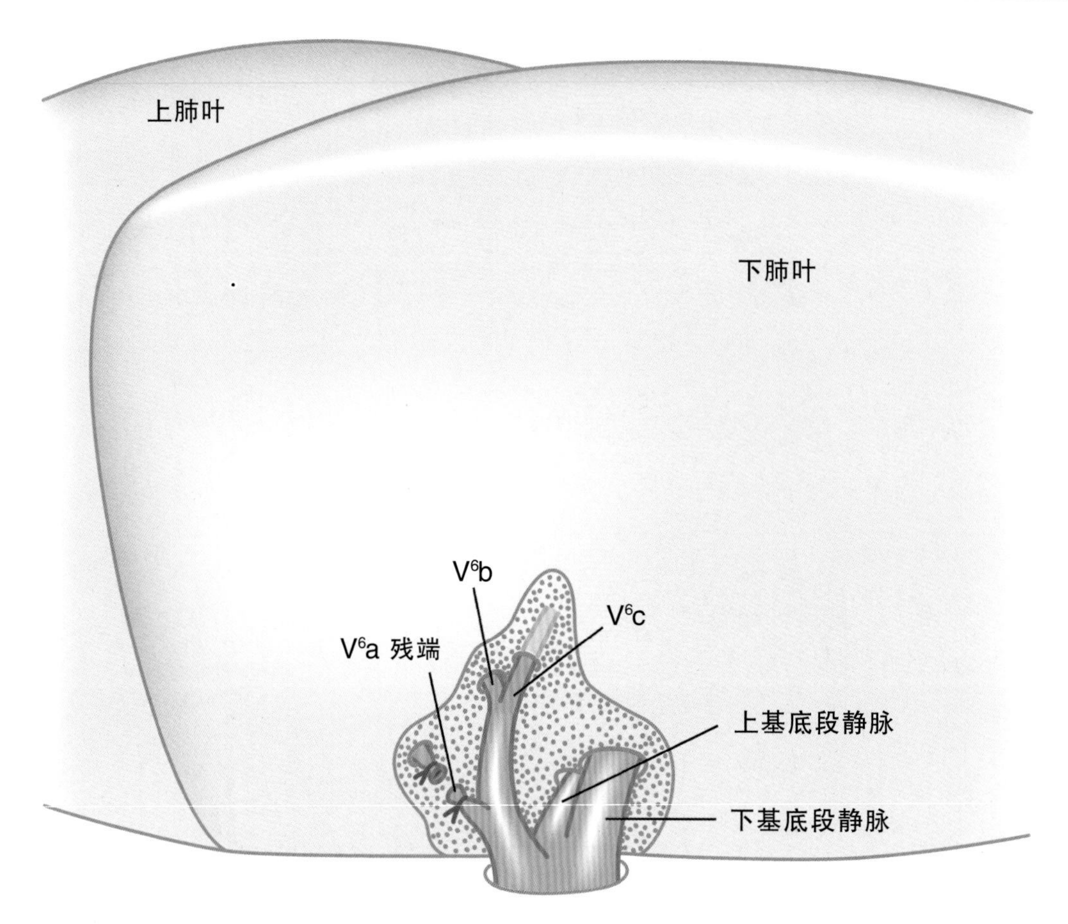

图 4.6.2 暴露下肺静脉以识别出 V^6 分支，该分支常进一步分支为 V^6a 和 V^6b+c。图中 V^6a(S^6a 和 S^6b+c 之间)被切断。因为 V^6b 和 V^6c 分叉部位深入肺组织，所以其在这个部位有时很难显露并识别。向远端显露 V^6b+c，这也可以作为下一步切除 S^6 和 S^{10} 段的标志。

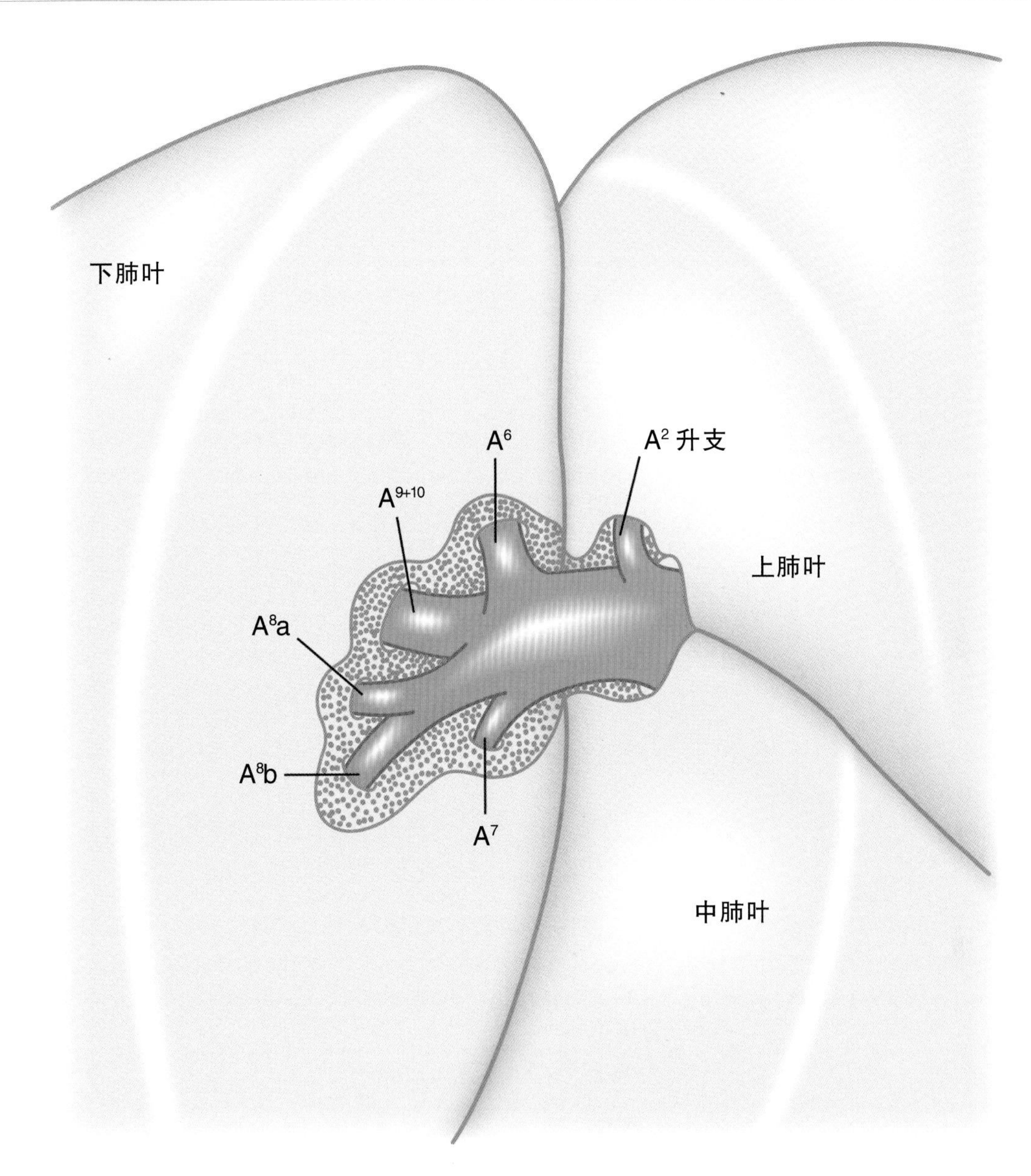

图 4.6.3　在这张图中，术者位于患者的腹侧。肺段动脉分支 A^6、A^7、A^8 和 A^{9+10} 被显露。因为下肺叶的肺段动脉分支变异非常大，所以所有分支都必须被暴露和确认。

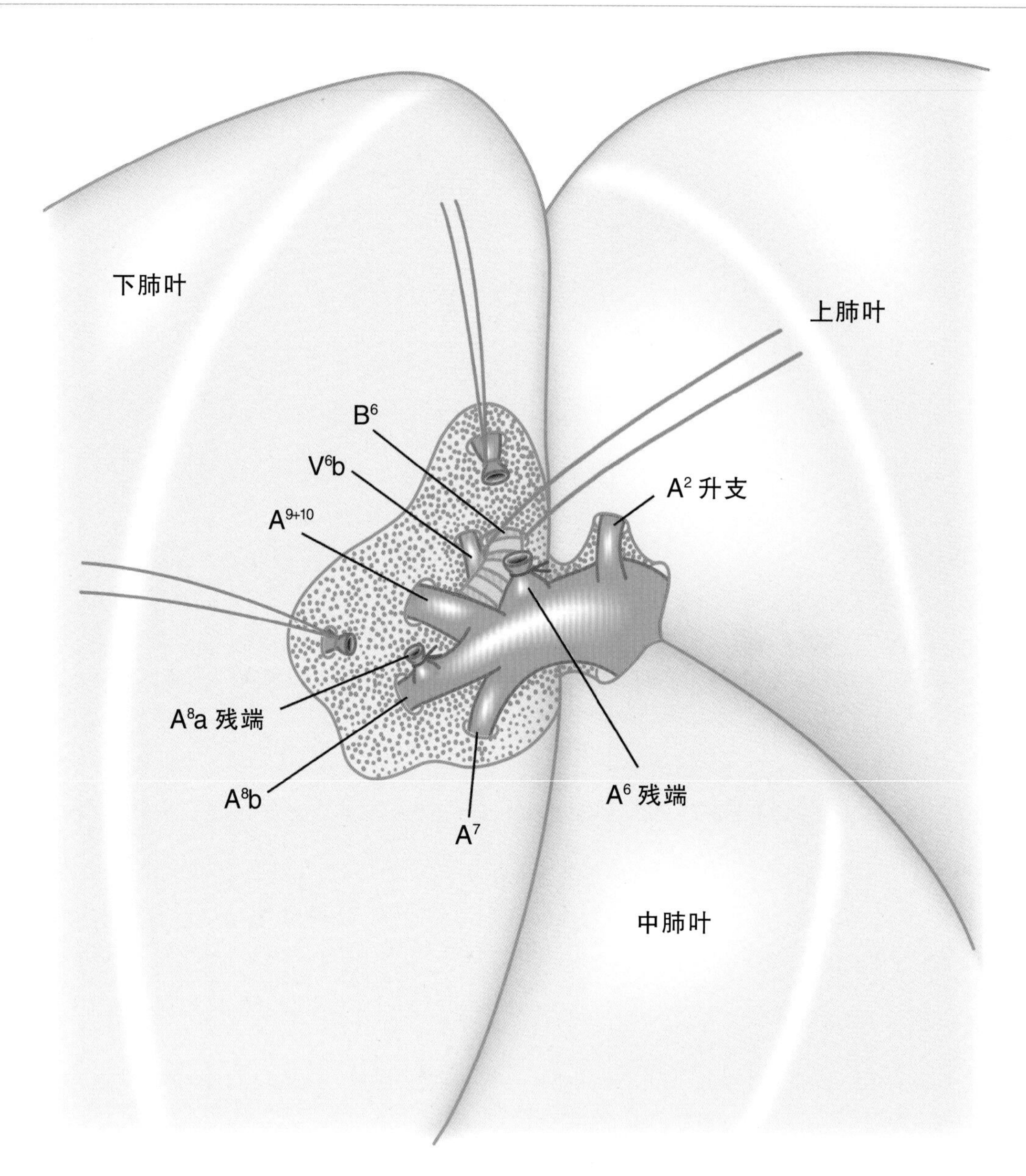

图 4.6.4 A^6 被切断。在 A^6 远端和后方的段支气管 B^6 分支被显露出来。小心地将 B^6 套线，注意不要损伤其后面的肺段静脉 V^6b。

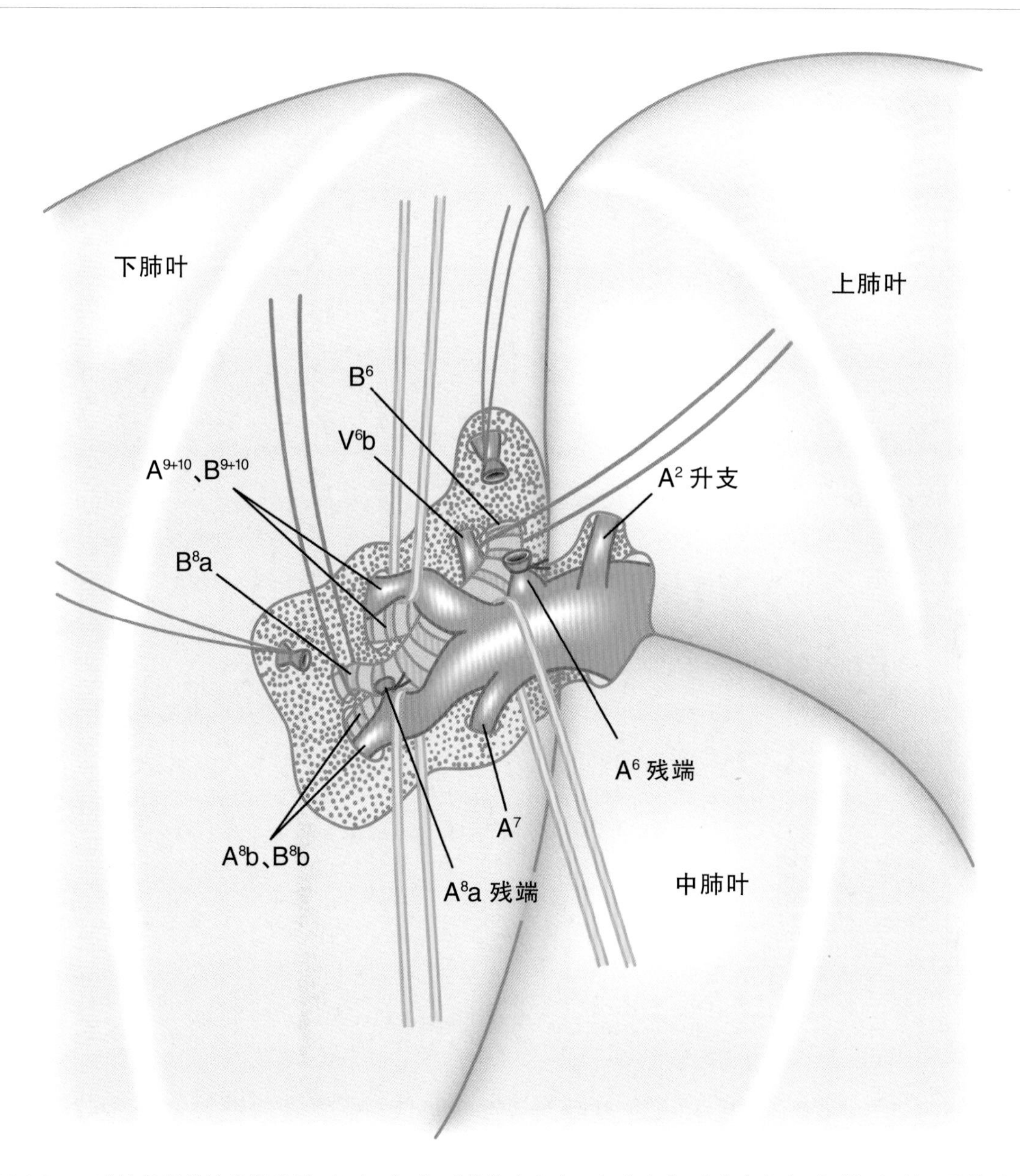

图 4.6.5　A^8 被显露并被套带牵开，有时，A^8a 从 A^{9+10} 分支出来，A^9a 分支从 A^8 分支出来。切断 A^8a 并显露其后面的肺段支气管 B^8a。

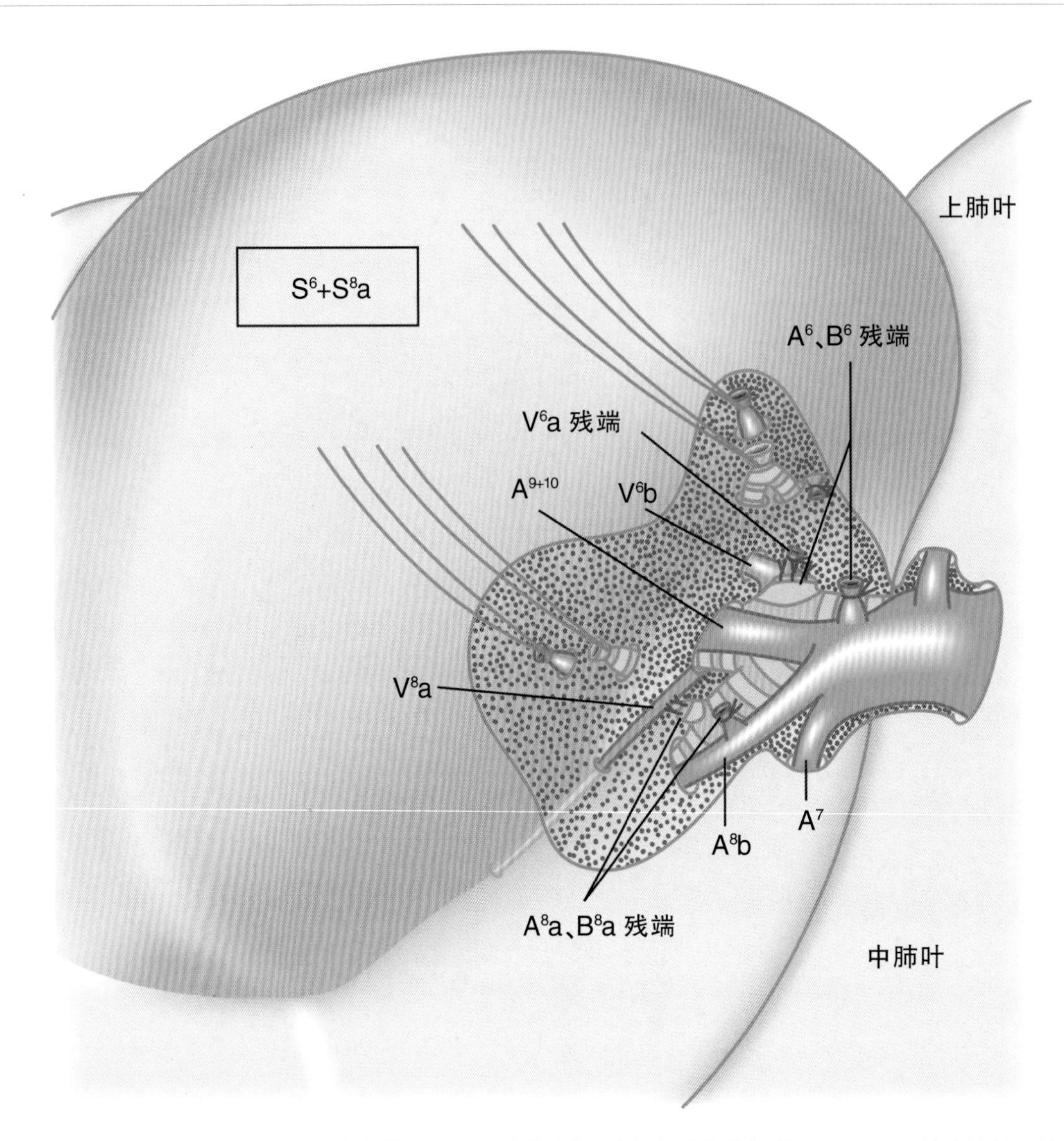

图 4.6.6 通过插入纤支镜至肺段支气管 B^6 和 B^8a 喷射充气，或切断肺段支气管 B^6 和 B^8a，远端残端插入导管充气，选择性膨充肺段 S^6 和 S^8a。肺段支气管远端残端关闭，以使空气保留在肺段 S^6 和 S^8a 内。肺段支气管 B^6 和 B^8a 的近端残端可以通过缝扎或结扎关闭。将 B^6 和 B^8a 的远端残端提起并分离其背后的结构使之远离肺门。通过提起 S^6 和 B^8a 远端残端，可以看到肺段静脉 V^6b 的分支进入将要被切除的肺段 S^6 和 S^8a 内。切断肺段静脉 V^6b，肺段支气管 B^6 和 B^8a 的远端残端可以被抬得更高，其两侧的肺组织也可以被抬得更高。使用电凝沿肺段静脉 V^8a（肺段 S^8a 和 S^8b 之间）切开肺组织，同时也沿着膨胀–萎陷分界线切开肺组织。如果切缘足够，肺段静脉 V^8a 可以保留在肺段 S^8b 上。从不同的角度来切开段间平面，以使肺段切除变得容易并且精确。

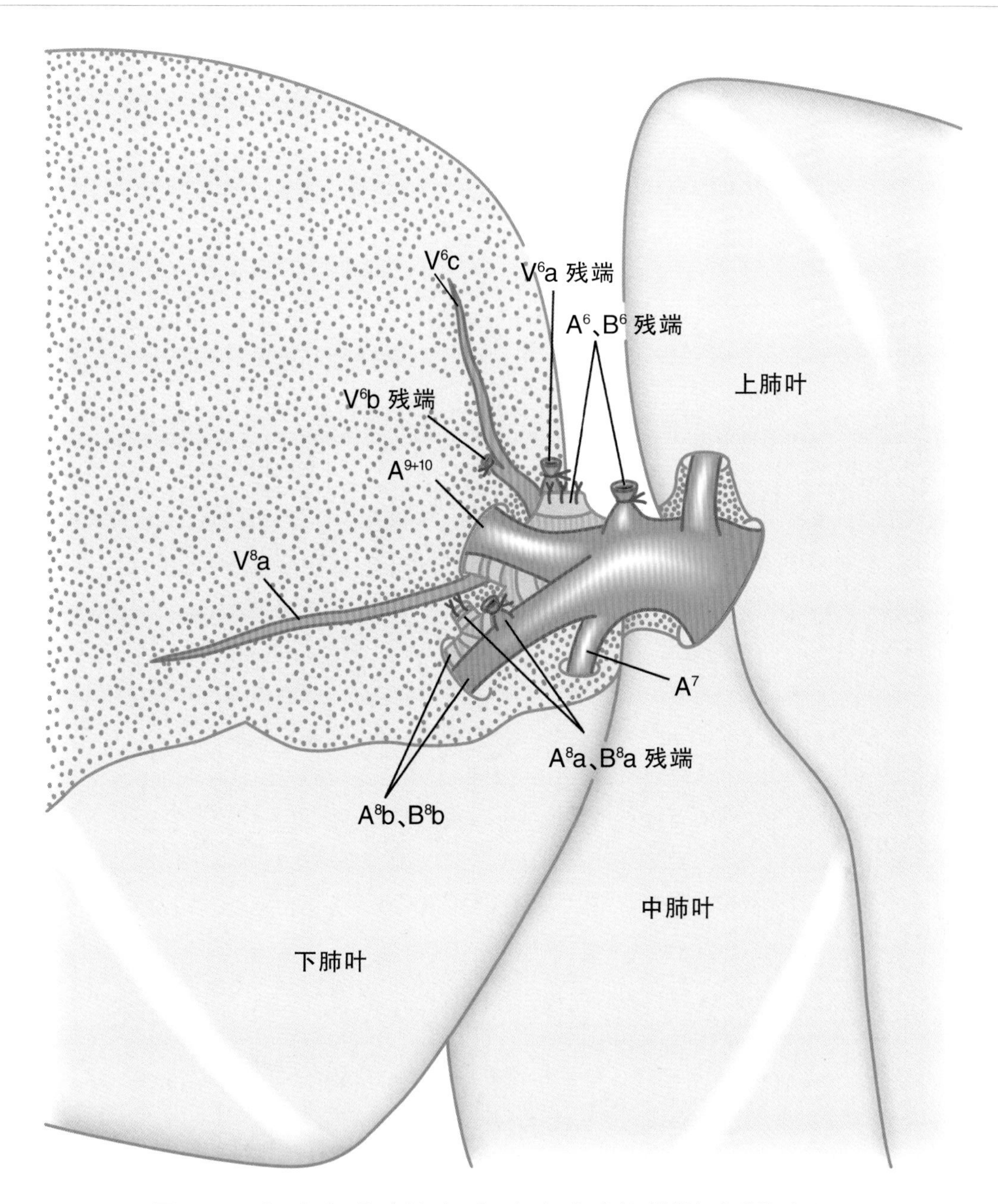

图 4.6.7　V^6c(S^6c 和 $S^{10}a$ 之间)和 V^8a(S^8a 和 S^8b 之间)被保留在肺段平面上。

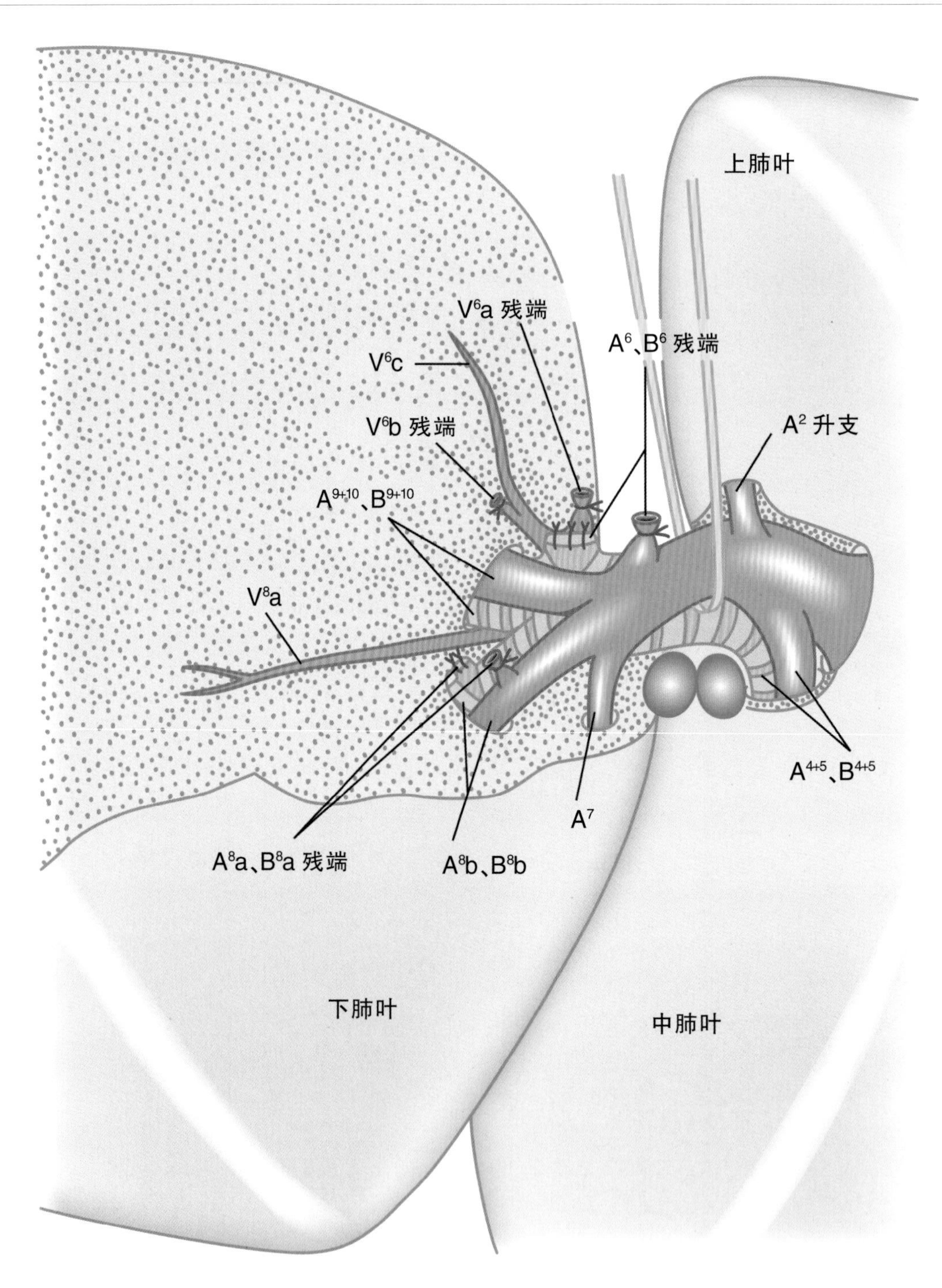

图 4.6.8 将 A^{8-10} 套线，然后解剖 11i 组和 12l 前组淋巴结。

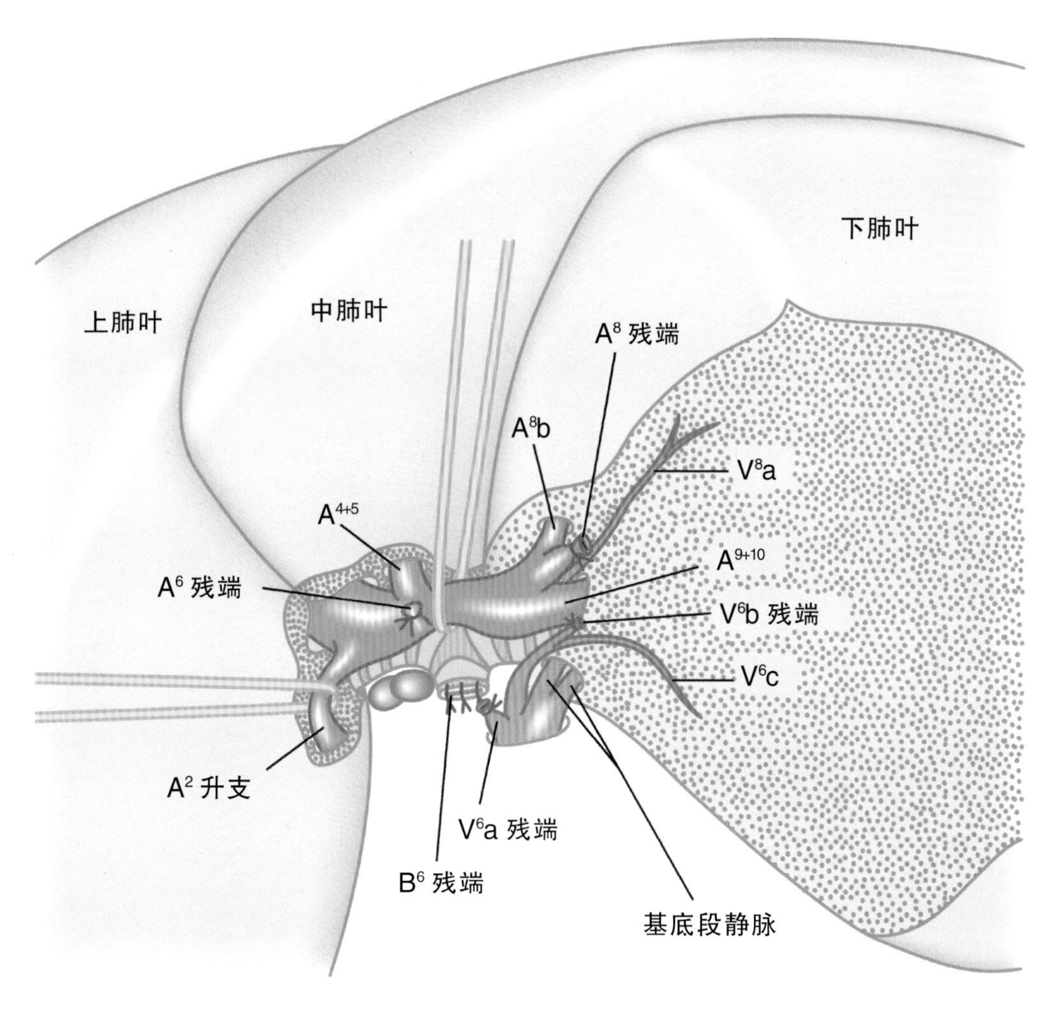

图 4.6.9　通过套带 A^{8-10} 和 A^2 升支，可以采样 11s 组淋巴结。

4.7 右 S^6+S^{10}a 段切除术

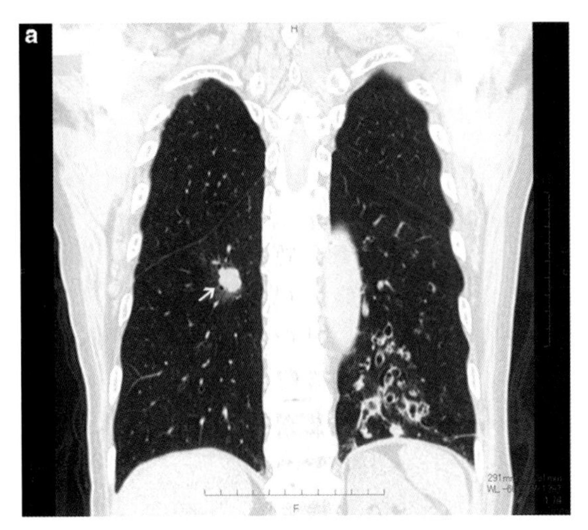

冠状面(CT 扫描)

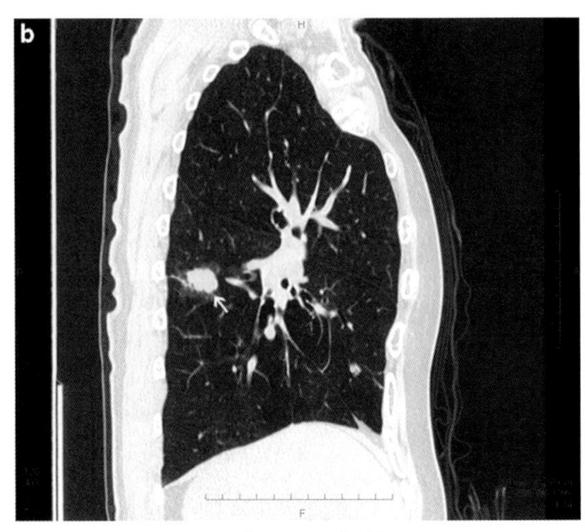

矢状面(CT 扫描)

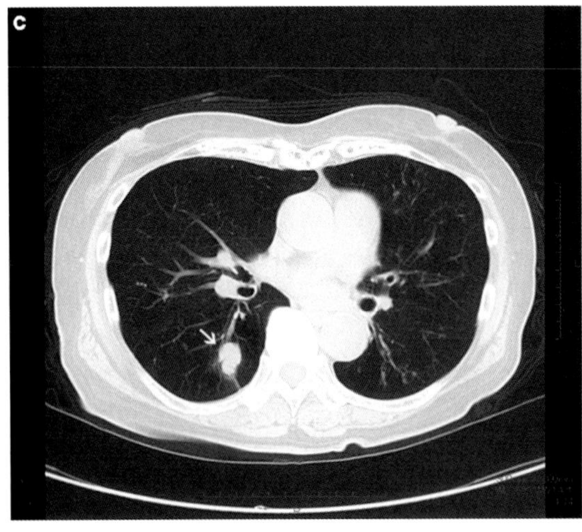

横断面(CT 扫描)

女性,79 岁,其左下叶支气管扩张,随访发现右侧 S^6 段有一枚 2.6cm 大小肺部结节。FDG-PET 检查显示 SUVmax 为 4.7。通过 CT 引导细针穿刺诊断为腺癌。肿瘤位于肺段 S^6,并靠近 S^6 和 S^{10}a 之间的肺段静脉 V^6c。因此行 S^6+S^{10}a 段切除术,最终病理诊断为 pT1bN0M0 乳头状腺癌。

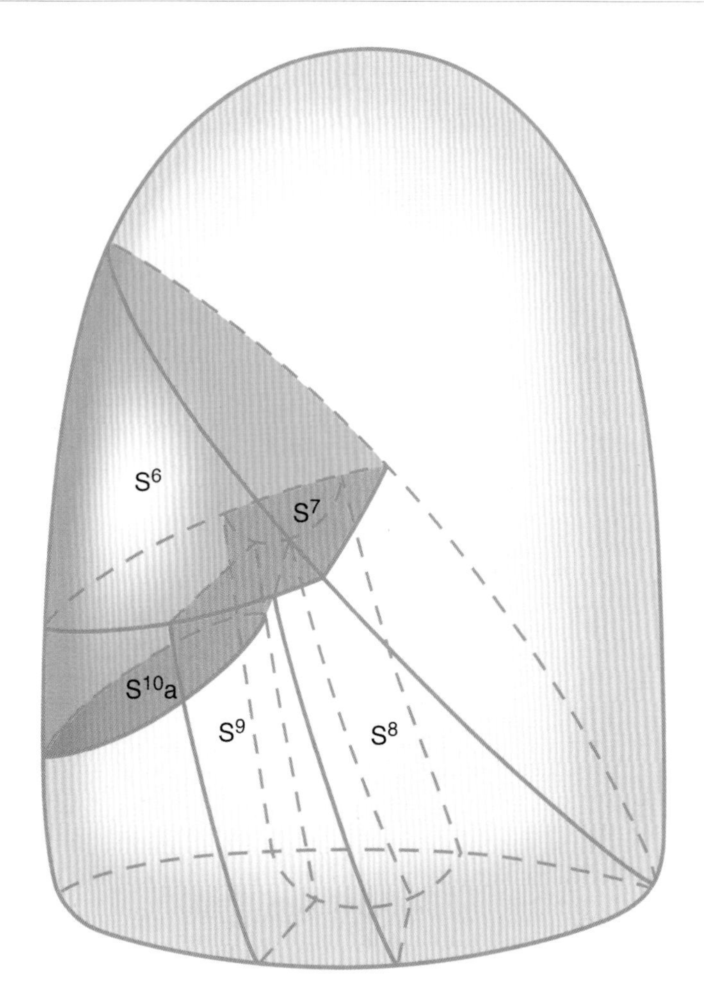

图 4.7.1　这是位于 $S^{10}a$ 附近的 $S^{6}c$ 段肿瘤的切除过程。类似于 $S^{6}+S^{10}a$ 段切除的技术，当 S* 存在时，就可以做 $S^{*}+S^{6}$ 段切除术。肺段动脉 A^{7-10} 和肺段支气管 B^{7-10} 通过高分辨 CT 的横断面、冠状面和矢状面确认。肺段支气管 B^{7}、B^{8}、B^{9} 和 B^{10} 的分支类型和数量可以在气管插管后进一步通过纤支镜检查确认。肺段支气管 $B^{10}a$、$B^{10}b$ 和 $B^{10}c$ 的分支类型也进一步通过纤支镜检查确认。

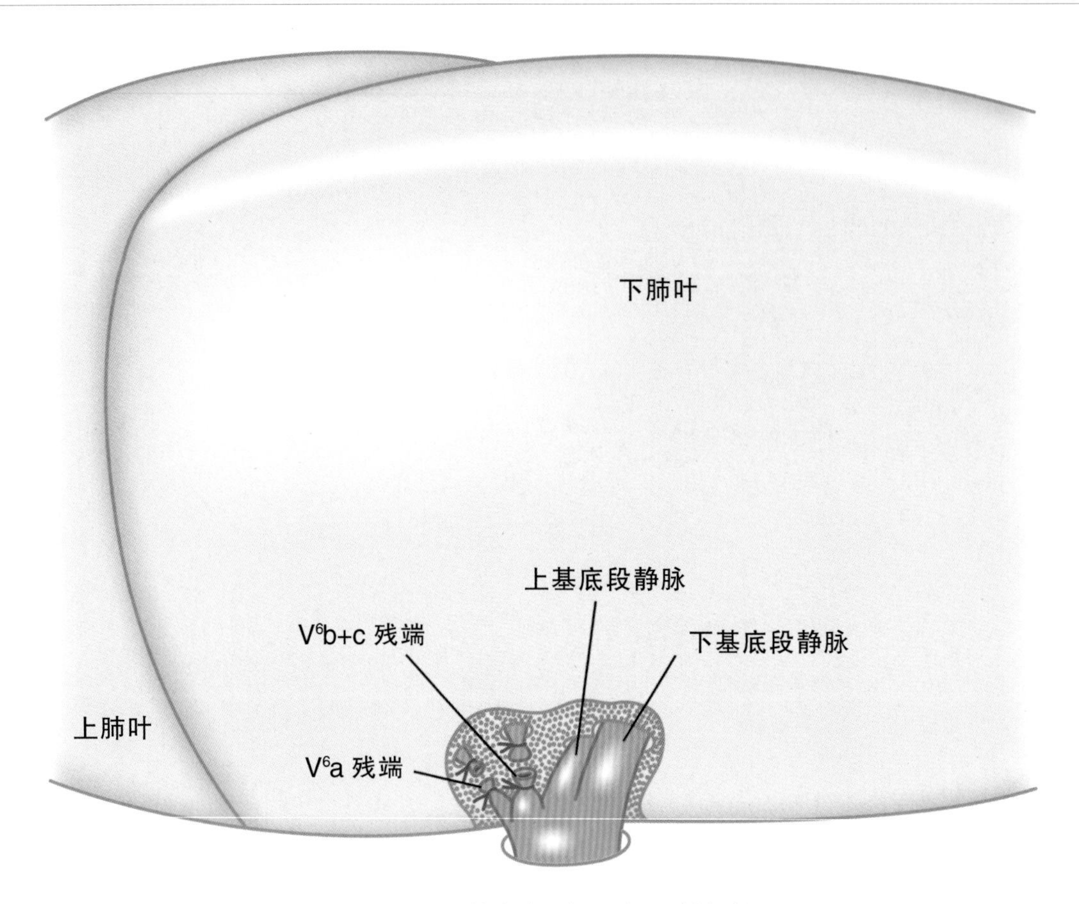

图 4.7.2 下肺静脉从后方显露。V^6 被切断。

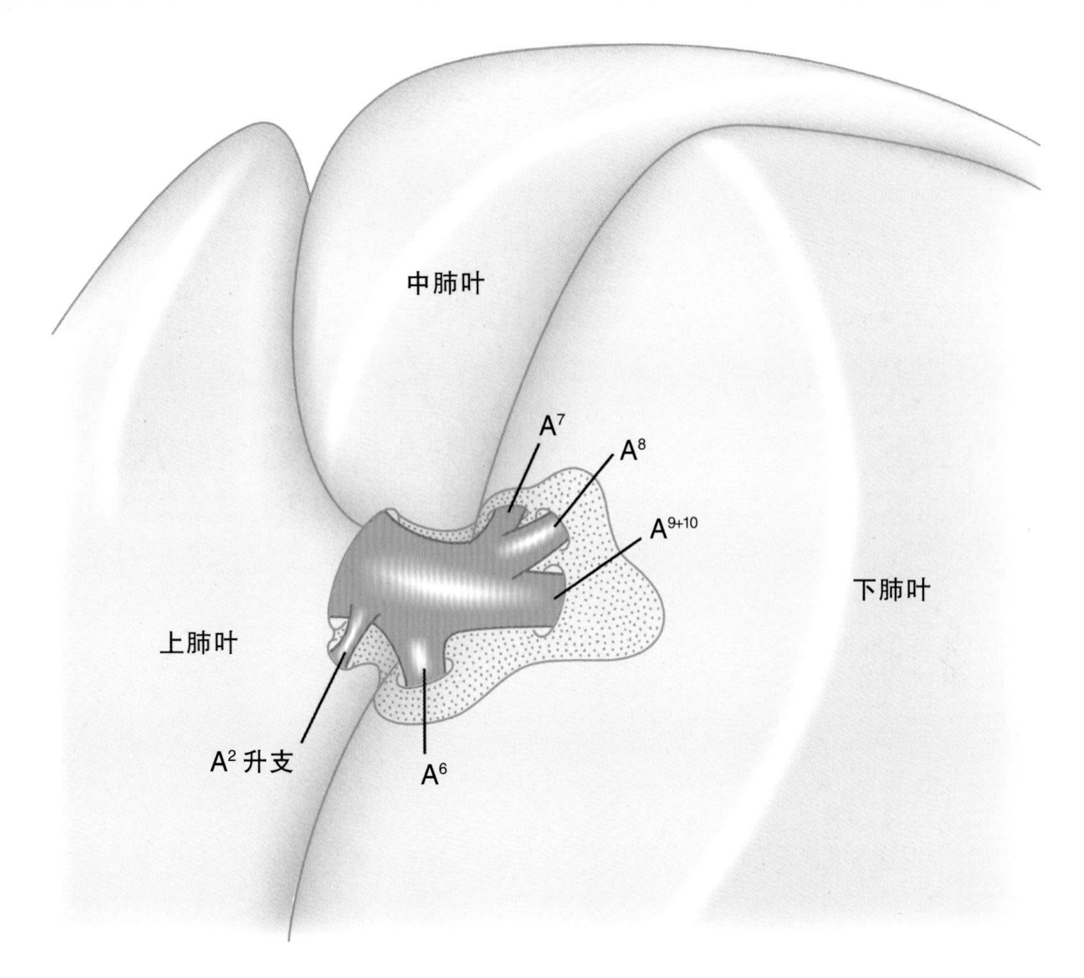

图 4.7.3　术者站在患者的背侧。显露肺段动脉 A^6、A^7、A^8 和 A^{9+10} 的分支。A^6 的分支样式有以下几种可能：78%为一支，20%为两支，2%为三支。

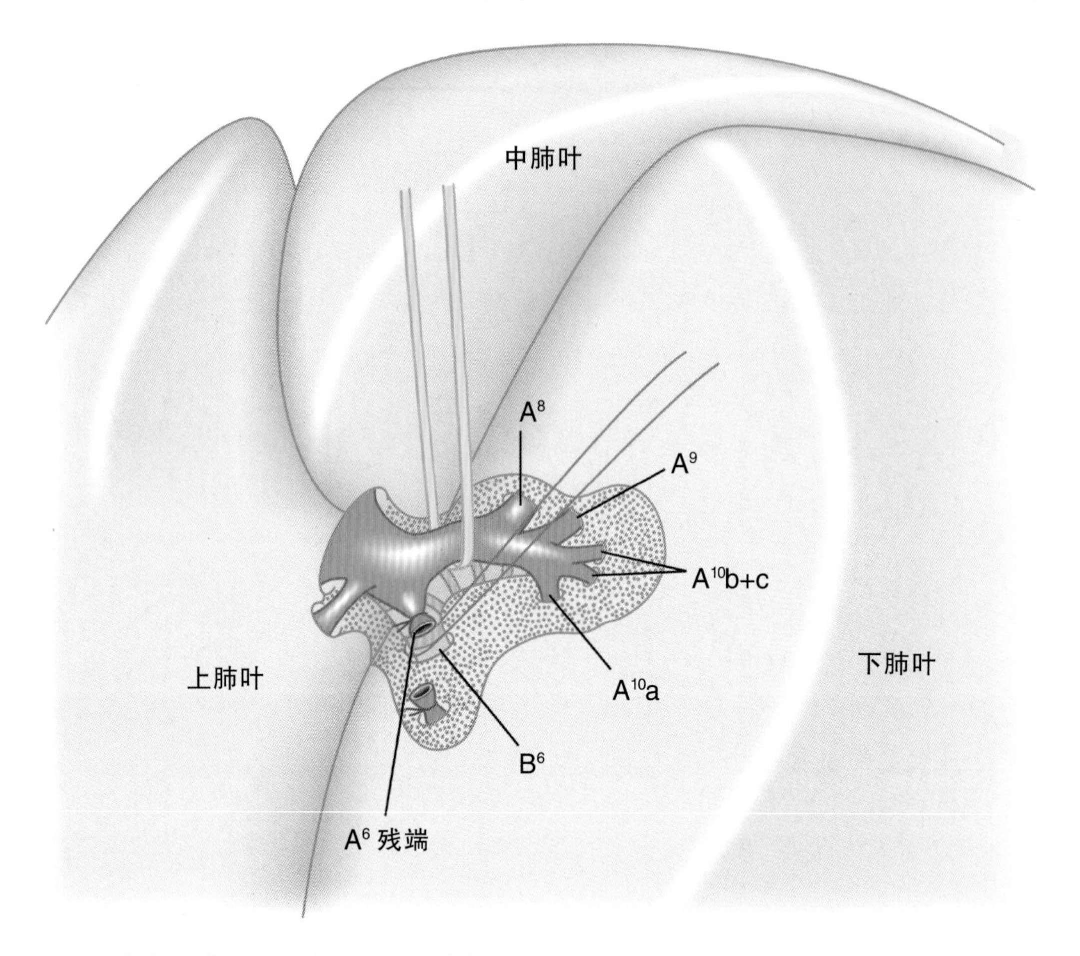

图 4.7.4 A^6 切断后，位于 A^6 远端和后面的段支气管 B^6 被显露。将 B^6 套线，注意不要损伤 B^6 后面的肺段静脉 V^6b。

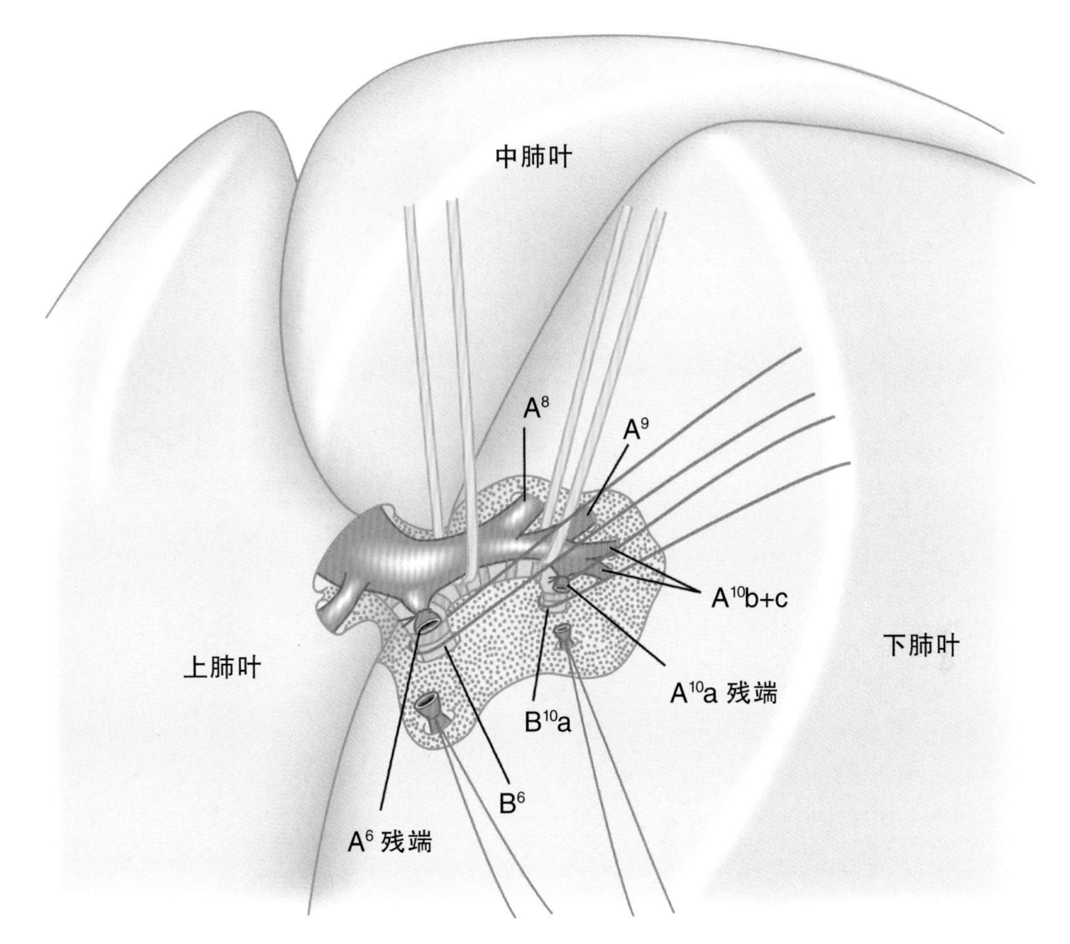

图 4.7.5　A^{9+10} 被暴露在外,可以分辨出 $A^{10}a$。如果在这个位置分辨 $A^{10}a$ 很困难,则可以将 B^6 切断,这样显露 $A^{10}a$ 就比较容易。将 $A^{10}a$ 切断,将其后的 $B^{10}a$ 套线。

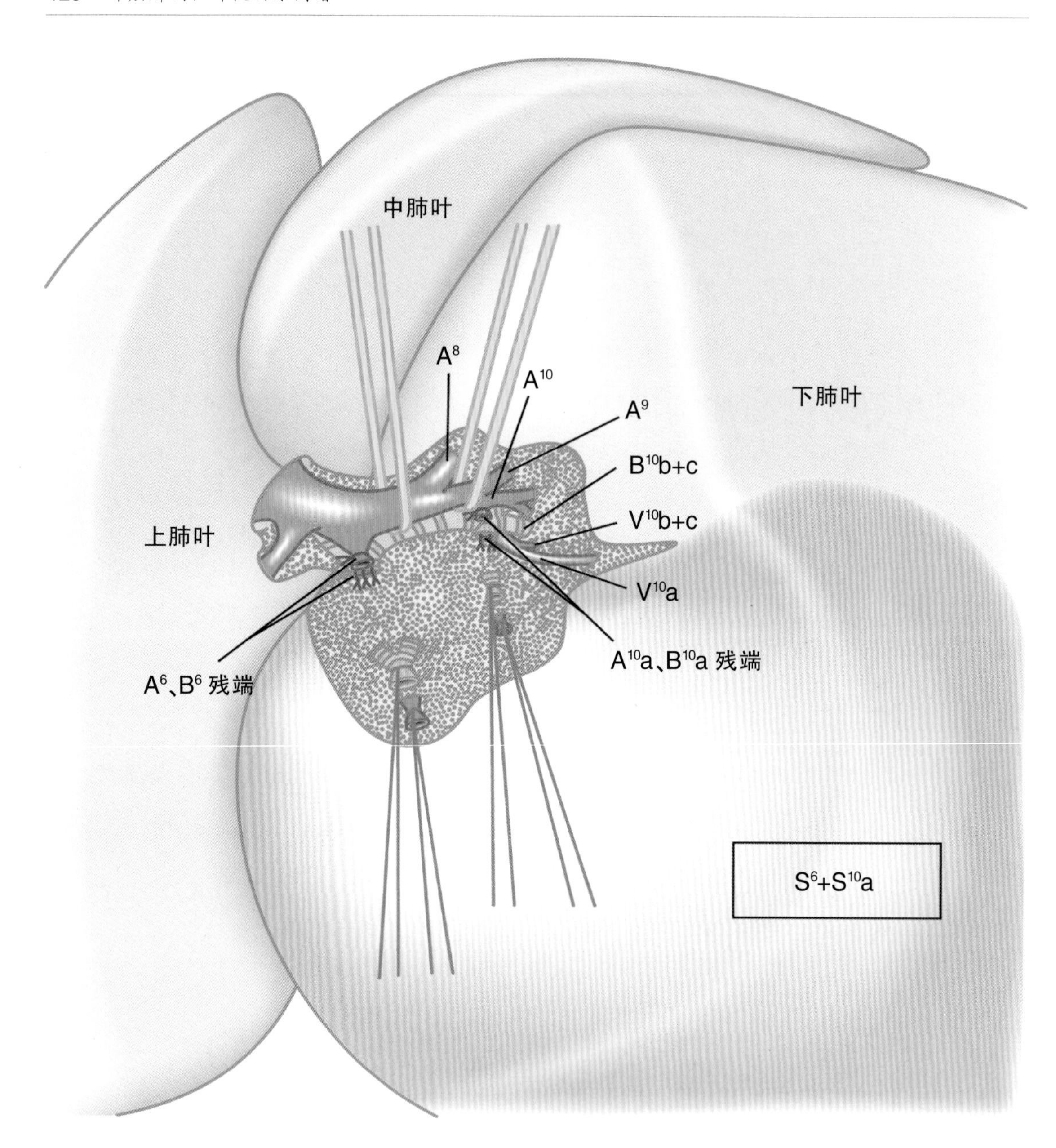

图 4.7.6 通过插入纤支镜至 B^6 和 $B^{10}a$ 喷射充气，或切断 B^6 和 $B^{10}a$，远端残端插入导管充气，选择性膨充 S^6 和 $S^{10}a$。肺段支气管远端残端关闭，以使空气保留在 S^6 和 $S^{10}a$ 内。B^6 和 $B^{10}a$ 的近端残端通过缝扎或结扎关闭。将 B^6 和 $B^{10}a$ 的远端残端提起并分离其背后的结构使之远离肺门。通过这些操作，肺段支气管远端残端两侧的肺组织也可以被抬得更高。使用电凝沿 $V^{10}a$（肺段 $S^{10}a$ 和 $S^{10}b+c$ 之间），同时也沿着膨胀–萎陷分界线切开肺组织。然而，因为 $V^{10}a$ 变异较多，常无法找到。从不同的角度来切开段间平面，以使肺段切除变得容易并且精确。

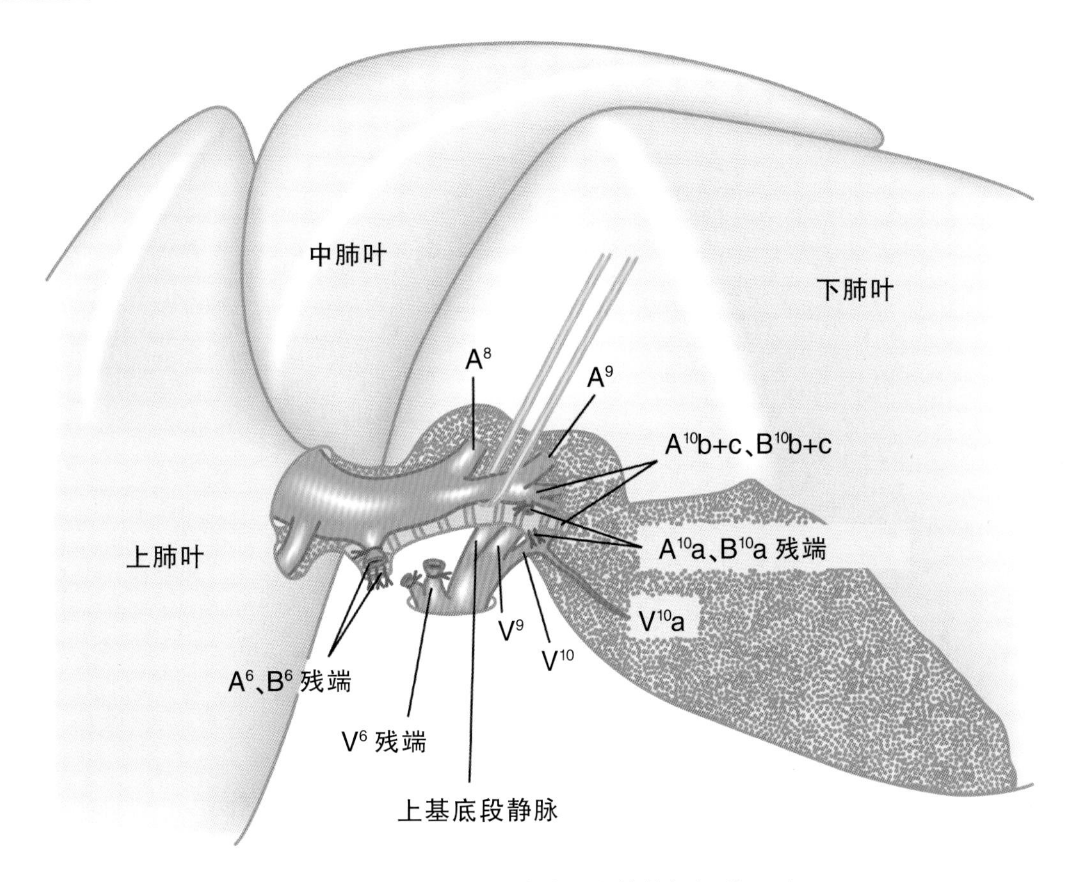

图 4.7.7 切除 S^6 和 $S^{10}a$ 之后，$V^{10}a$ 被保留在 $S^{10}b+c$ 上。

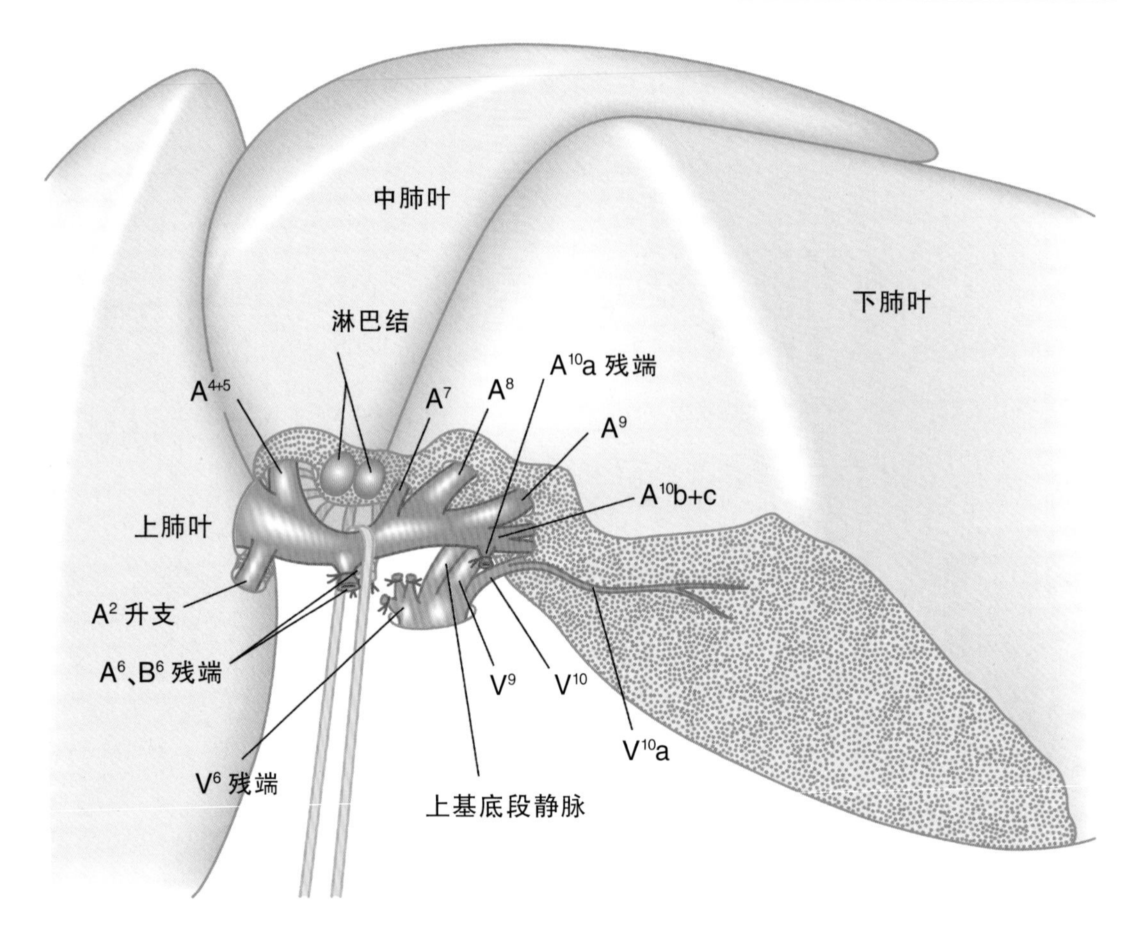

图 4.7.8 将 A^{8-10} 套带牵引,然后解剖 11i 组和 12l 前组淋巴结。

4.8　右 S^6b+S^8a 段切除术

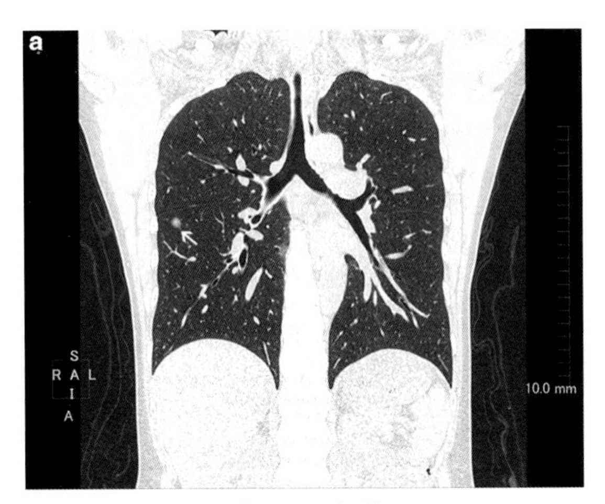

冠状面(CT 扫描)

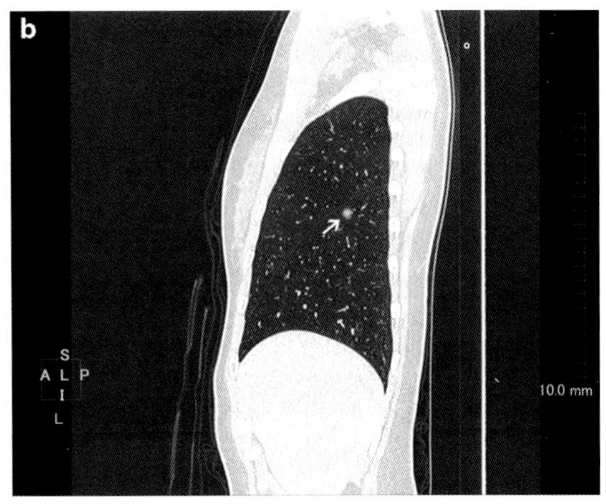

矢状面(CT 扫描)

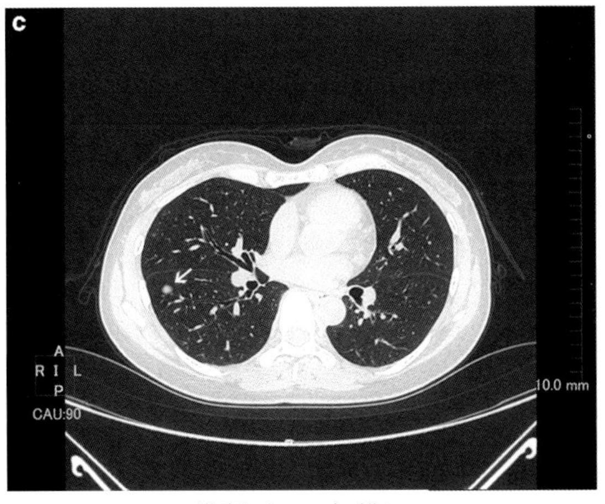

横断面(CT 扫描)

女性,46 岁,CT 显示右 S^6b 段 0.8cm 小结节。结节靠近 S^6b 和 S^8a 之间的 V^6b。虽然 CT 引导下细针穿刺切片诊断为细支气管肺泡癌,但 CT 显示的结节内实变区提示可能混合了乳头状腺癌。因此,行 S^6b+S^8a 段切除术,而不是楔形切除。最终病理诊断是 pT1aN0M0 细支气管肺泡癌。

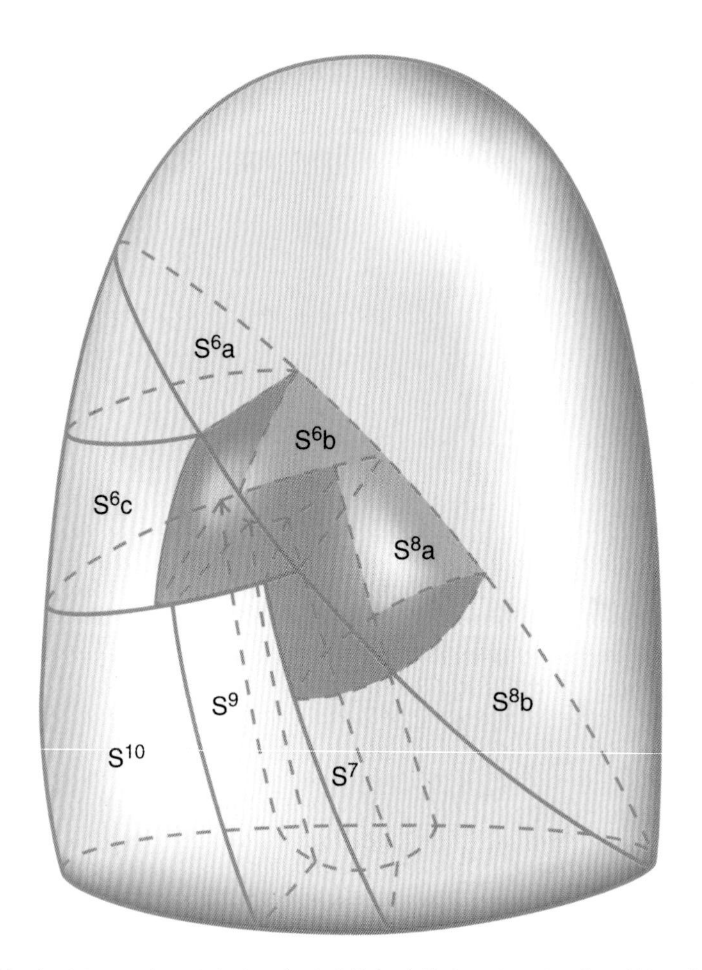

图 4.8.1 鉴于同时切除 S^6 和 S^8，对于下肺叶而言肺功能损失较大，因此对于位置较深、位于 S^6b 和 S^8a 之间，且<2cm 的细支气管肺泡癌，可以通过下面的手术步骤切除 S^6b 和 S^8a。A^{6-10} 和 B^{6-10} 通过高分辨 CT 的横断面、冠状面和矢状面确认。B^{6-10}、B^6b 和 B^8a 的分支类型和数量在气管插管后通过纤支镜进一步确认。肺段支气管 B^6 的分支类型如下：B^6a+c 和 B^6b(66%的概率)，B^6a+b 和 B^6c(28%的概率)，B^6a、B^6b 和 B^6c(6%的概率)。

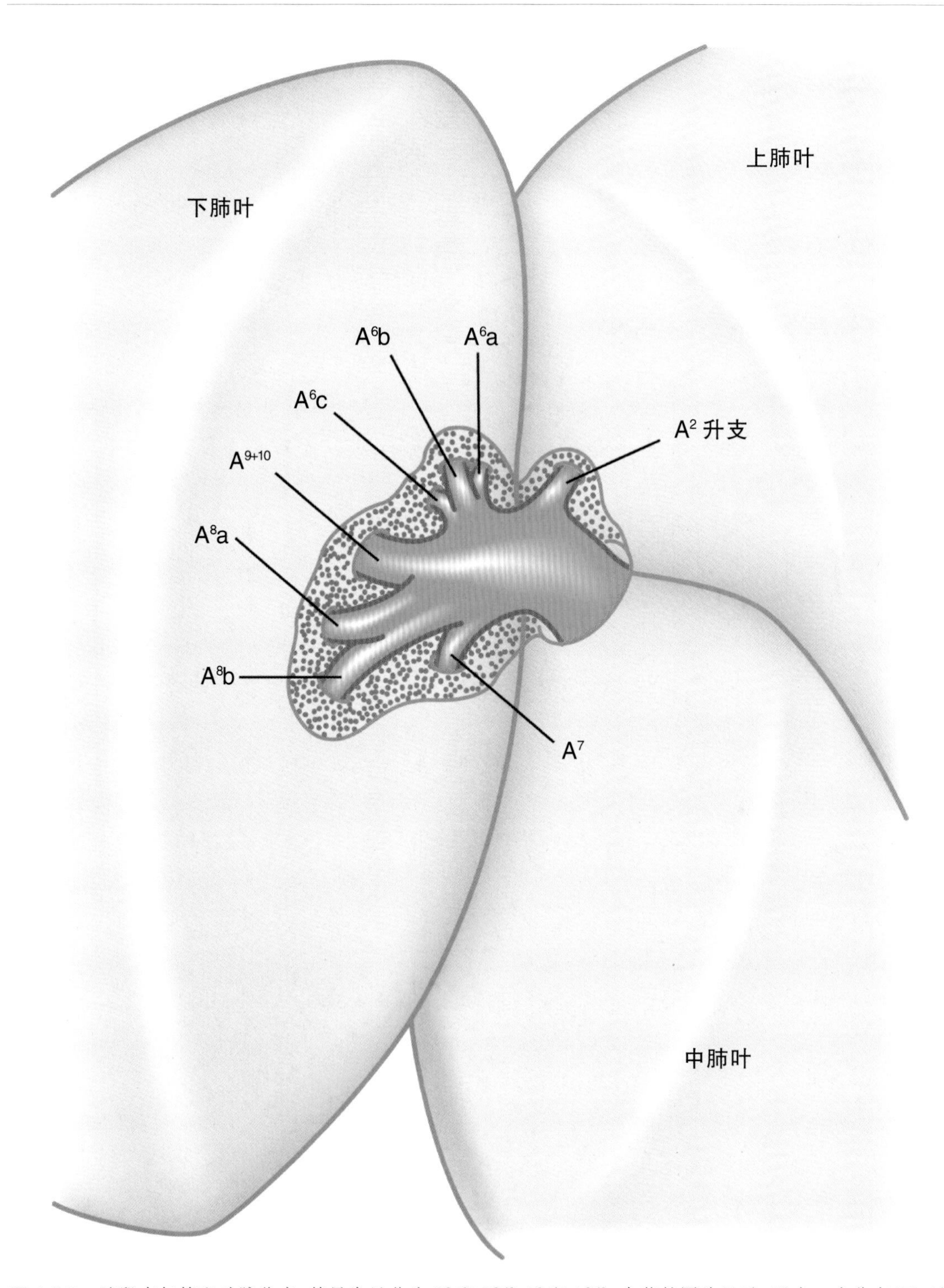

图 4.8.2　肺段支气管和动脉分支，其最常见分为 B^8 和 B^{9+10}、A^8 和 A^{9+10}。本节的图片显示，A^6 由一个分支(78%的概率)构成和 B^6 分为 B^6a+c 和 B^6b(66%的概率)。虽然不一定需要暴露下肺静脉，但肺段动脉分支 A^6、A^7、A^8 和 A^{9+10} 仍可充分显露。需要注意 A^8a 有时从 A^{9+10} 上分支发出。

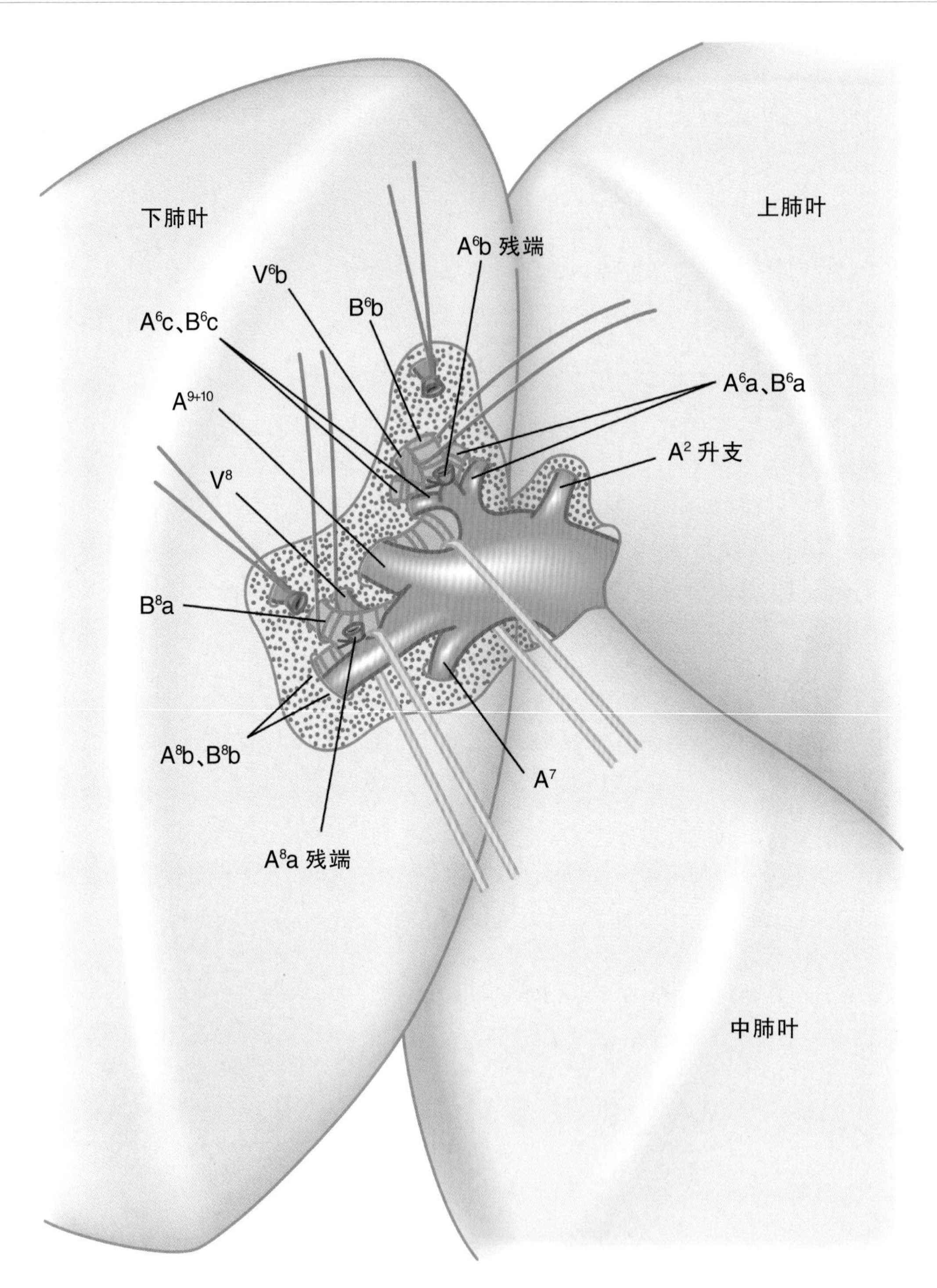

图 4.8.3 A^6 被套线且显露在外。当 A^6 分支为 A^6a+c 和 A^6b 时，A^6b 常走行在最外侧。切断 A^6b，暴露后面的 B^6b，将 B^6b 套线。切断 A^8a，暴露后面的 B^8a，将 B^8a 套线。

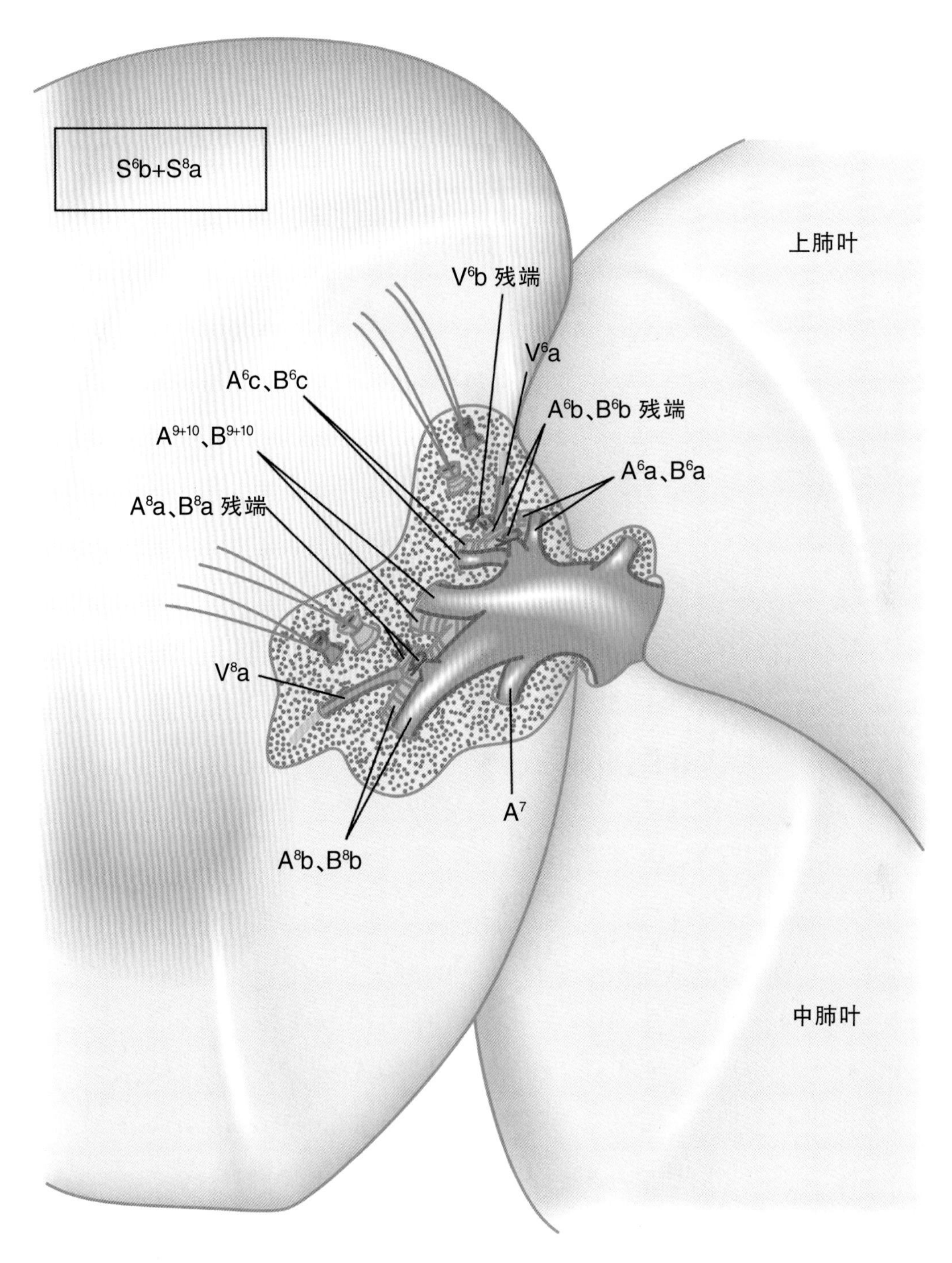

图 4.8.4　通过插入纤支镜至 B^6b 和 B^8a 喷射充气，或切断 B^6b 和 B^8a，远端残端插入导管充气，选择性膨充 S^6b 和 S^8a。肺段支气管远端残端关闭，以使空气保留在 S^6b 和 S^8a 内。B^6b 和 B^8a 的近端残端可以通过缝扎或结扎关闭。将 B^6b 和 B^8a 的远端残端提起并分离其背后的结构使之远离肺门。通过牵拉 B^6b 和 B^8a 的远端残端，在 S^6b 和 S^8a 之间可以看到 V^6b，切断 V^6b。使用电凝沿 V^6a（肺段 S^6a 和 S^6b 之间）和 V^8a（肺段 S^8a 和 S^8b 之间），同时也沿着膨胀-萎陷分界线切开残端两侧的肺组织。从不同角度来切开段间平面，以使肺段切除变得容易并且精确。

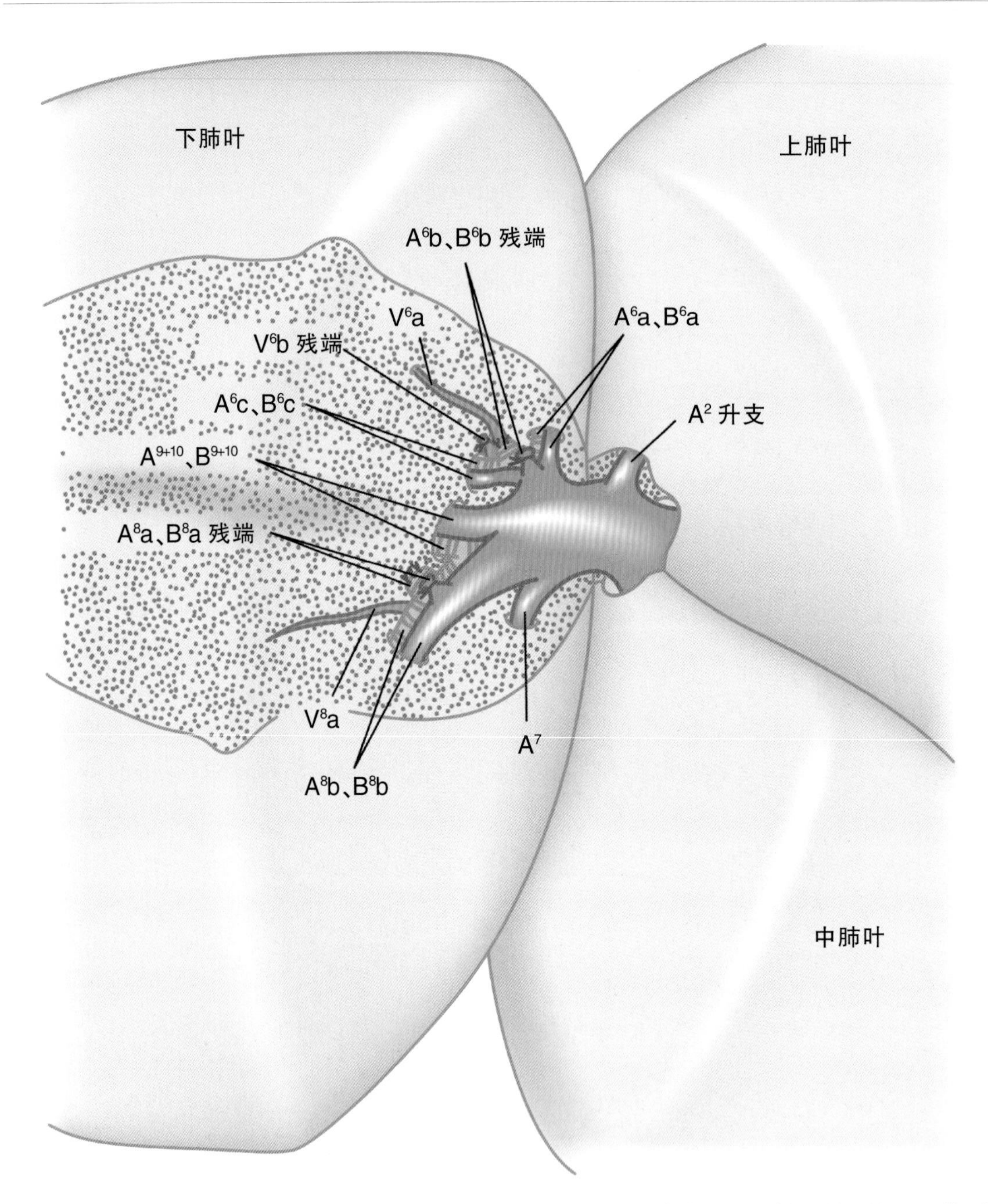

图 4.8.5 肺组织切除后，V^6a 和 V^8a 分别被保留在 S^6a 和 S^8b 上面。将 A^6 套线，可以解剖 B^6 周围的 13 组淋巴结和 12l 后组淋巴结，这些淋巴结很重要，因为它们就位于通向第 7 组淋巴结的淋巴链的通路上。A^{8-10} 套带牵拉，可以解剖 11i 组淋巴结和 12l 前组淋巴结。

第 5 章

左上肺肺段切除术

左肺动脉主要分支被命名如下：

- (左肺动脉)上干：通向左上肺叶的第一个主要分支。
- (左肺动脉)中间干：肺动脉上干和 A^6 之间的肺动脉。
- 叶间动脉：肺动脉 A^6 分支之后的外周肺动脉。

分支概况			概率(%)
支气管	B^{1-3}	B^{1+2} 和 B^3	46
		B^{1+2}、B^3a 和 B^3b+c	27
		$B^{1+2}a+b$、$B^{1+2}c$ 和 B^3	27
	B^{1+2}	$B^{1+2}a+b$ 和 $B^{1+2}c$	65
		$B^{1+2}a$ 和 $B^{1+2}b+c$	35
	B^3	B^3a 和 B^3b+c	90
	其他		10
动脉	A^{1+2}	$A^{1+2}a+b$ 和 $A^{1+2}c$	31
		$A^{1+2}a$、$A^{1+2}b$ 和 $A^{1+2}c$	28
		$A^{1+2}a$ 和 $A^{1+2}b+c$	26
		$A^{1+2}a+b+c$	15
	A^3	纵隔型：A^3 从主肺动脉发出，大多分成 A^3a 和 A^3b+c	90
		纵隔和叶间型：A^3b+c 从主肺动脉发出，A^3a 分支位于 $A^{1+2}c$ 的远心侧且位于 A^4a 的近心侧	10
	A^{4+5}	叶间型：A^4 和 A^5 分别从叶间动脉发出	26
		叶间型：A^{4+5} 从叶间动脉发出	44
		纵隔型：A^{4+5} 从纵隔(主肺动脉)发出，并走行于 V^{1+3} 和 B^3 之间	18
		纵隔和叶间型	12
静脉		肺尖型：V^{1+2} 和 V^3 都从上肺静脉发出	98
		中心型：V^{1+2} 和 V^3 组成一个总干，并深入肺组织内部	2

5.1 左 S^{1+2}+S^3 段（左上肺固有段）切除术

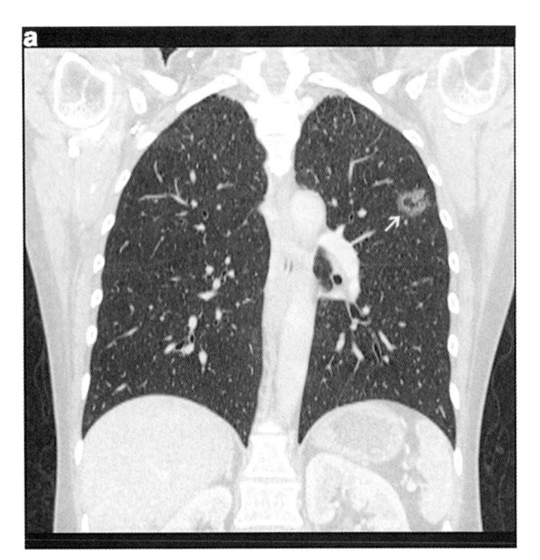

冠状面(CT 扫描)

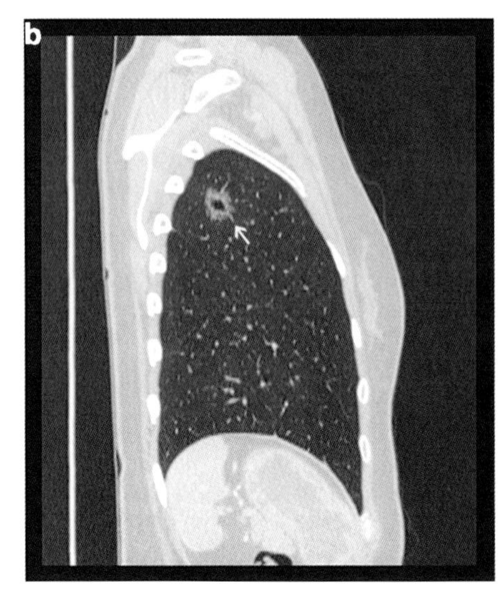

矢状面(CT 扫描)

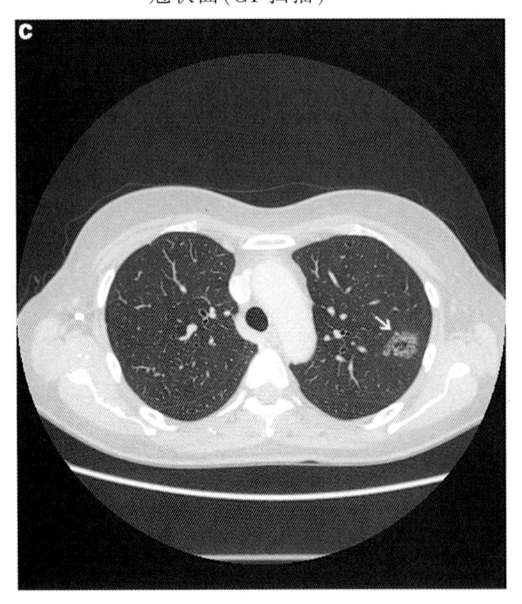

模断面(CT 扫描)

女性，53 岁，CT 扫描显示左上肺 S^{1+2} 段有一 2.3cm 大小的 GGO 结节，含空洞，CT 引导下细针穿刺诊断为腺癌。肿瘤累及 $V^{1+2}d$(在 $S^{1+2}c$ 和 S^3a 之间)。因此，做左上肺固有段(S^{1+2}+S^3)切除术，最终病理诊断为 pT1bN0M0 细支气管肺泡癌。

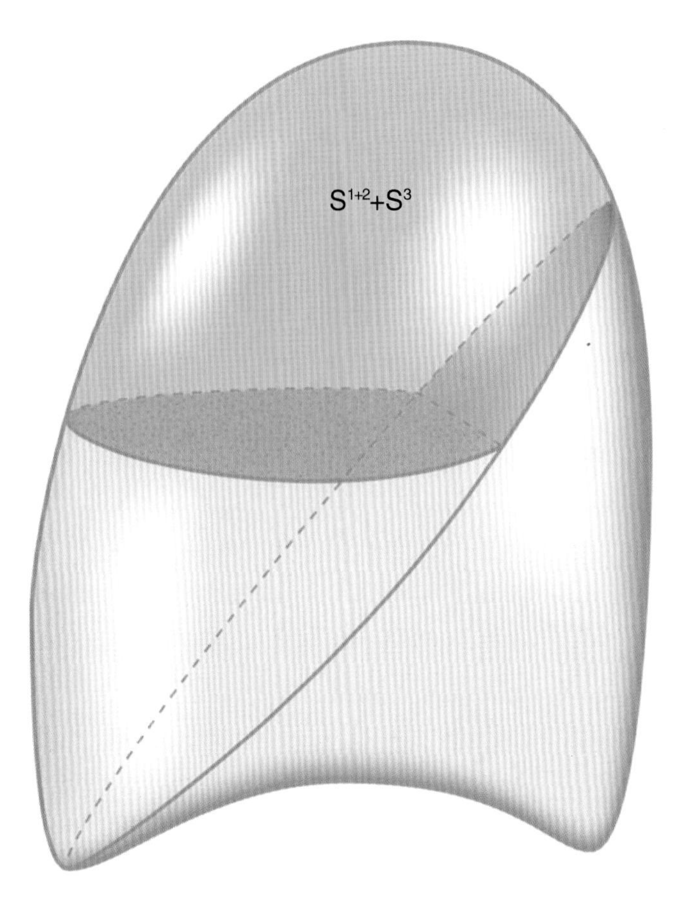

图 5.1.1　左上肺固有段切除和右上肺叶切除十分相似。因此，虽然将其描述为肺段切除，但必须考虑对肺功能的保留。不管怎样，最重要的目标是保留舌段（S^4+S^5）的肺功能，类似于保留右中肺叶的肺功能。为此，不能用切割缝合器将固有段和舌段切割分离，因为这会影响舌段的膨胀。通过高分辨 CT 的横断面、冠状面和矢状面确认动脉、静脉和支气管的分支。在气管插管后，通过纤支镜进一步确认 B^{1+2} 和 B^3 的分支和大小。上叶支气管通常分支为 B^{1-3} 和 B^{4+5}。偶尔分为三支：B^{1+2}、B^3 和 B^{4+5}。

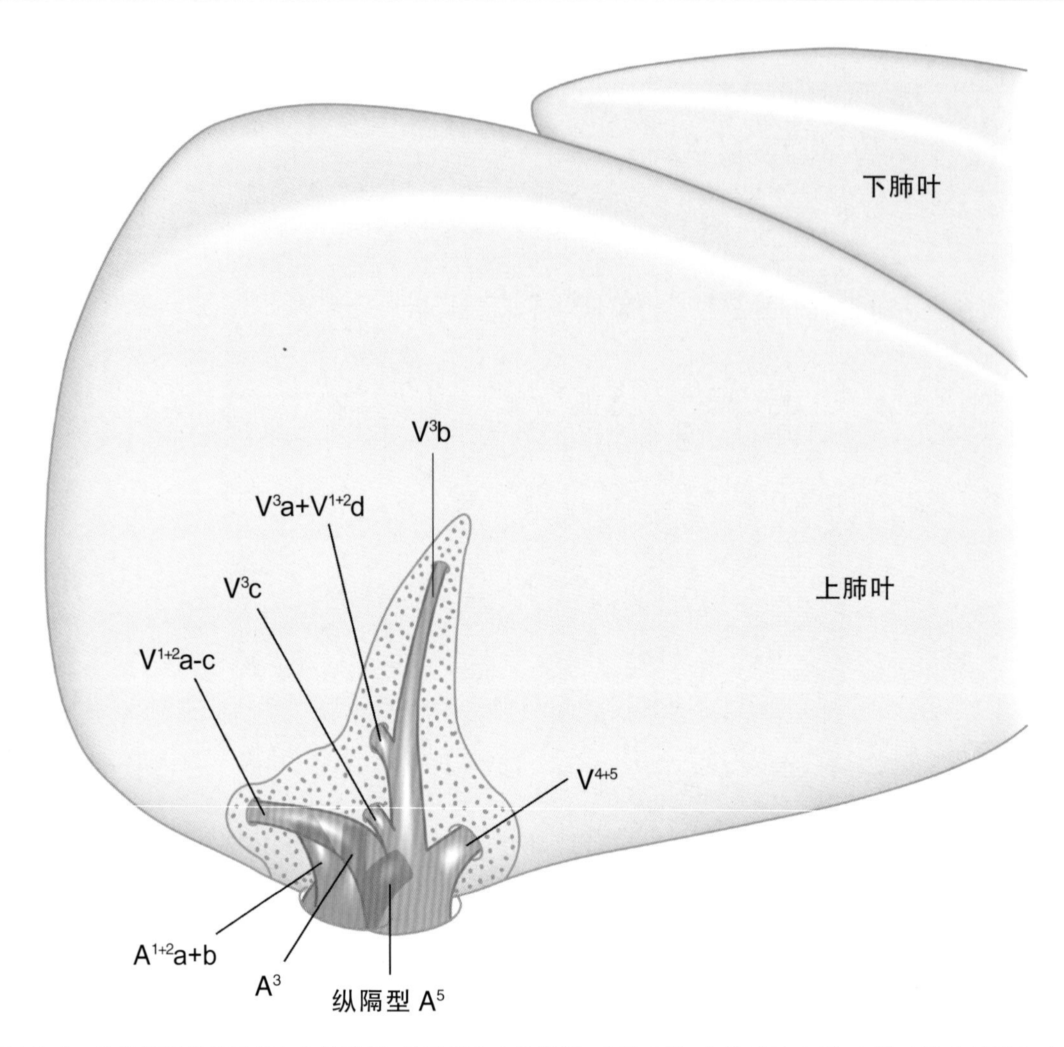

图 5.1.2 从腹侧到背侧暴露左上肺肺门,以显露左上肺静脉、主肺动脉、左肺动脉上干、左肺动脉中间干和叶间动脉的近端。确认 V^3b,并套线,向远端显露,这是 S^3b 和 S^4b 的分界。在 V^3b 的远端,V^3a 和 $V^{1+2}d$ 常共干发出,在这时,这两支静脉勉强能看到。

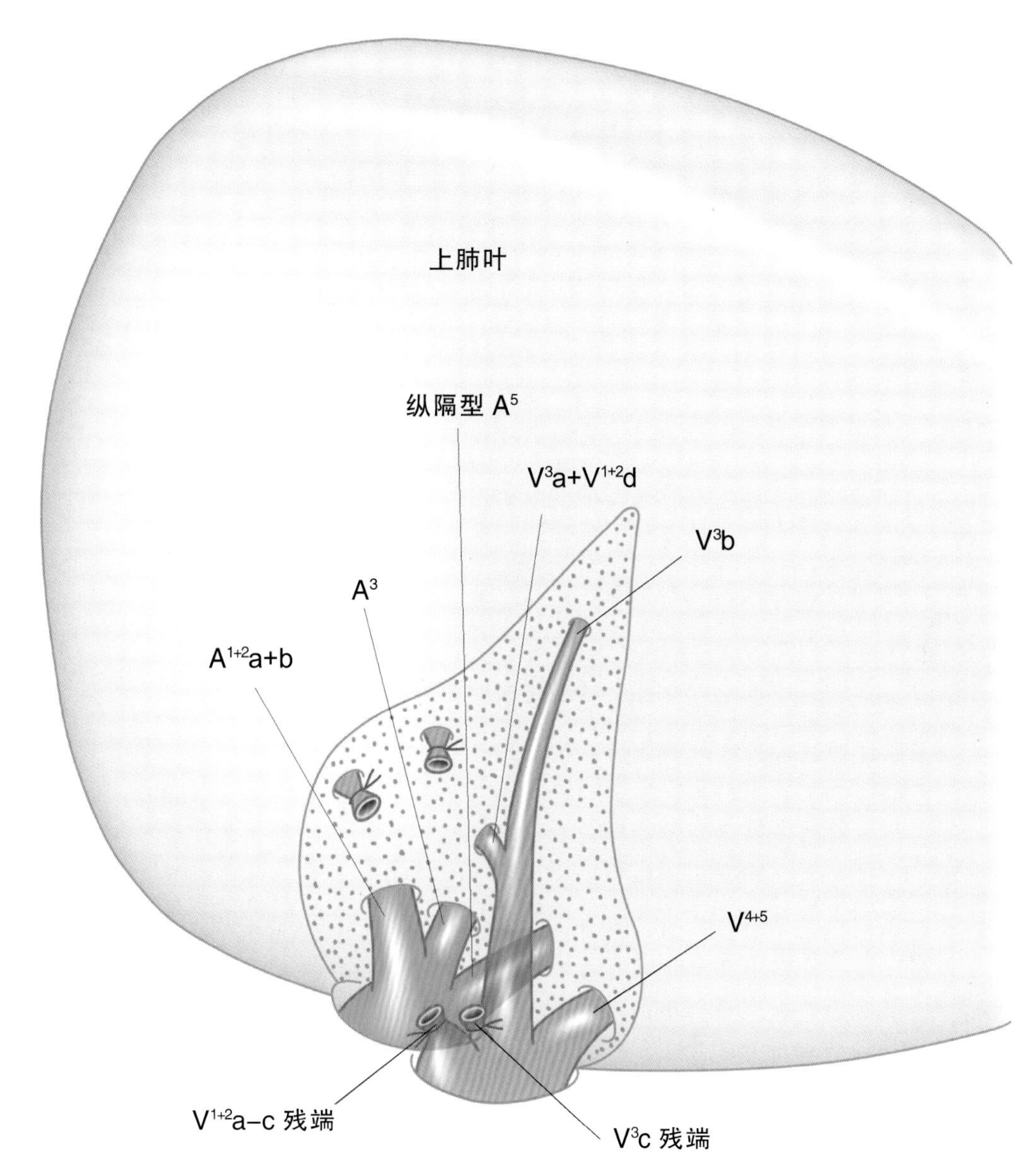

图 5.1.3 在 V^3b 的头侧，切断 V^{1+2} 和 V^3c，以显露肺动脉上干。已经证实，纵隔型的肺段动脉 A^4 或 A^5 行走于 V^3 和 B^3 之间，概率约为 30%，如果纵隔型的 A^4 或 A^5 存在，需要保留。这张图显示了纵隔型的肺段动脉 A^5。肺动脉从背侧显露 A^3、$A^{1+2}a+b$ 和 $A^{1+2}c$，直至 A^6 分支。

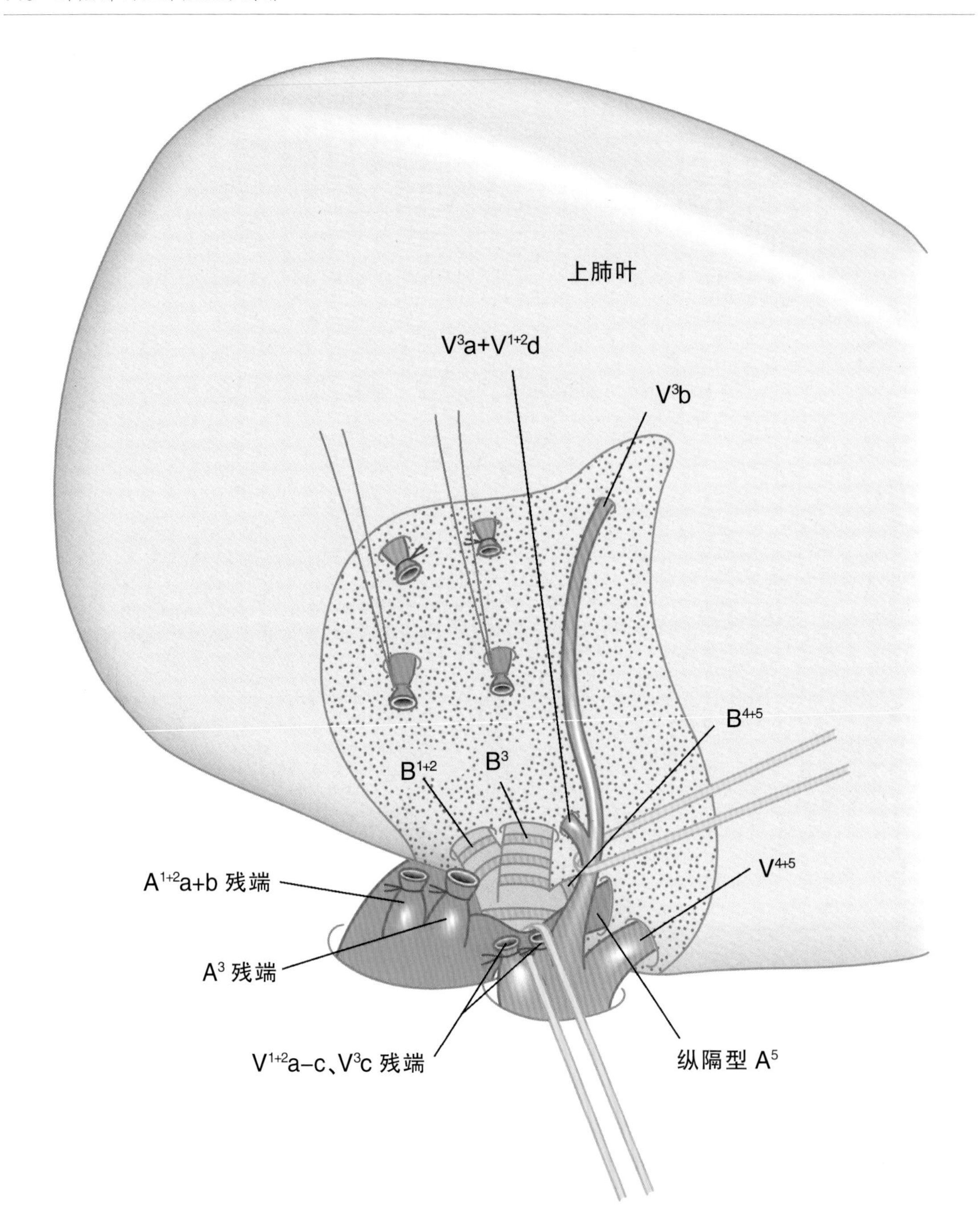

图 5.1.4 切断 A^3 和 $A^{1+2}a+b$，显露其后的 B^3 和 B^{1+2}。这时术前的纤支镜检查有助于确认肺段 B^{1+2} 和 B^3，确认它们的解剖分支类型和数量。

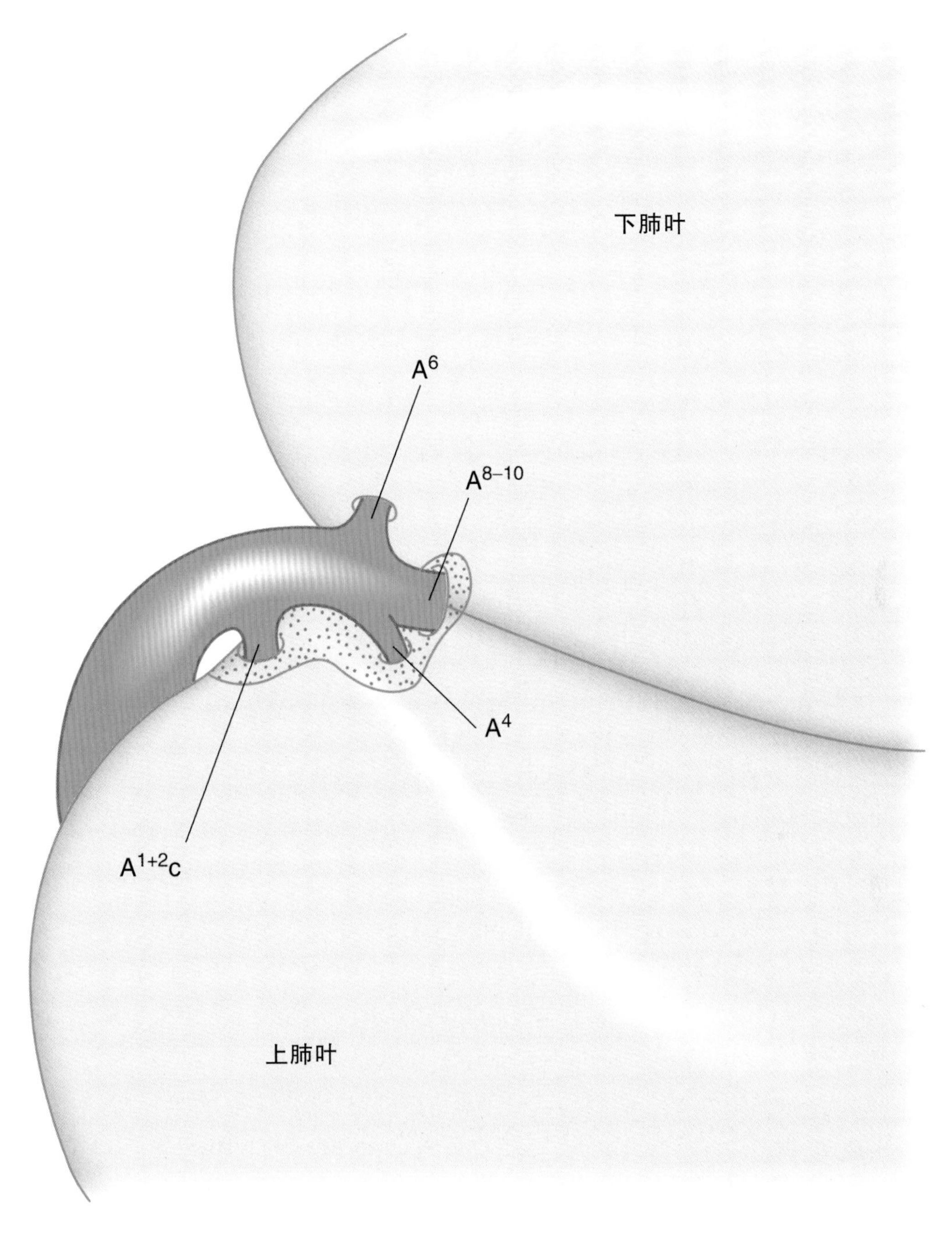

图 5.1.5　对于肺段 S^{1+2} 和 S^6 之间的不完全叶间裂，应使用电凝分离，而不是切割缝合器，因为切割线常影响段间平面的确认。以下操作有助于确认叶间裂：插入纤支镜至 B^{1+2}，然后充气，在膨胀的肺段 S^{1+2} 和不膨胀的下肺叶之间形成一条膨胀-萎陷分界线。沿该膨胀-萎陷分界线，电凝分离叶间裂。确认 $A^{1+2}c$。原则上，在 A^6 近端的动脉分支是 $A^{1+2}c$，但有时很难和 A^4a 区分，特别当其分支很靠近 A^6 水平时。因此，在这个位置靠近 A^6 的动脉分支需要被保留，因为它有可能是 A^4a。在切断肺段支气管 B^{1-3} 或制造肺段的膨胀-萎陷分界线后可以确认该肺段动脉。

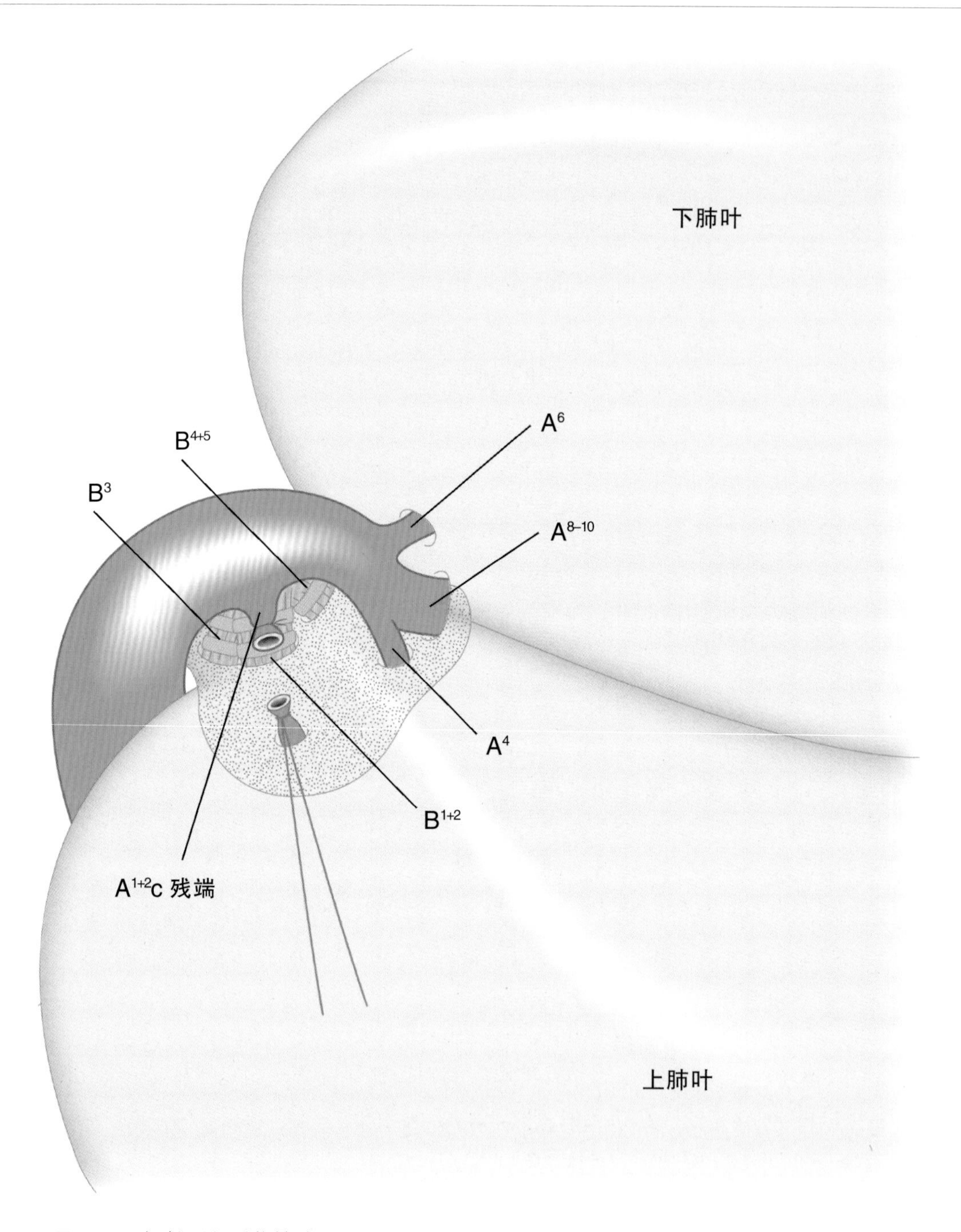

图 5.1.6 切断 $A^{1+2}c$ 后能暴露 B^{1+2} 和 B^{3}，也可以通过将纤支镜插入 B^{1-3} 和 B^{4+5} 照明的方式来确认。

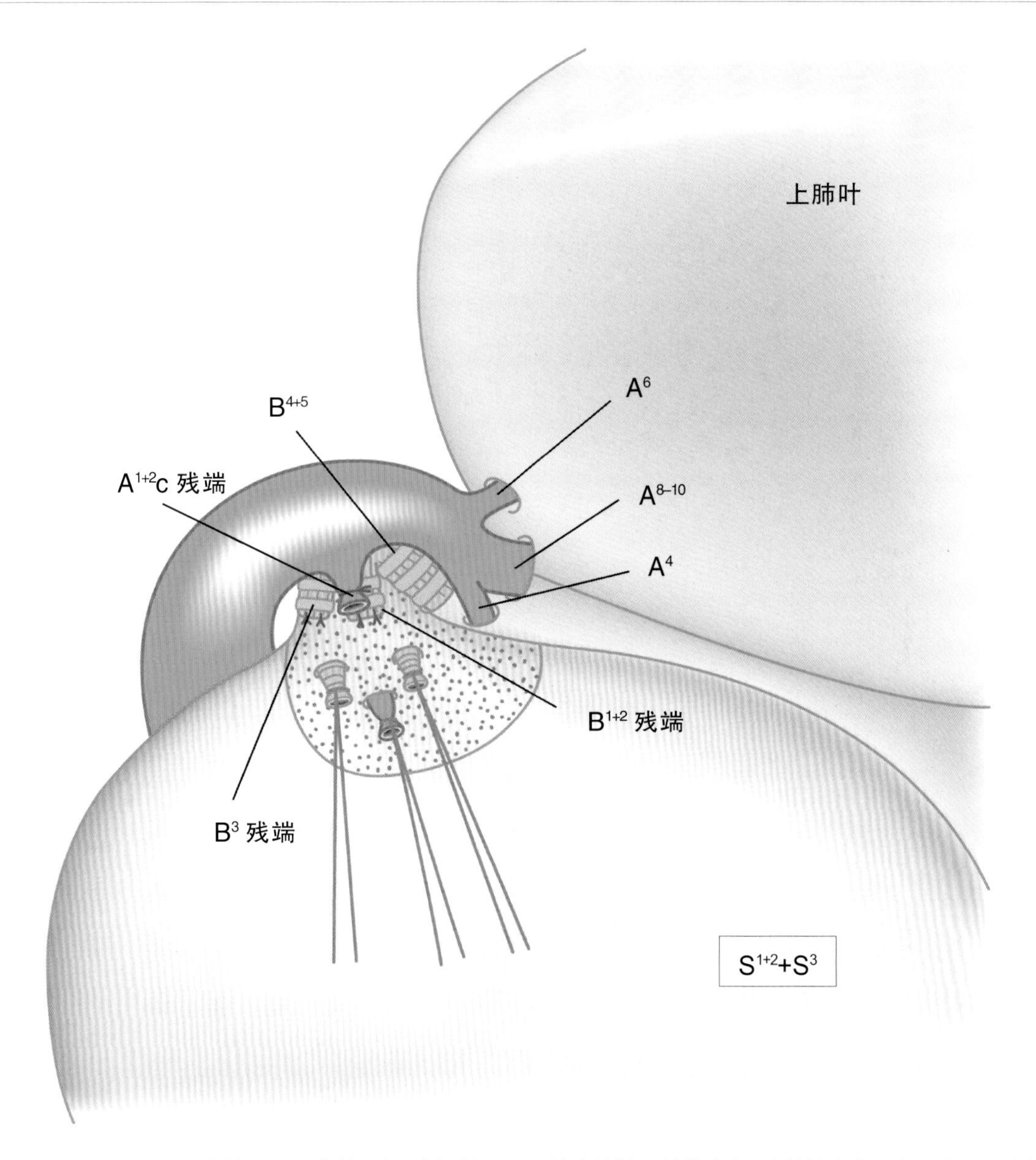

图 5.1.7　通过插入纤支镜至 B^{1-3} 喷射通气，或切断 B^{1-3}，远端残端插入导管充气，选择性膨充肺段 $S^{1+2}+S^3$。肺段支气管远端残端关闭，以使空气保留在 $S^{1+2}+S^3$ 内。B^{1-3} 的近端残端通过缝合关闭。当通过纤支镜充气使 $S^{1+2}+S^3$ 膨胀时，B^{1-3} 可以使用切割缝合器切断。将 B^{1-3} 的远端残端提起，并分离其背后组织使其远离肺门。提起 B^{1-3} 的远端残端，可以同时提起其两侧的肺组织，并使用电凝沿着膨胀-萎陷分界线切割肺组织，切开肺组织后显露 $V^{1+2}d$（$S^{1+2}c$ 和 S^3a 之间）、V^3a（S^3a 和 S^3b 之间）、V^3b（S^3b 和 S^4b 之间）。当 $V^{1+2}d$ 和 V^3a 切断后，如果切缘足够，保留段间静脉 V^3b 以保留舌段（S^4+S^5）的完整性。

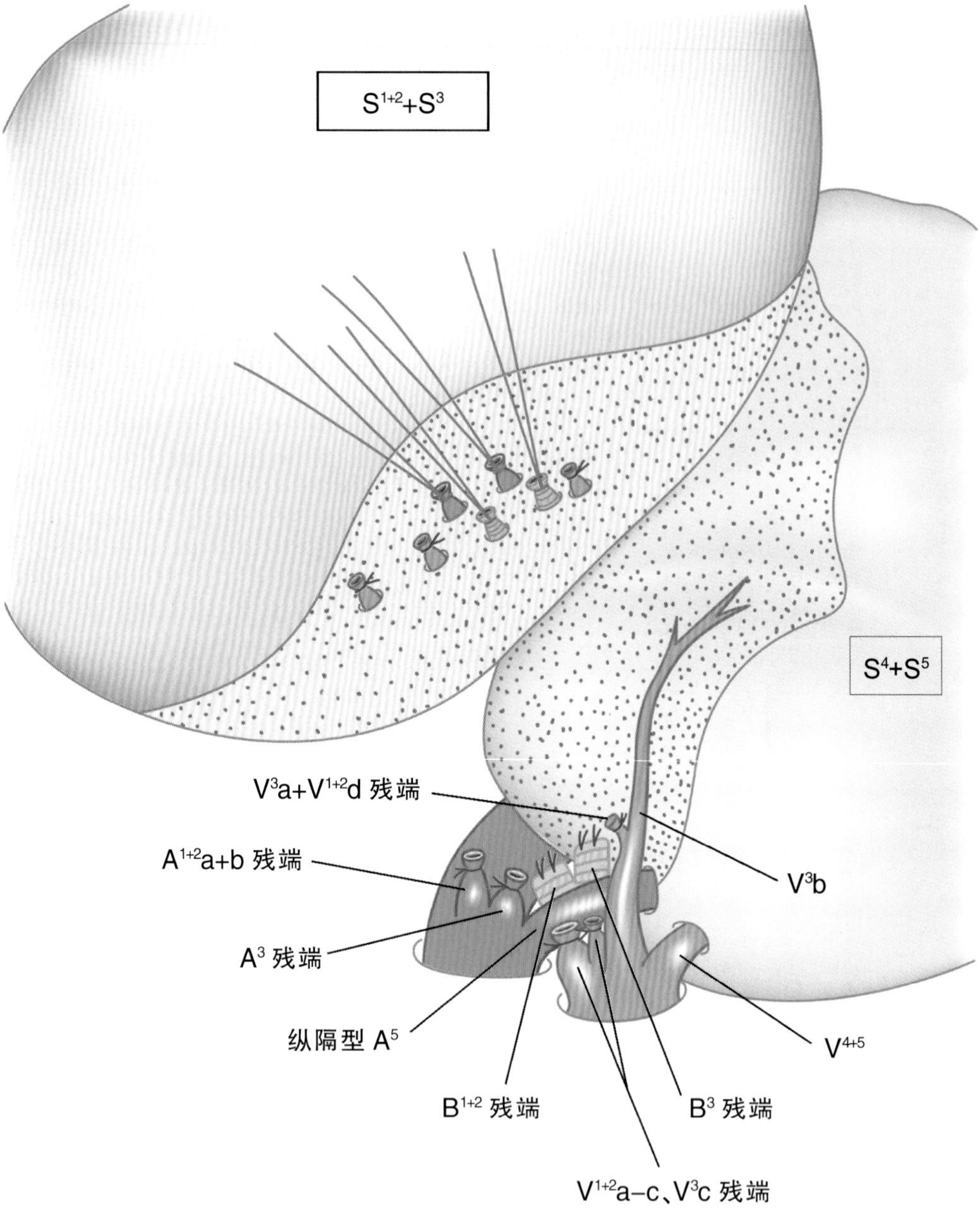

图 5.1.8　特别是在固有段的切除中，肺组织不使用切割缝合器切割，因为当整个肺组织包括脏层胸膜使用切割缝合器切割后，舌段（S^4+S^5）会被缩窄。切割缝合器只能用于浅表肺组织被电凝切割后的深部肺组织。然而，固有段（$S^{1+2}+S^3$）和舌段（S^4+S^5）之间的段间平面在电凝切割时能很容易被确认。套带牵开 B^{4+5} 和 A^4 或 A^{4+5} 可便于 11 组淋巴结的清扫。

5.2　左 S^{1+2} 段切除术

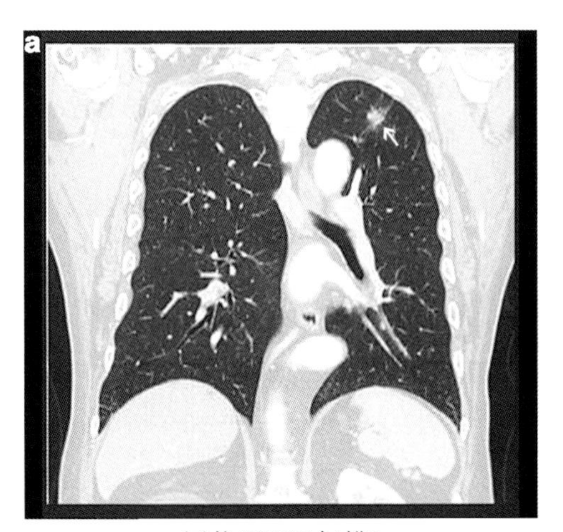
冠状面(CT 扫描)

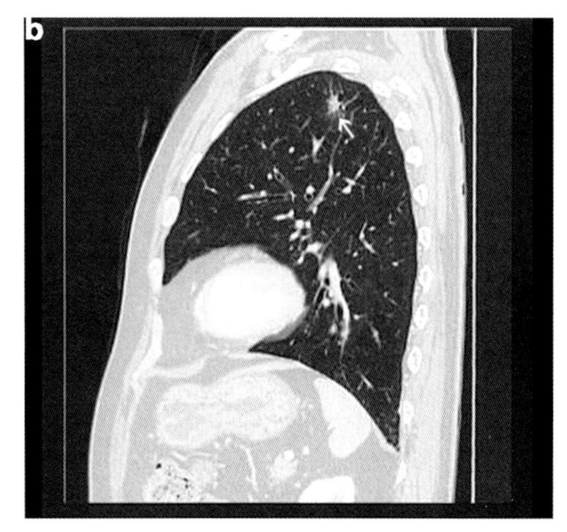
矢状面(CT 扫描)

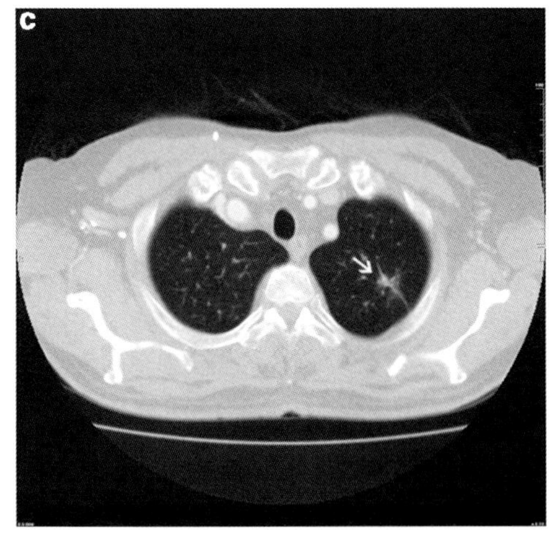
横断面(CT 扫描)

男性,74 岁,2 年前发现一枚 GGO 病灶。随访的 CT 显示病灶增大且有实变区域。CT 显示病灶为 1.6cm 大小结节,并伴毛刺和胸膜凹陷。CT 引导的细针穿刺诊断为腺癌。肿瘤位于 S^{1+2} 段内。患者行 S^{1+2} 段切除术,最终病理诊断为 pT1aN0M0 乳头状腺癌。

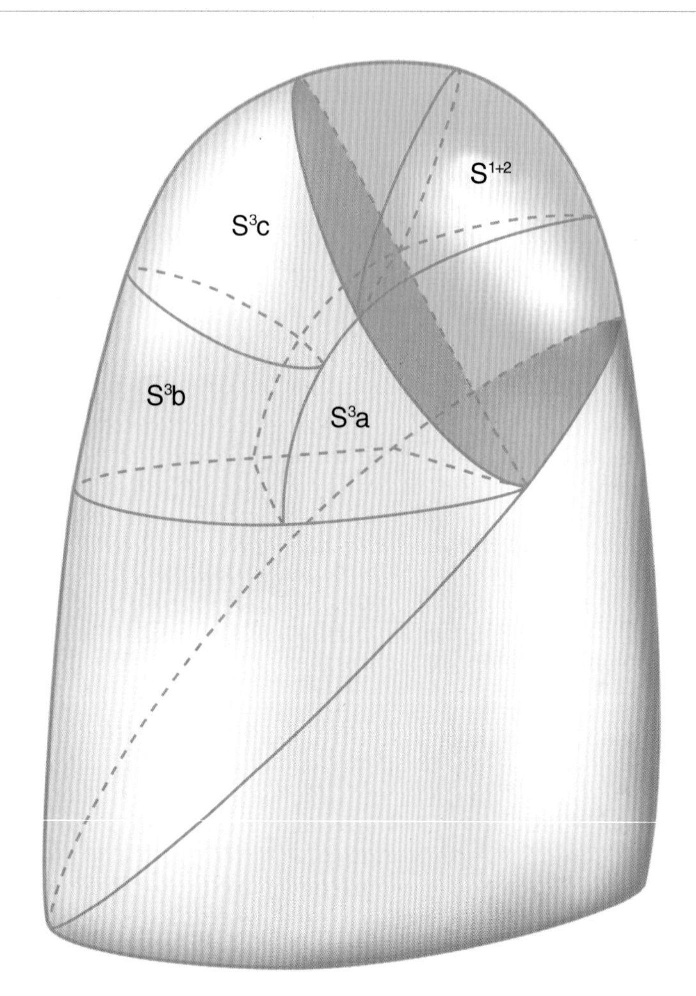

图 5.2.1 在 HRCT 的横断面、冠状面和矢状面视图中确认动脉、静脉和支气管的分支情况，并在气管插管后用纤支镜对 B^{1+2} 和 B^3 的分支情况和大小做进一步检查。支气管大多分支形成 B^{1-3} 和 B^{4+5}，有时分支形成 B^{1+2}、B^3 和 B^{4+5}。本章节图片中所显示的解剖学分支构型是：B^{1-3} 分支形成 B^{1+2} 和 B^3（概率为 46%），A^{1+2} 分支形成 A^{1+2}a+b 和 A^{1+2}c（概率为 31%），A^5 为纵隔型（概率为 12%）。

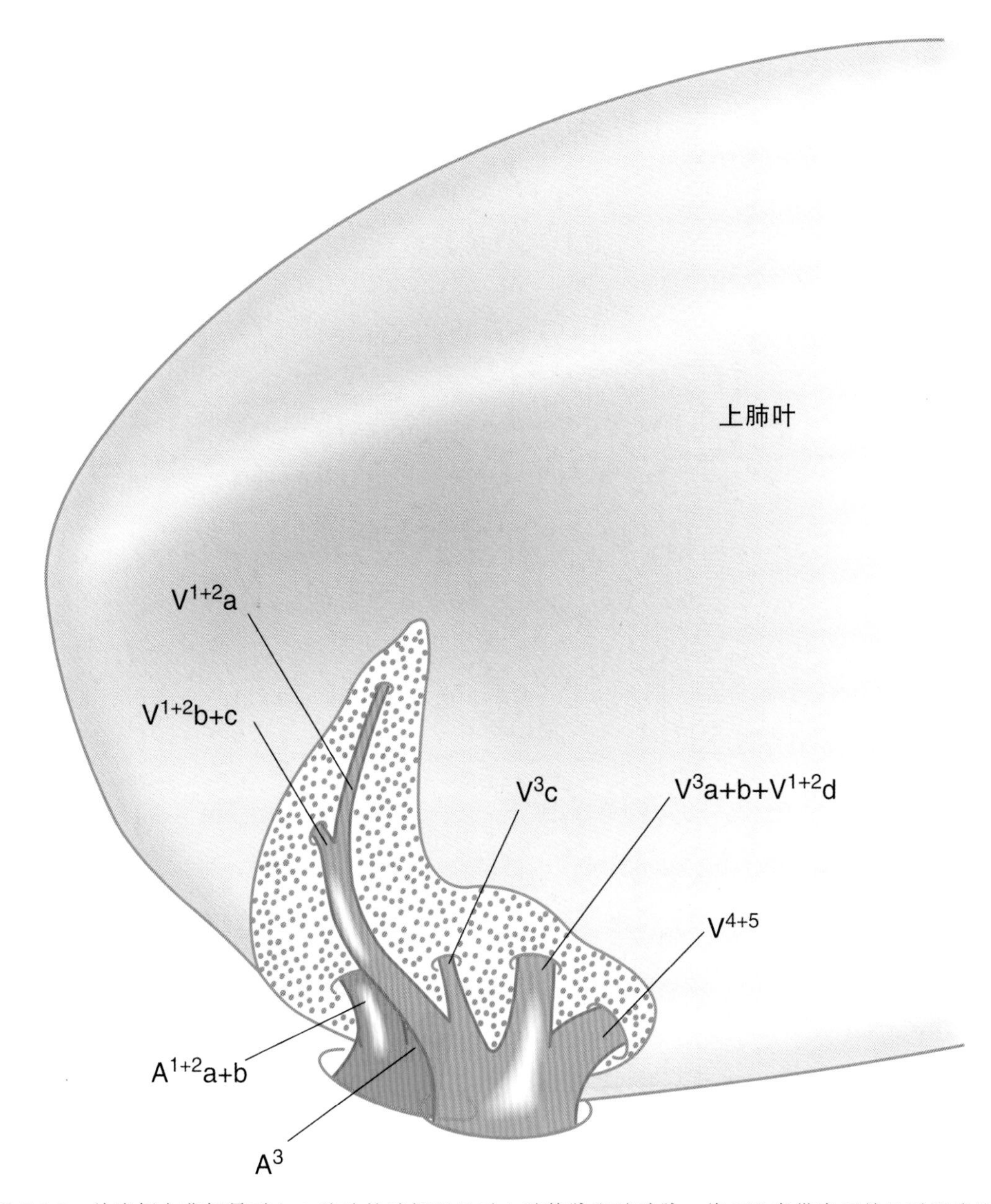

图 5.2.2　从腹侧向背侧暴露左上肺叶的肺门以显示上肺静脉和肺动脉。将 V^{1+2} 套带牵开并显露以确认 $V^{1+2}a$。$V^{1+2}a$ 走行靠近肺浅表，在 S^{1+2} 和 S^3 之间，朝向肺尖。在这个视角，$V^{1+2}b+c$ 通常看不见。有时会有一根细小的 V^{1+2} 上静脉，从 V^{1+2} 近端分支，向背侧走行，跨过 A^{1+2}。切断 V^{1+2}。向远端显露 $V^{1+2}a$ 以确认 S^{1+2} 和 S^3 之间的分界线。显露 V^{1+2} 后可以发现 A^{1+2} 和 A^3 分别走行于 $V^{1+2}a$ 的背侧和腹侧。

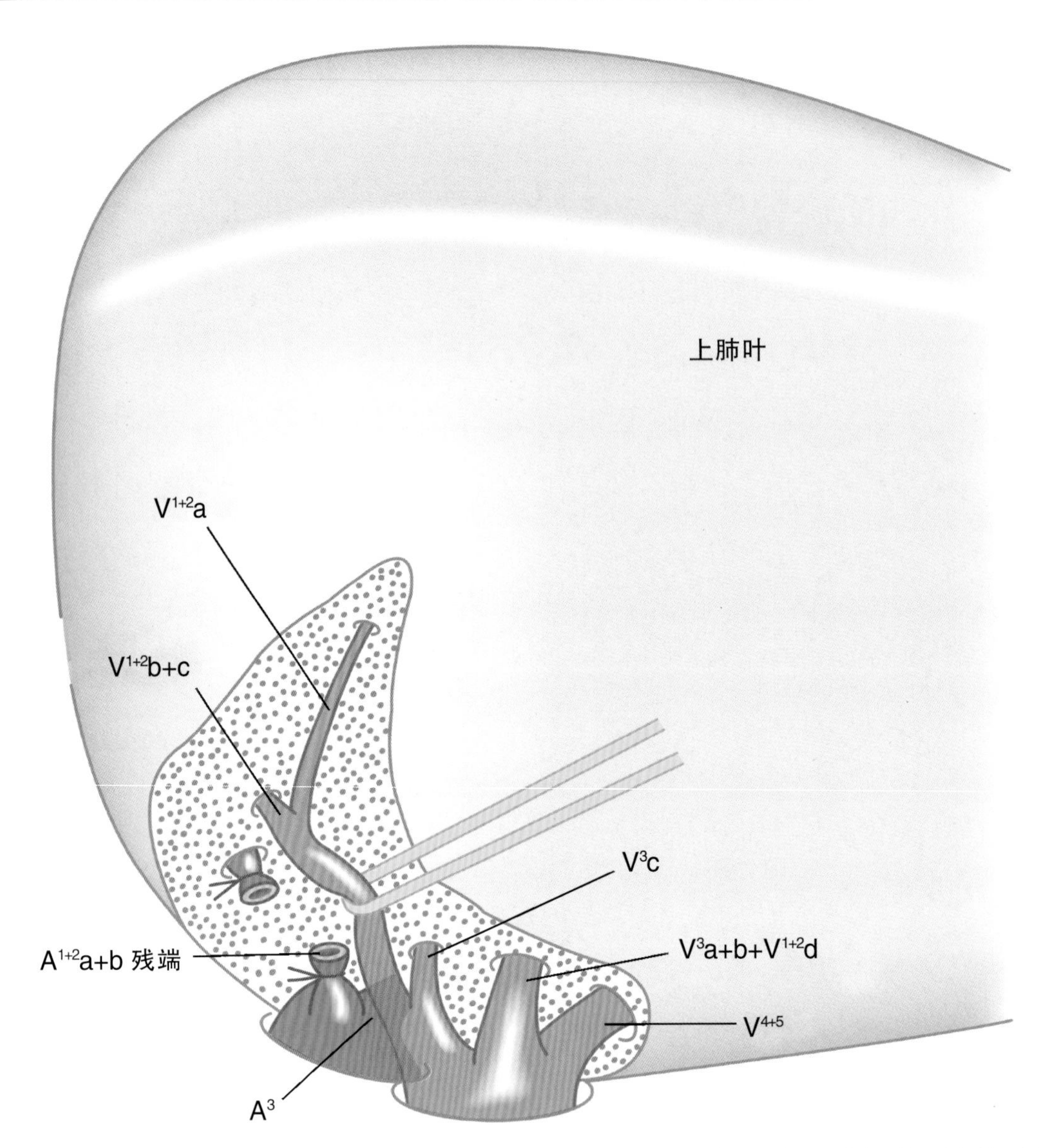

图 5.2.3　纵隔型 A^{4+5} 或 A^5 出现的概率大约为 30%。尽管 $V^{1+2}a$ 的腹侧动脉通常是 A^3，背侧动脉通常是 A^{1+2}，但这个位置关系并不一直正确，因为它们的位置关系依赖于肺牵拉的方向，这意味着 A^{1+2} 有时可能看似位于 V^{1+2} 的腹侧而 A^3 有时可能看似位于 V^{1+2} 的背侧。因此，在 A^{1+2} 不确定时，只能切断 A^{1+2} 的背侧分支，因为 A^{1+2} 的腹侧分支有可能是 A^3。只有在切断 B^{1+2} 后才能确定这些分支，因为 A^{1+2} 和 A^3 分别朝向和远离 B^{1+2} 的远端残端。

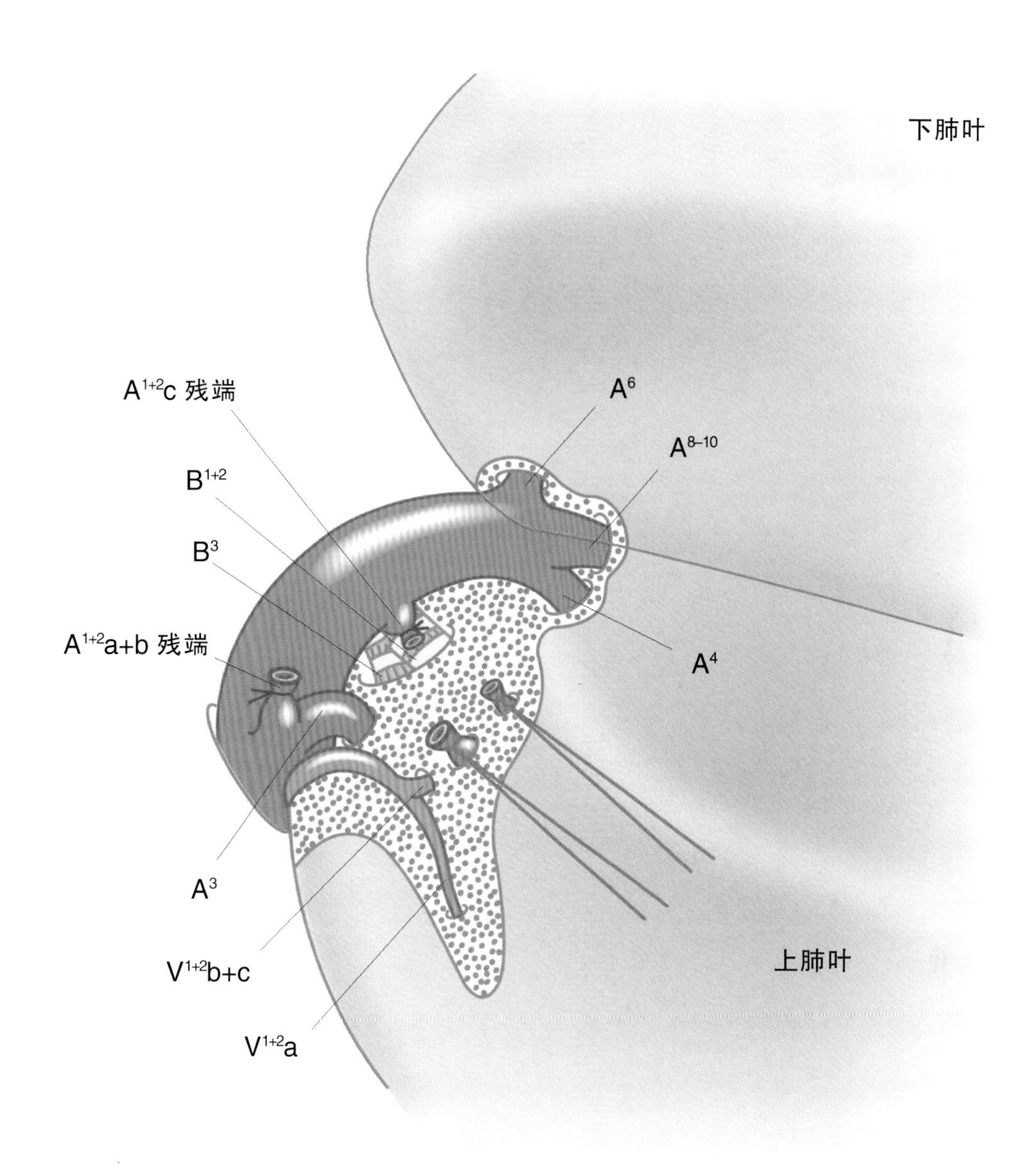

图 5.2.4 使用电凝将 S^{1+2} 和 S^6 之间的不完全叶间裂分开，而不是用切割缝合器，因为切割线会影响段间平面的确认。下列步骤有利于叶间裂的确认：将纤支镜插入 B^{1+2} 后通气，这样会在膨胀的 S^{1+2} 和萎陷的下肺叶之间形成一条膨胀–萎陷分界线。用电凝沿着膨胀–萎陷分界线切开叶间裂。找到从肺动脉中间干发出的肺段动脉 $A^{1+2}c$。尽管位于 A^6 近端的动脉分支通常是 $A^{1+2}c$，但是有时很难将其与 A^4a 区分开，特别是当其分支邻近 A^6 水平时。因此，这时保留邻近 A^6 的动脉分支，因为它也可能是 A^4a。这个在切断 B^{1+2} 后可以获得证实。切断 $A^{1+2}a+b$ 和 $A^{1+2}c$ 暴露 B^{1+2} 周围的淋巴结。剥离这些淋巴结以暴露 B^{1+2}，并套带牵引。这一步要做预防措施，因为这里看见的支气管通常不是 B^{1+2}，可能是 B^{1-3} 或 $B^{1+2}c$。下列步骤有利于正确识别 B^{1+2}：用术前纤支镜确定 B^{1+2} 的分支情况和大小；B^{1+2} 和 B^3 分别位于 A^3 的背侧和腹侧；通过术中纤支镜照明确认 B^{1+2} 和 B^3。

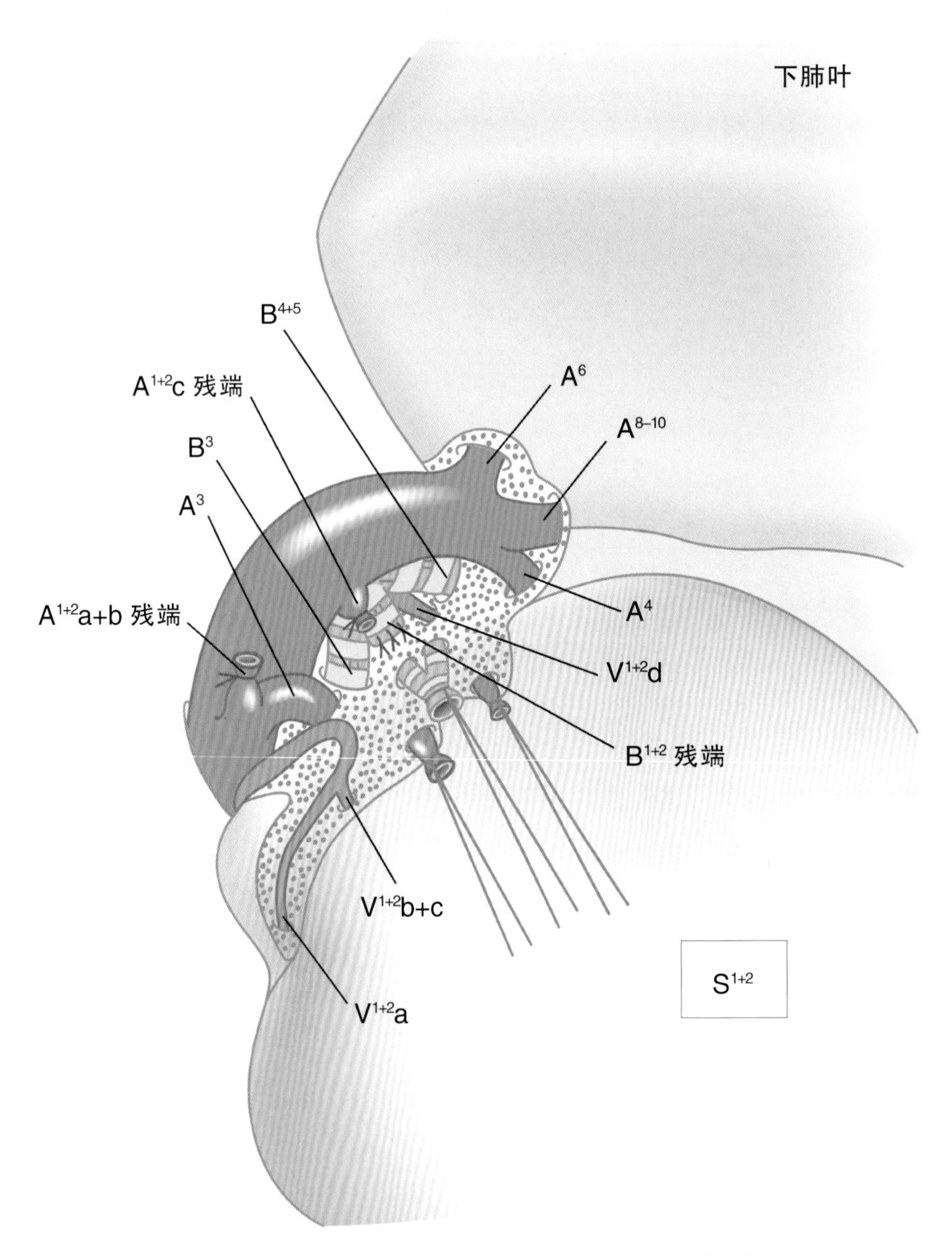

图 5.2.5 用两种方法使 S^{1+2} 选择性充气:将纤支镜插入 B^{1+2} 后喷射通气,或是切开 B^{1+2} 并向远端残端插入导管后再充气,封闭远端残端将气体留在 S^{1+2} 中。通过缝合或结扎封闭 B^{1+2} 近端残端。当用纤支镜对 S^{1+2} 喷射通气时,用切割缝合器将 B^{1+2} 切开。提起 B^{1+2} 远端残端,在其背面向远端剥离肺组织,使其远离肺门。在牵拉 B^{1+2} 远端残端的同时可以提起两侧的肺组织,然后用电凝沿膨胀-萎陷分界线将其切开。

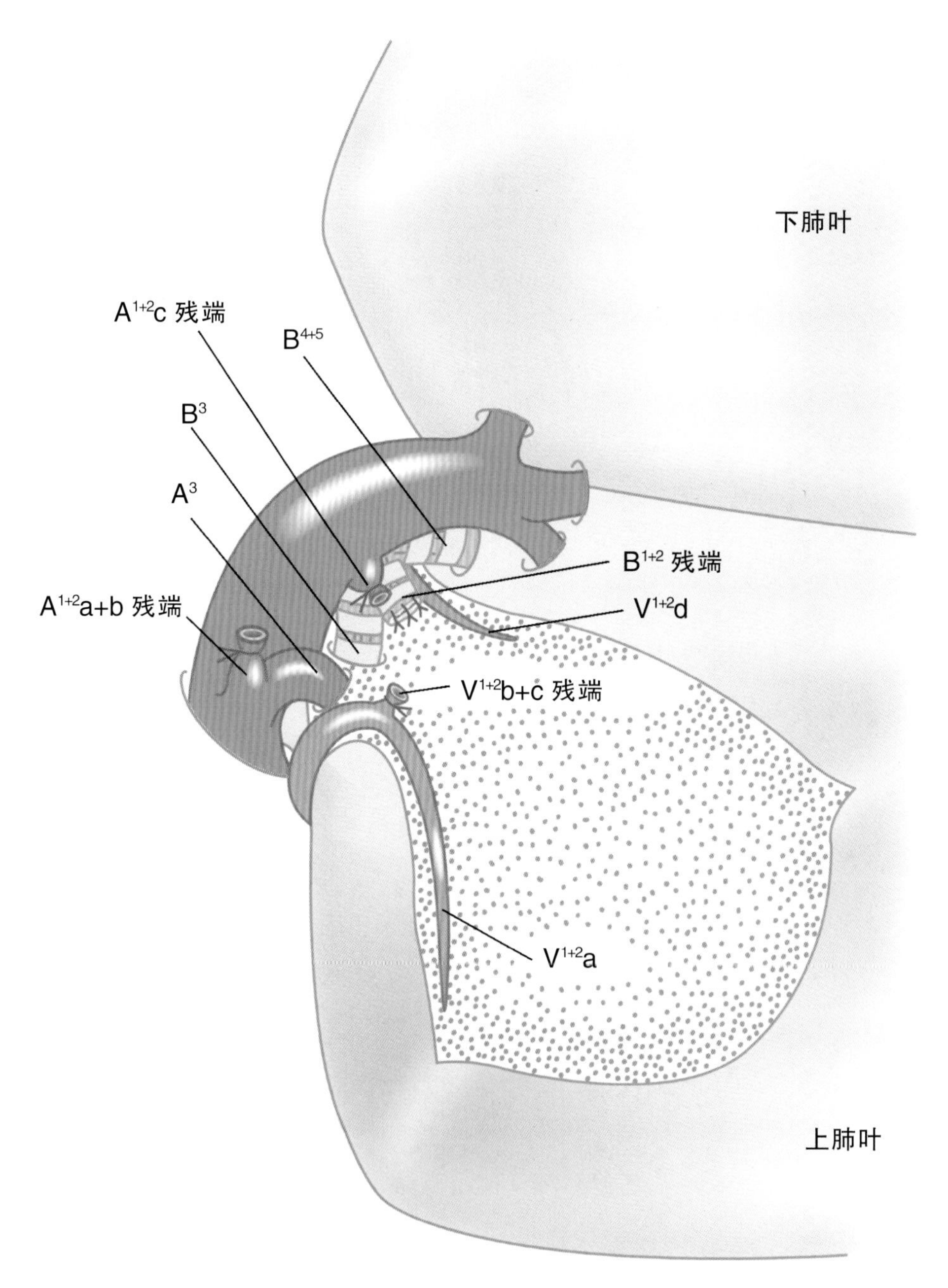

图 5.2.6 将肺组织沿着膨胀–萎陷分界线切开。切割肺组织时,将汇入 S^{1+2} 的 $V^{1+2}b$ 和 $V^{1+2}c$ 切断。$V^{1+2}d$($S^{1+2}c$ 和 $S^{3}a$ 之间)位于腹侧,会保留在 S^{3} 上。从不同的角度来切开段间平面,以使肺段切除变得容易并且精确。

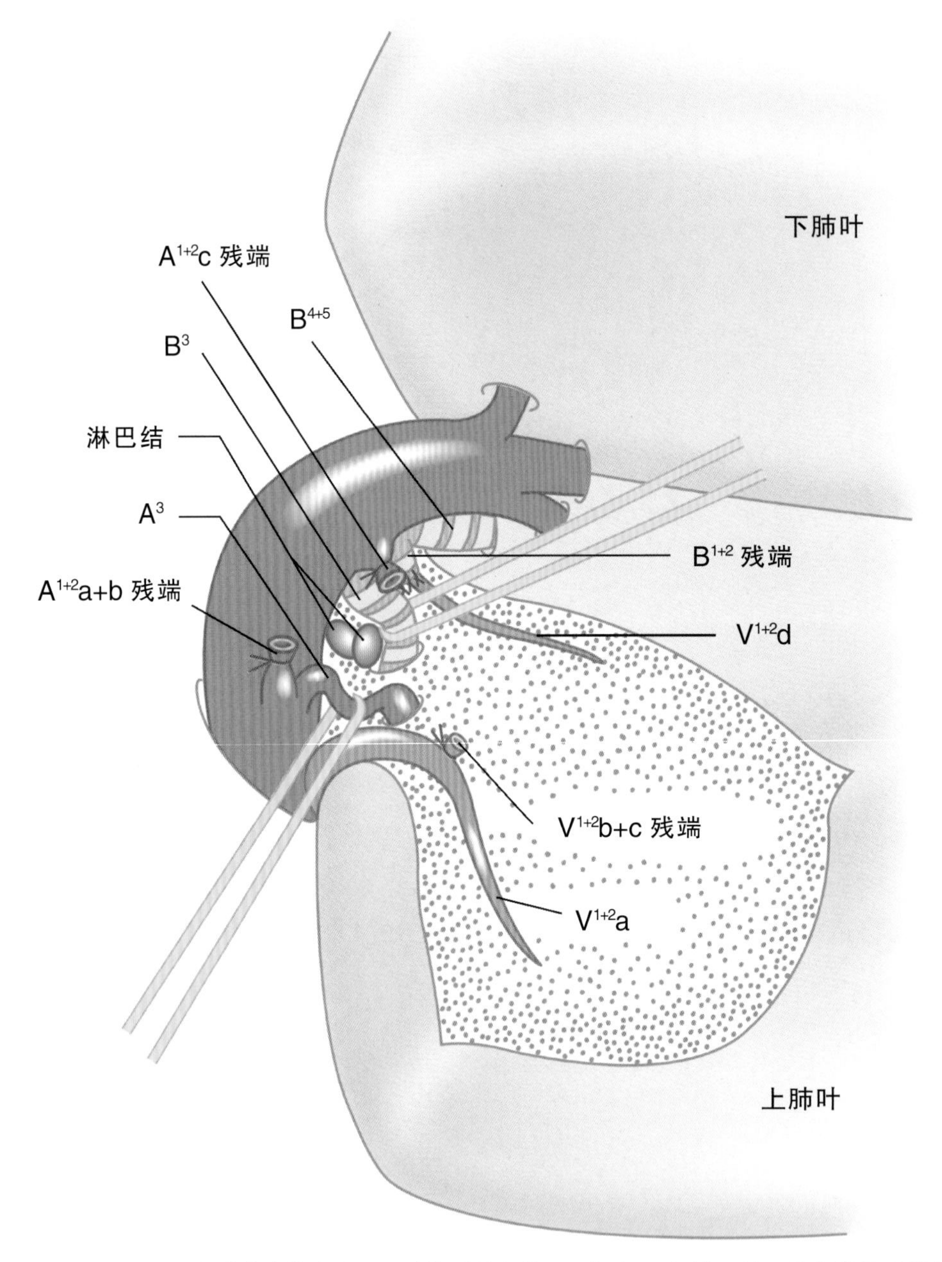

图 5.2.7 将 B^3、A^3 和 V^{1+2} 的分支套带牵引以显露将要剥离的 12u 组和 13 组淋巴结。分离具体步骤是：首先将淋巴结从 B^3 和 A^3 的背侧剥离，然后将它们从 A^3 的腹侧绕过。这样可以从腹侧同时剥离 12u 组和 13 组淋巴结。然后剥离位于 B^{1-3} 和 B^{4+5} 之间的 13 组淋巴结。将肺段动脉 A^4 或 A^{4+5} 套带牵引，并打开腹侧的叶间裂以显露 11 组淋巴结，以便取样。

5.3 左 S^3 段切除术

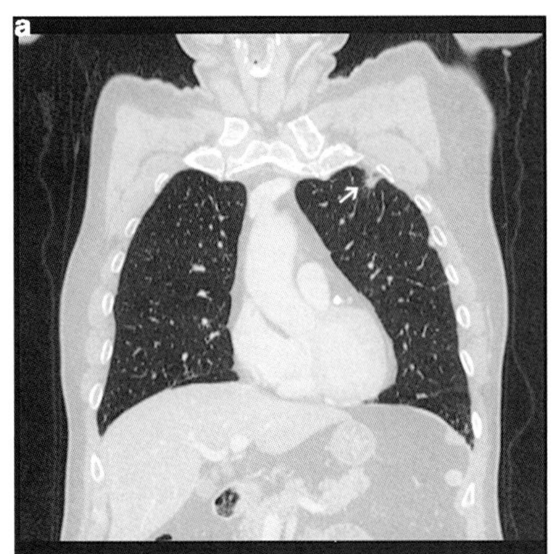

冠状面(CT 扫描)

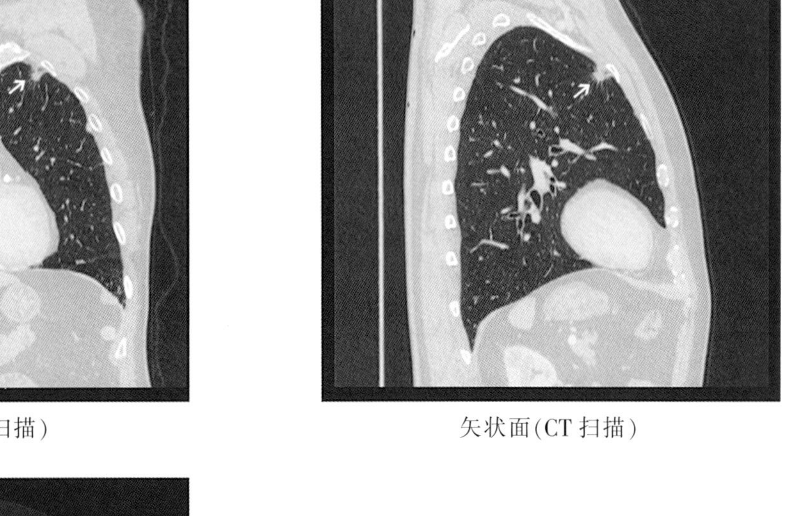

矢状面(CT 扫描)

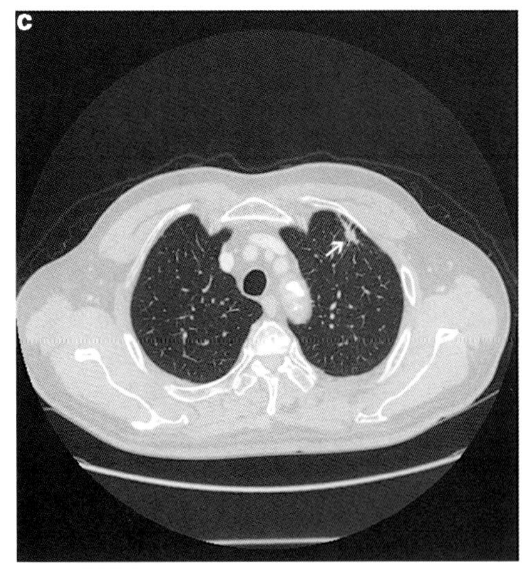

横断面(CT 扫描)

男性,71 岁,伴心绞痛,随访 CT 发现一枚 1.6cm 大小结节,其位于左 S^3b 亚段内,CT 引导的细针穿刺诊断为腺癌。患者行左 S^3 段切除术,最终病理诊断为 pT1aN0M0 乳头状腺癌。

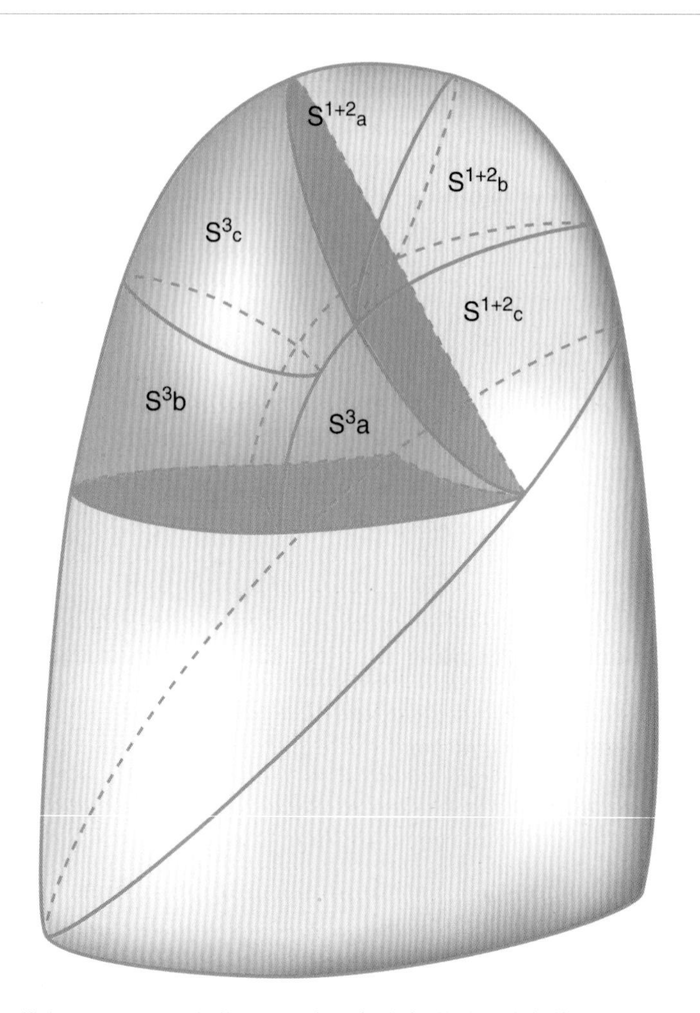

图 5.3.1 在 HRCT 的横断面、冠状面和矢状面视图中观察动脉、静脉和支气管的分支情况。在气管插管后用纤支镜对 B^{1+2} 和 B^3 的分支情况和大小做进一步检查。S^3 段切除术中最重要的一点是使邻近舌段(S^4+S^5)保留充足的肺功能,舌段与右中肺比较相似,其容积较小。下面几步对成功做到这一点至关重要。S^3 和舌段之间的肺组织不能用缝合器切割,因为这样会影响舌段的充分扩张。将 V^3b 保留在舌段,因为这样有助于保留足够的舌段。

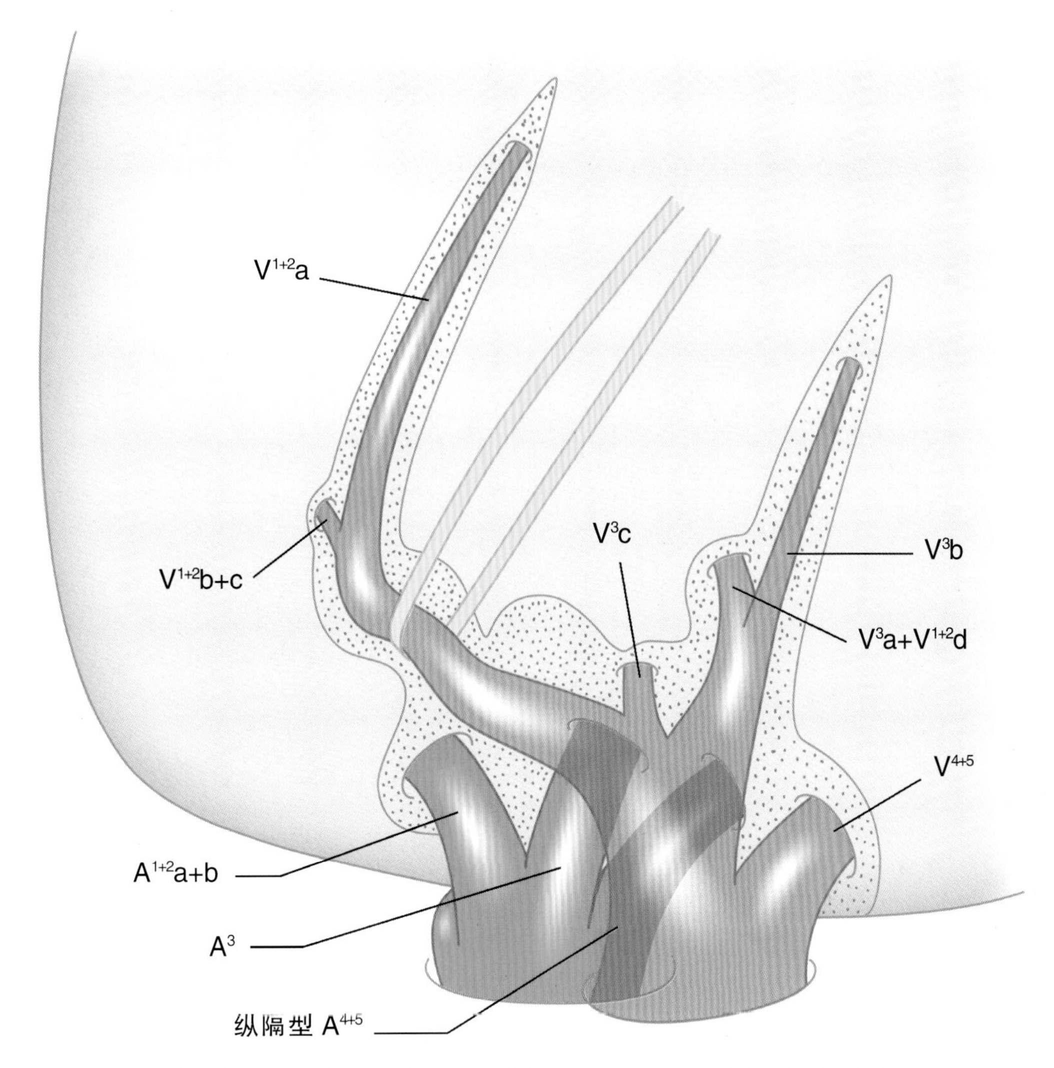

图 5.3.2　这一章图片所展示的是肺段支气管分支 B^{1+2} 和 B^{3}(概率为 46%)。已知 A^{3} 通常从主肺动脉形成一个或两个分支(概率为 90%)。从腹侧向背侧暴露左上肺叶的肺门以显露出上肺静脉、主肺动脉、肺动脉上干、肺动脉中间干和叶间动脉的近端。将 V^{1+2} 套带牵引并向远端显露以确认 $V^{1+2}a$。从远端暴露 $V^{1+2}a$ 以确认 S^{1+2} 和 S^{3} 之间的分界线。$V^{1+2}a$ 走向肺顶端并靠近肺表面。显露 $V^{1+2}a$ 可以发现 A^{1+2} 和 A^{3} 分别走在 V^{1+2} 的背侧和腹侧。$V^{3}b$ 走在 S^{3} 和 S^{4} 之间肺表面的腹侧附近,将其往远端显露可以发现 S^{3} 和 S^{4} 之间的分界线。$V^{3}a$ 和 $V^{1+2}d$ 通常形成共干,然后从 $V^{3}b$ 后侧分支。

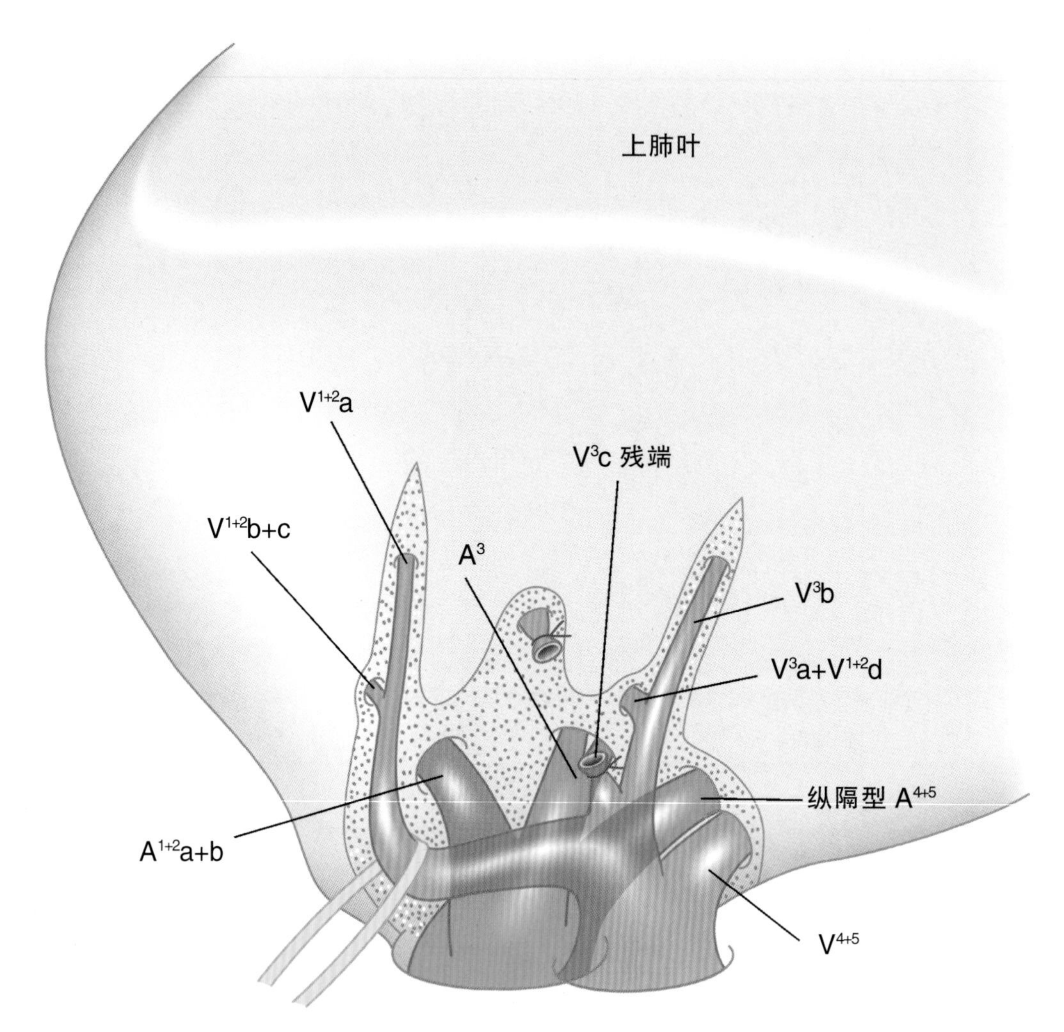

图 5.3.3 将走行于 S^3b 和 S^3c 之间的 V^3c 切断，可以看到 A^3 的走向。纵隔型 A^{4+5} 或 A^5 走在 V^3 和 B^3 之间。在确定纵隔型 A^{4+5} 存在与否后，将 A^3 切断。基于肺的牵拉方向，A^{1+2} 的分支有时可能位于 V^{1+2}a 的腹侧。所以，这个时候作为 A^{1+2} 分支的 A^3 的背侧支得以保留。切断 B^3 后可以验证这一点，因为 A^{1+2} 分支远离 B^3 的远端残端，而 A^3 分支则与 B^3 远端残端走向一致。

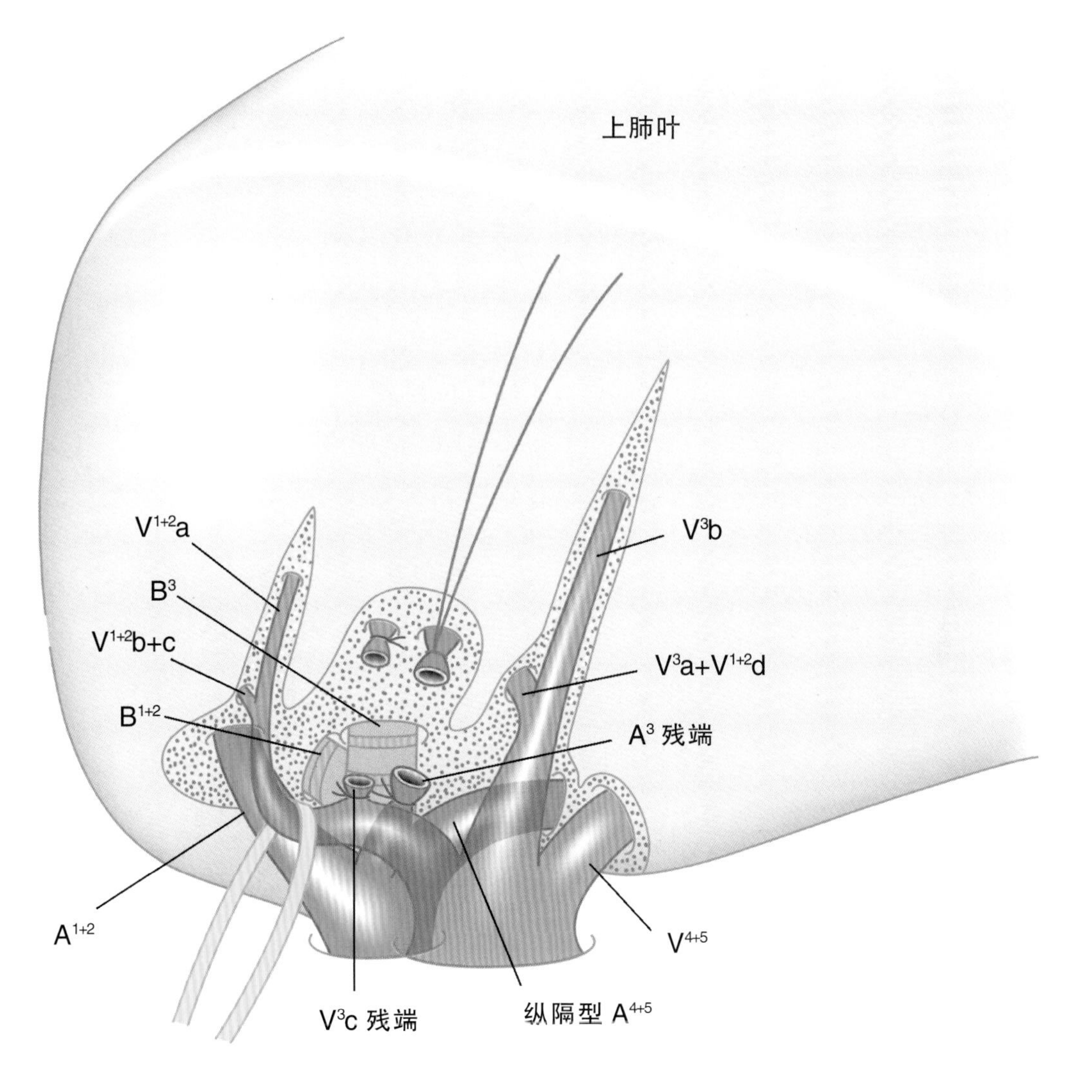

图 5.3.4 将 A^3 切断后，可以在其背面观察到 B^3。在 B^3 的前面可以看到淋巴结，将其切除。将 B^3 套线。然而，当 B^3a 和 B^3b+c 在 B^3 根部分支，这时 B^3a 就位于 B^3 的背侧，往往会遗漏掉。术前纤支镜有助于辨认 B^3a 和 B^3b+c，插入 B^3 的纤支镜所发出的光线也有助于辨认。

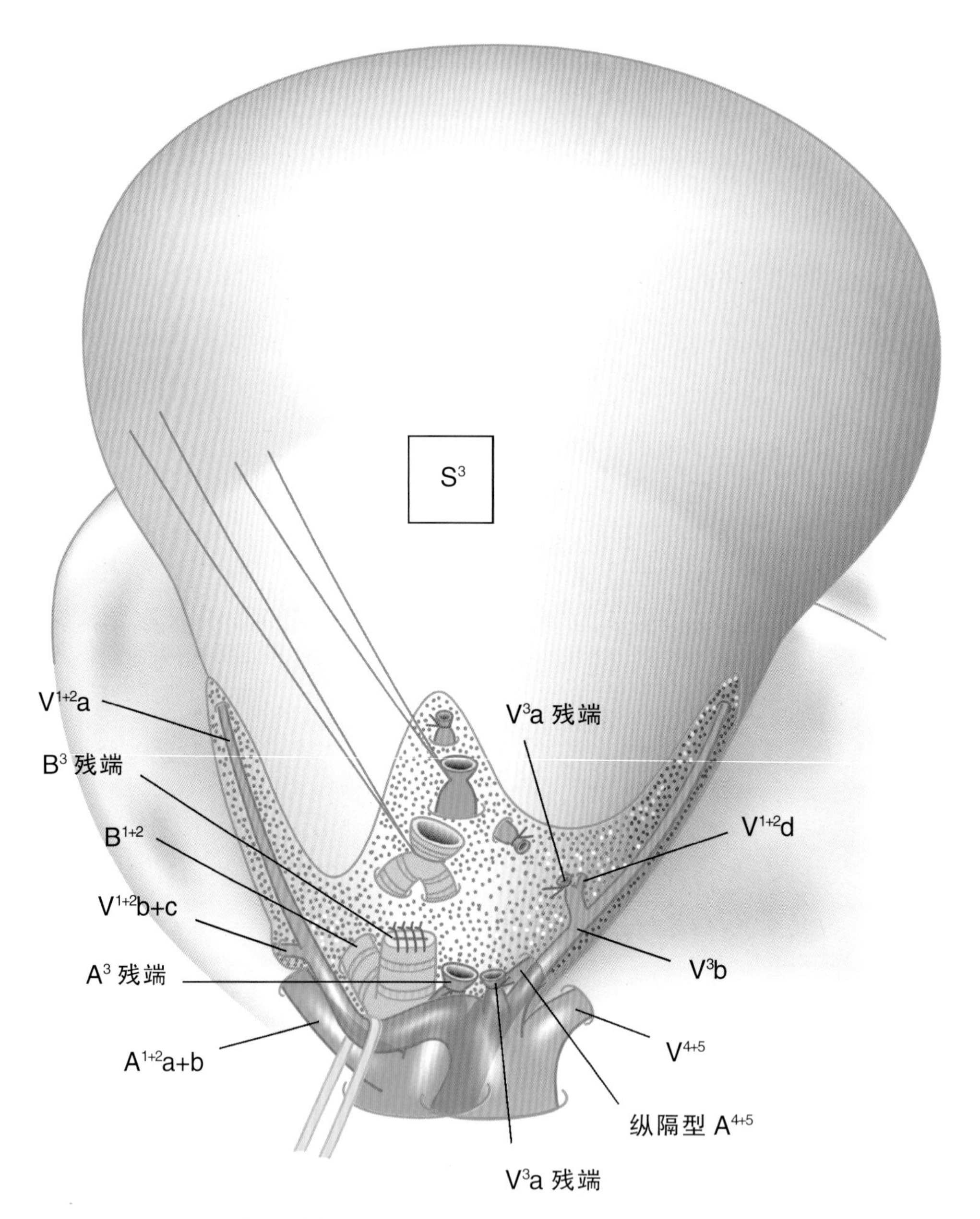

图 5.3.5 S^3 选择性充气，可采用纤支镜插入 B^3 后充气，或是切开 B^3 并向远端残端插入导管后再充气。封闭远端残端将气体留在 S^3 中。通过缝合或结扎封闭 B^3 近端残端。牵拉并从其背侧剥离 B^3 远端残端，从而使其远离肺门。在牵拉残端的同时牵拉残端两侧的肺组织，使用电凝沿着膨胀–萎陷分界线，同时也沿着 V^3b 和 $V^{1+2}a$ 切开肺组织。将 V^3b 保留在舌段(S^4+S^5)，这有助于确认段间平面，同样也能充分保留舌段。将肺组织切开可以看到从 V^3b 后方分出的 V^3a(S^3a 和 S^3b 之间)和 $V^{1+2}d$(S^3a 和 $S^{1+2}c$ 之间)。将 V^3a 切断，保留 $V^{1+2}d$，这样不仅可以确认段间平面，还可以保留来自 $S^{1+2}c$ 的静脉回流。从不同的角度来切开段间平面，以使段间分离变得容易并且精确。

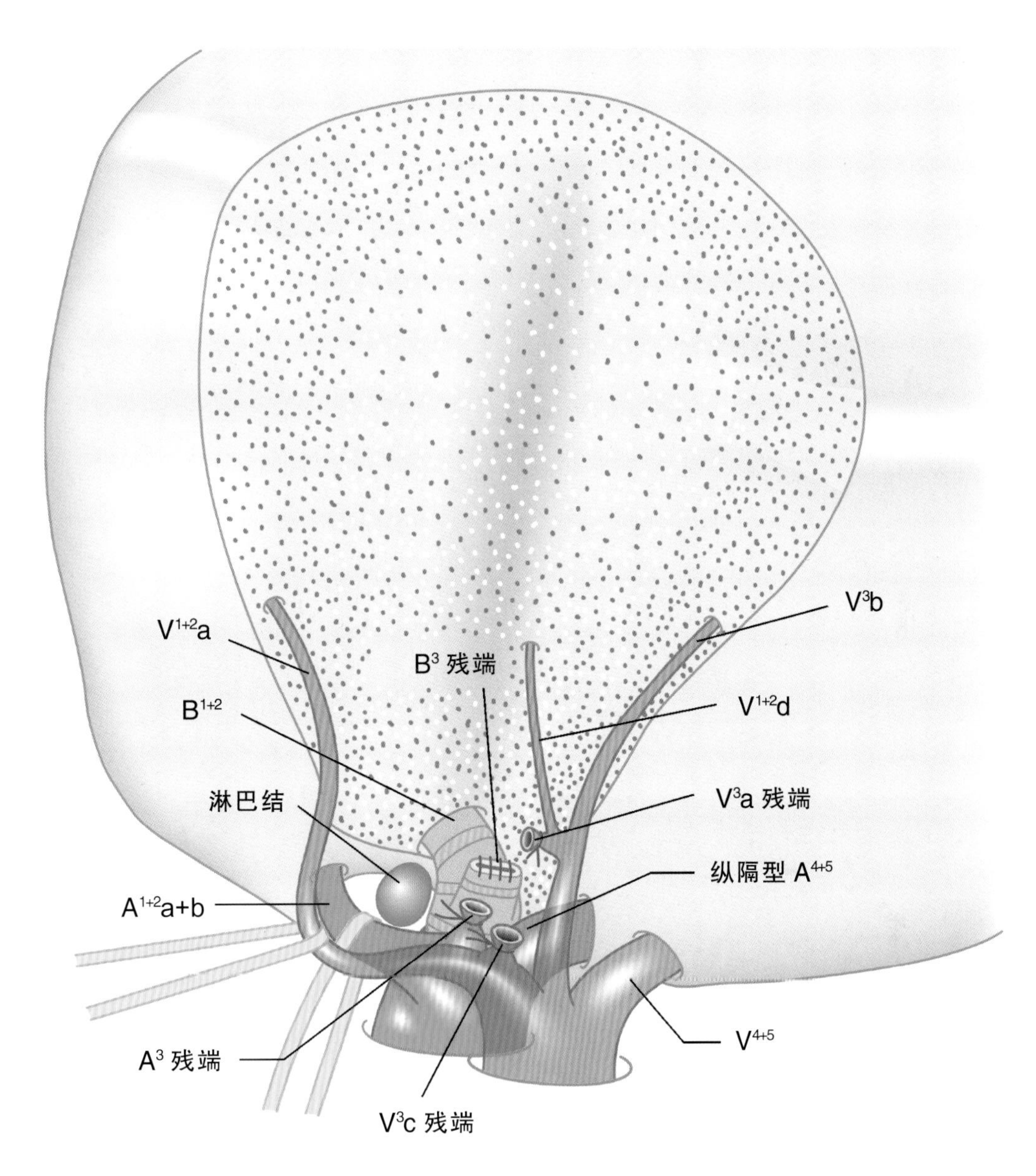

图 5.3.6 肺门区淋巴结的切除在 S^3 和 S^{1+2} 段切除术中是有不同的。因为 $A^{1+2}c$ 不能在 S^3 段切除术中切断，所以从背侧分离淋巴结有一点困难。将 $A^{1+2}a+b$ 和 B^{1+2} 套带牵引，从背侧将 12u 组和 13 组淋巴结从动脉和支气管剥离，绕过动脉和支气管，然后再从腹侧切除，这样会将这些淋巴结完整切除。

5.4 左 S^4+S^5 段（舌段）切除术

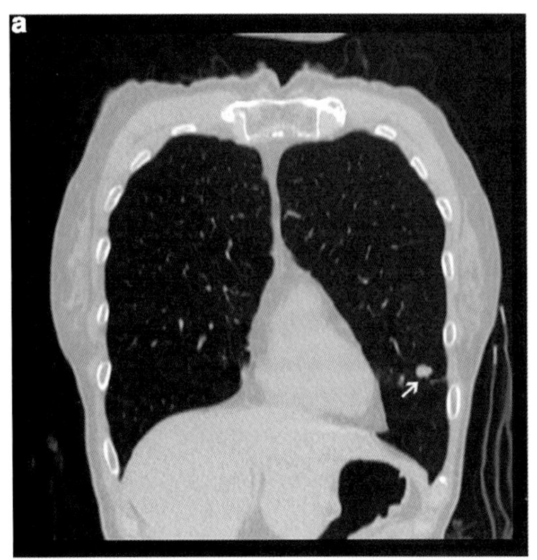

冠状面(CT 扫描)

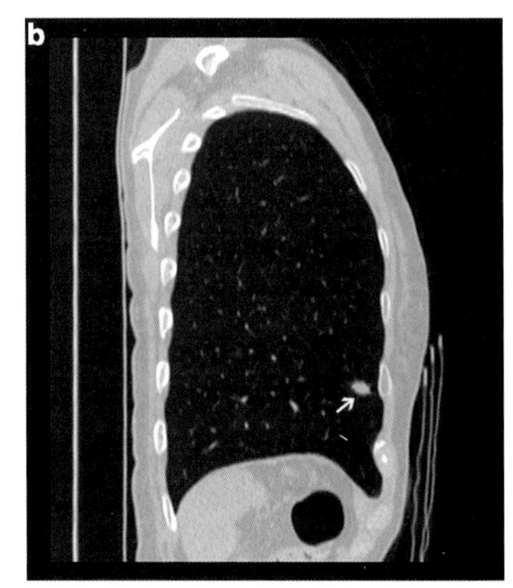

矢状面(CT 扫描)

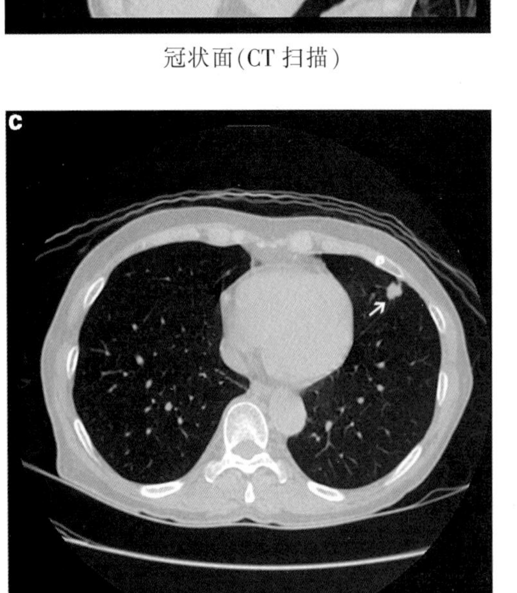

横断面(CT 扫描)

女性,73 岁,CT 显示一枚 1.2cm 大小结节,位于左肺 S^5 段,并伴毛刺和胸膜凹陷。CT 引导的细针穿刺诊断为腺癌。行舌段切除,最终病理诊断为 pT1aN0M0 乳头状腺癌。

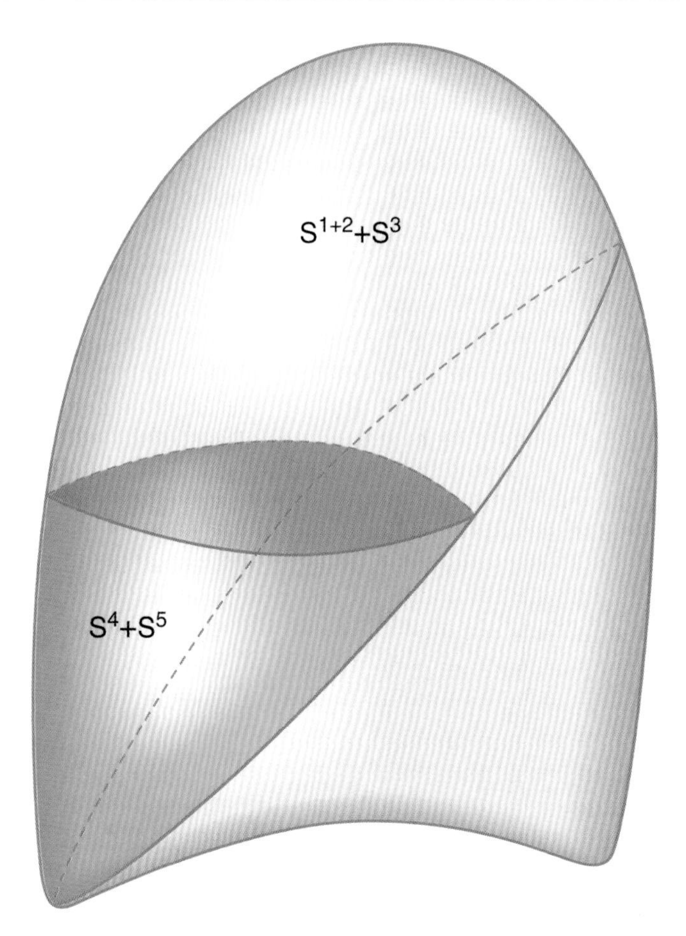

图 5.4.1　在 HRCT 的横断面、冠状面和矢状面视图中观察动脉、静脉和支气管的分支模式。在气管插管后用纤支镜对 B^{1-3} 和 B^{4+5} 的分支情况和大小做进一步检查。尽管 B^{1-3} 和 B^{4+5} 分支模式最常见，但是也会偶然遇到 B^{1+2}、B^3 和 B^{4+5} 的三支分支模式或 B^4a 单独分支模式。

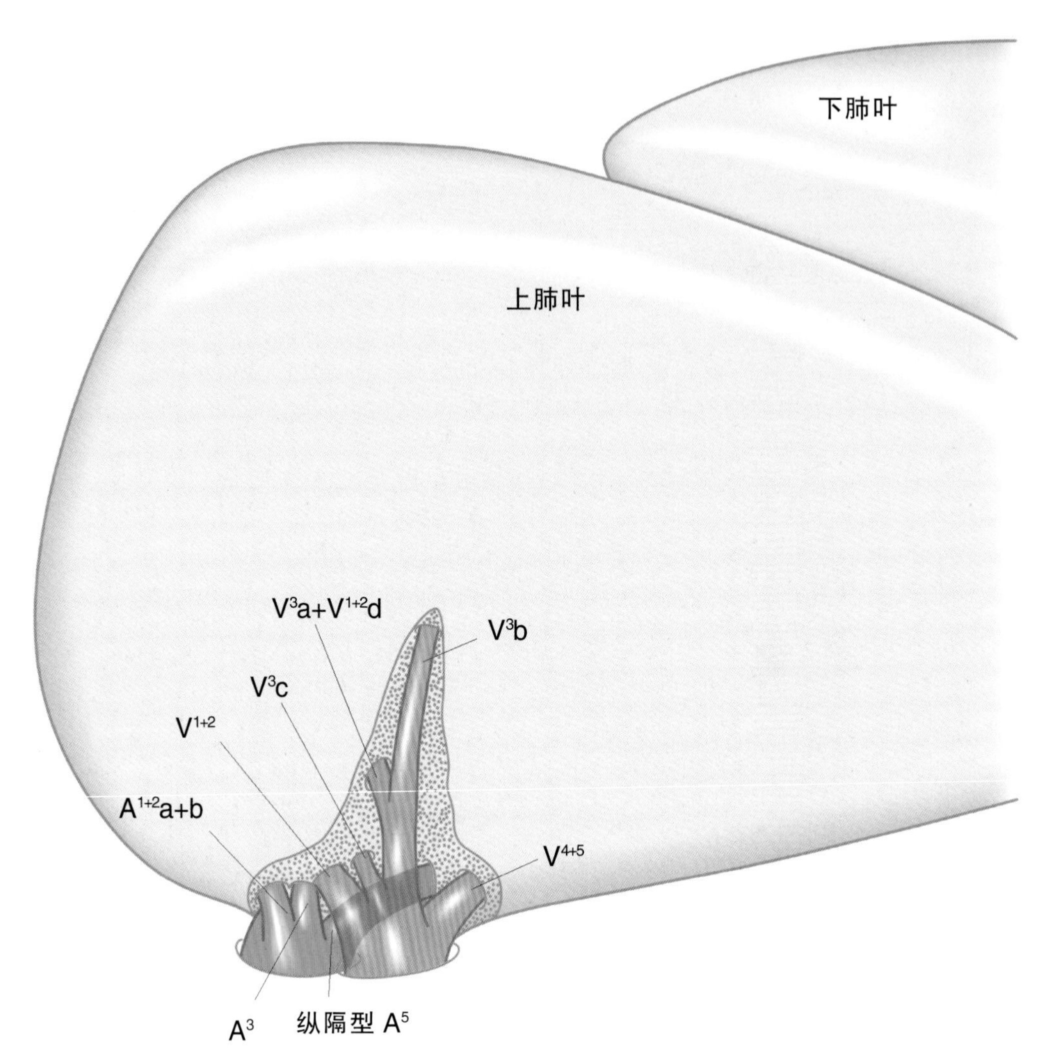

图 5.4.2 从腹侧向背侧暴露左上肺叶的肺门，会观察到上肺静脉和从左主通向叶间动脉近端的动脉。纵隔型 A^{4+5} 或 A^5 出现的概率约为 30%。这一章节图片所显示的是纵隔型 A^5。V^3b 位于腹侧浅层，将其套带牵引，向远端显露出 S^3 和 S^4 的分界线。

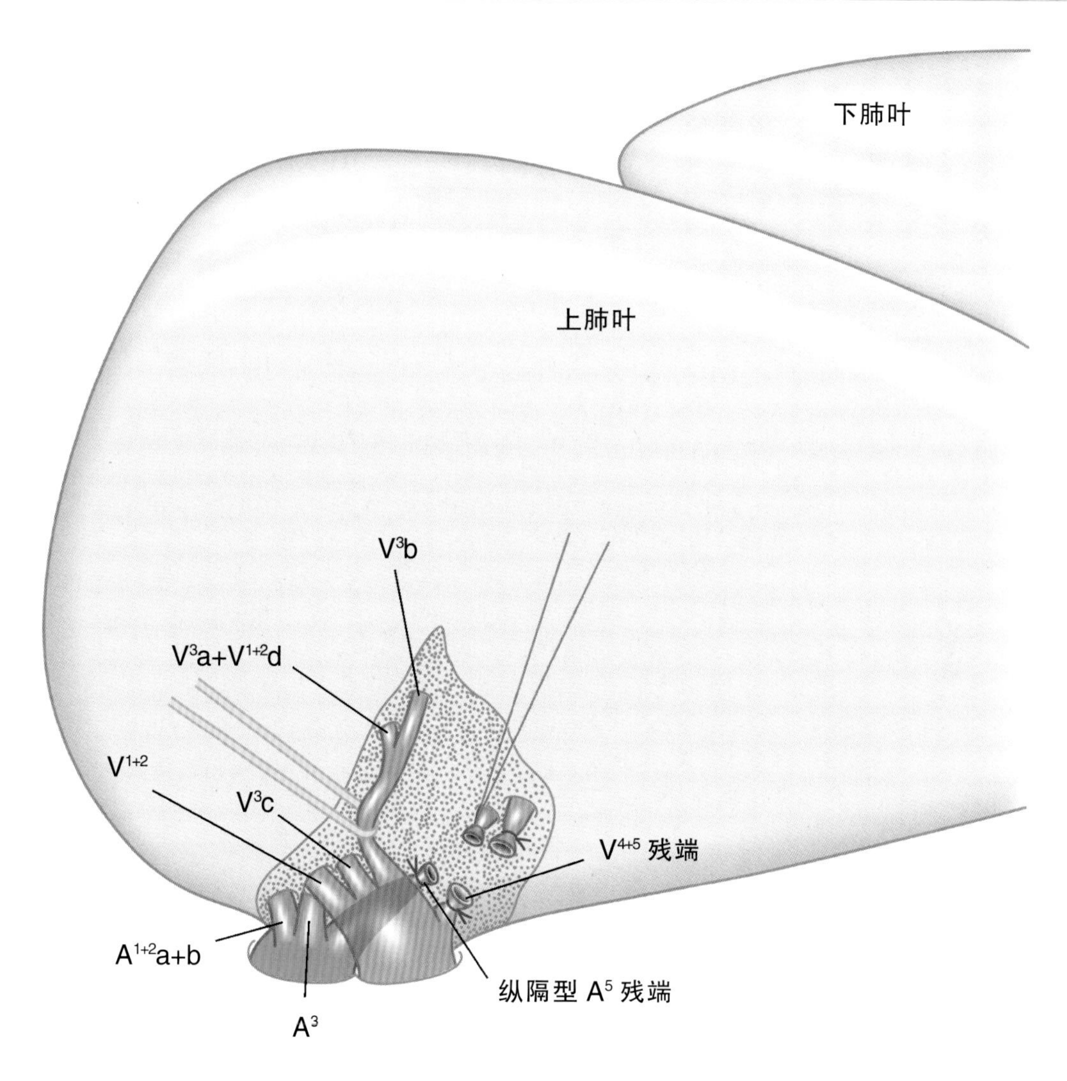

图 5.4.3 将 V^{4+5} 切断。V^{1+2}、V^3 和 V^{4+5} 有时彼此独立分支，所以要仔细地辨认它们。在很少情况下，V^{4+5} 从下肺静脉分支而来。将走行于 V^3 和 B^3 之间的纵隔型 A^5 切断。

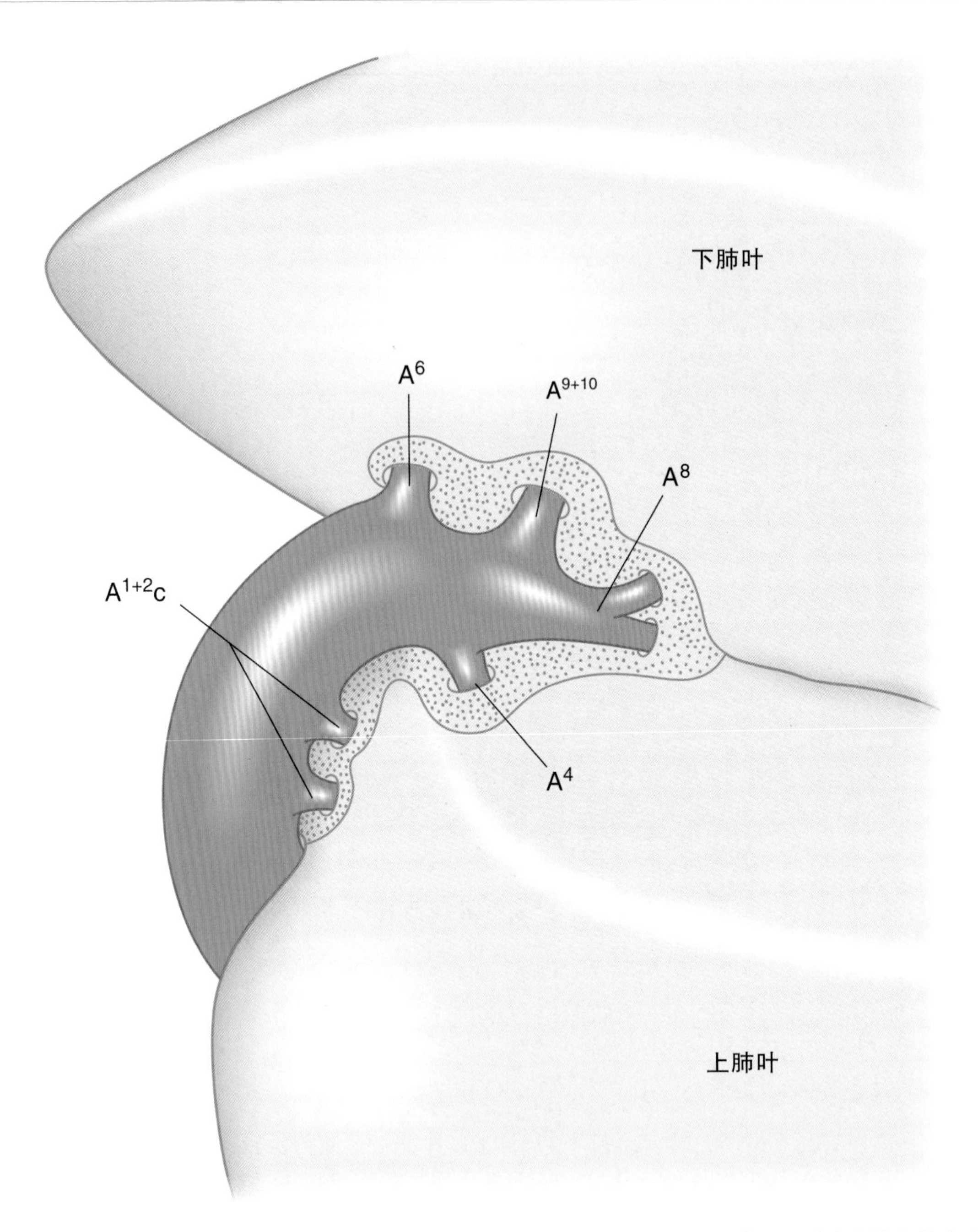

图 5.4.4 将从叶间肺动脉分支的 A4 切断。用电凝将叶间裂切开而不是用切割缝合器，因为切割线会影响后期对膨胀-萎陷分界线的确认。

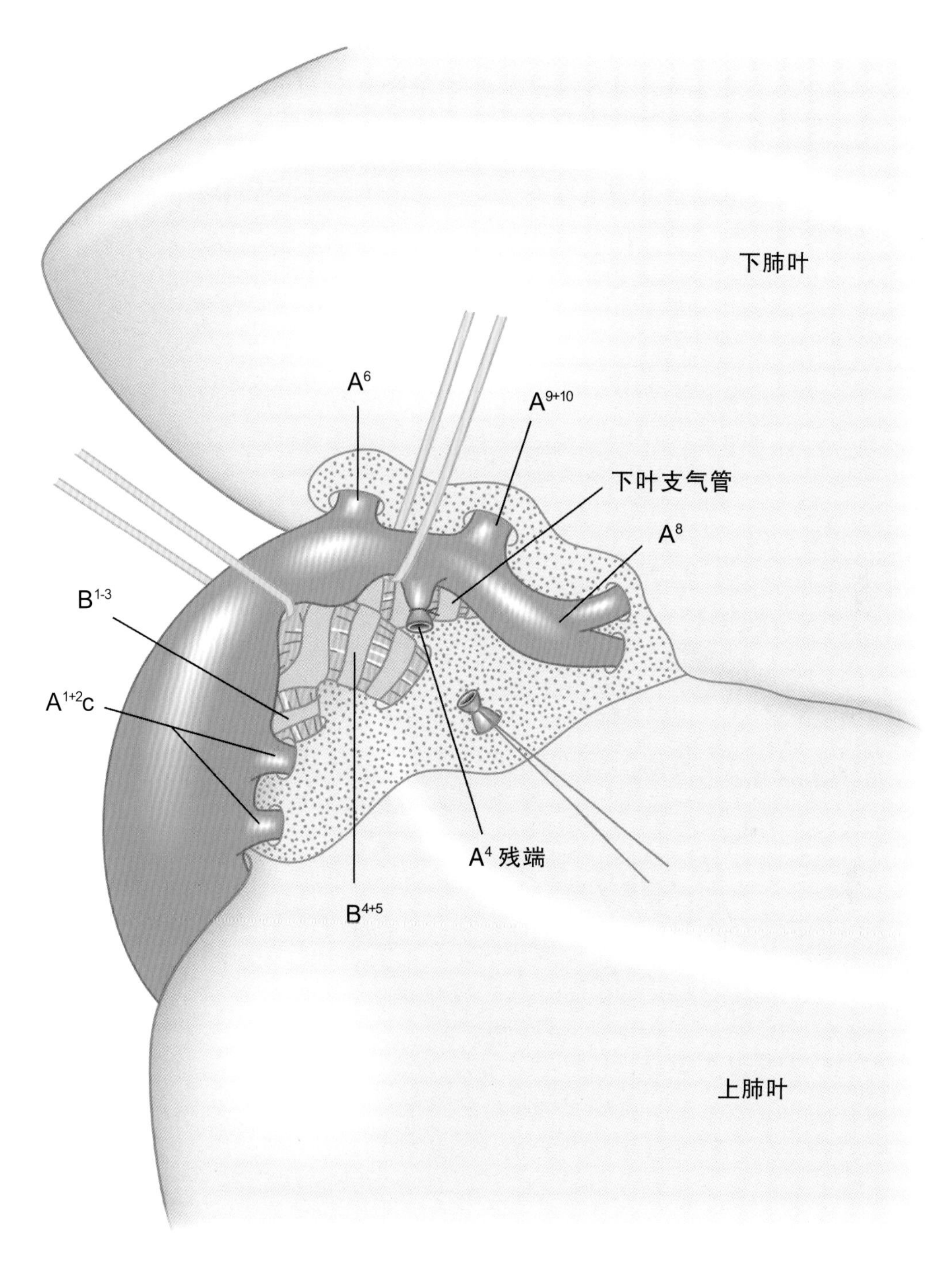

图 5.4.5　A^4 后方可以看到 B^{4+5}。B^{4+5} 的辨认可以通过插入 B^{1-3} 或 B^{4+5} 的纤支镜的照明来帮助确认。

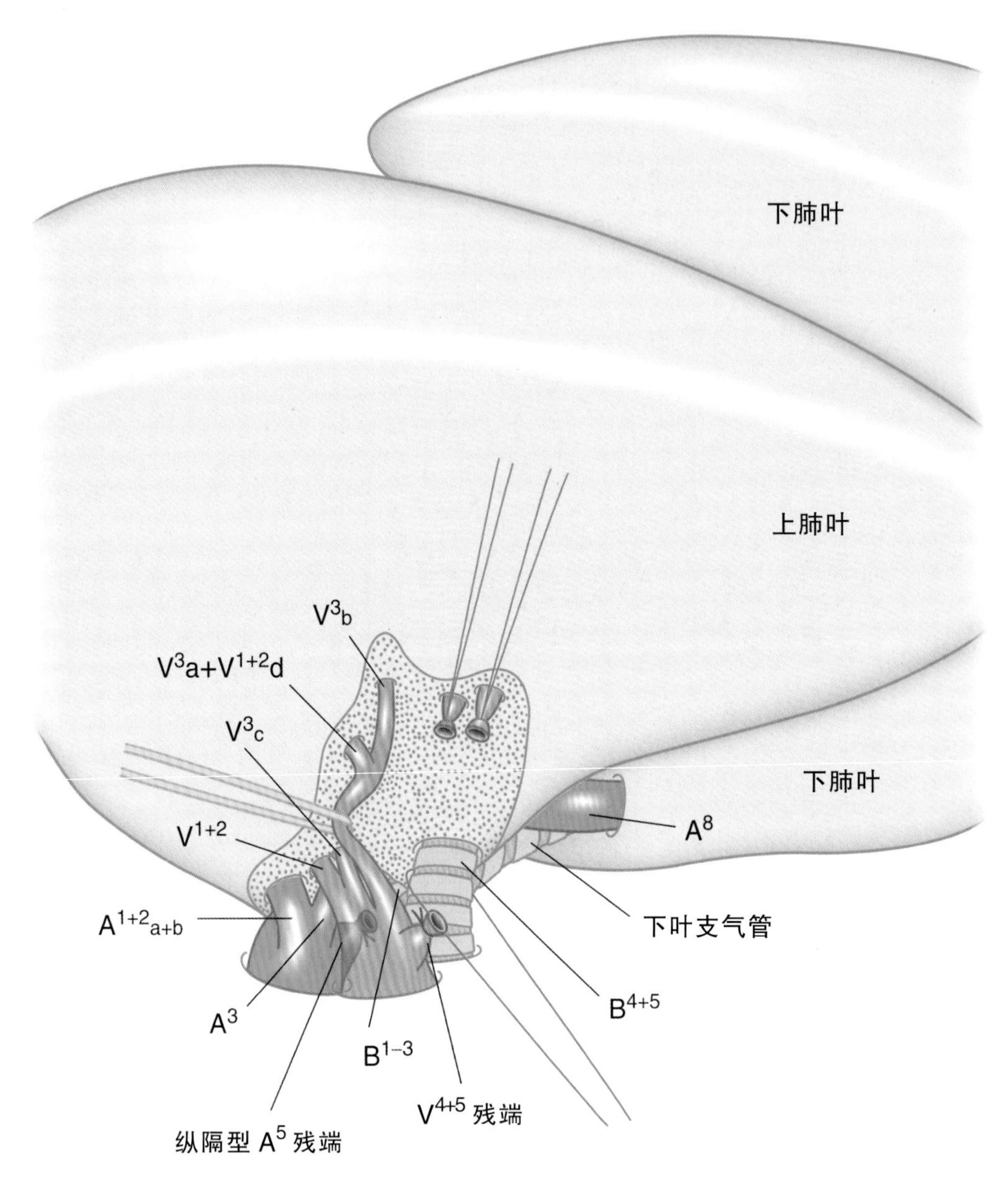

图 5.4.6 将肺段支气管 B^{4+5} 套线。

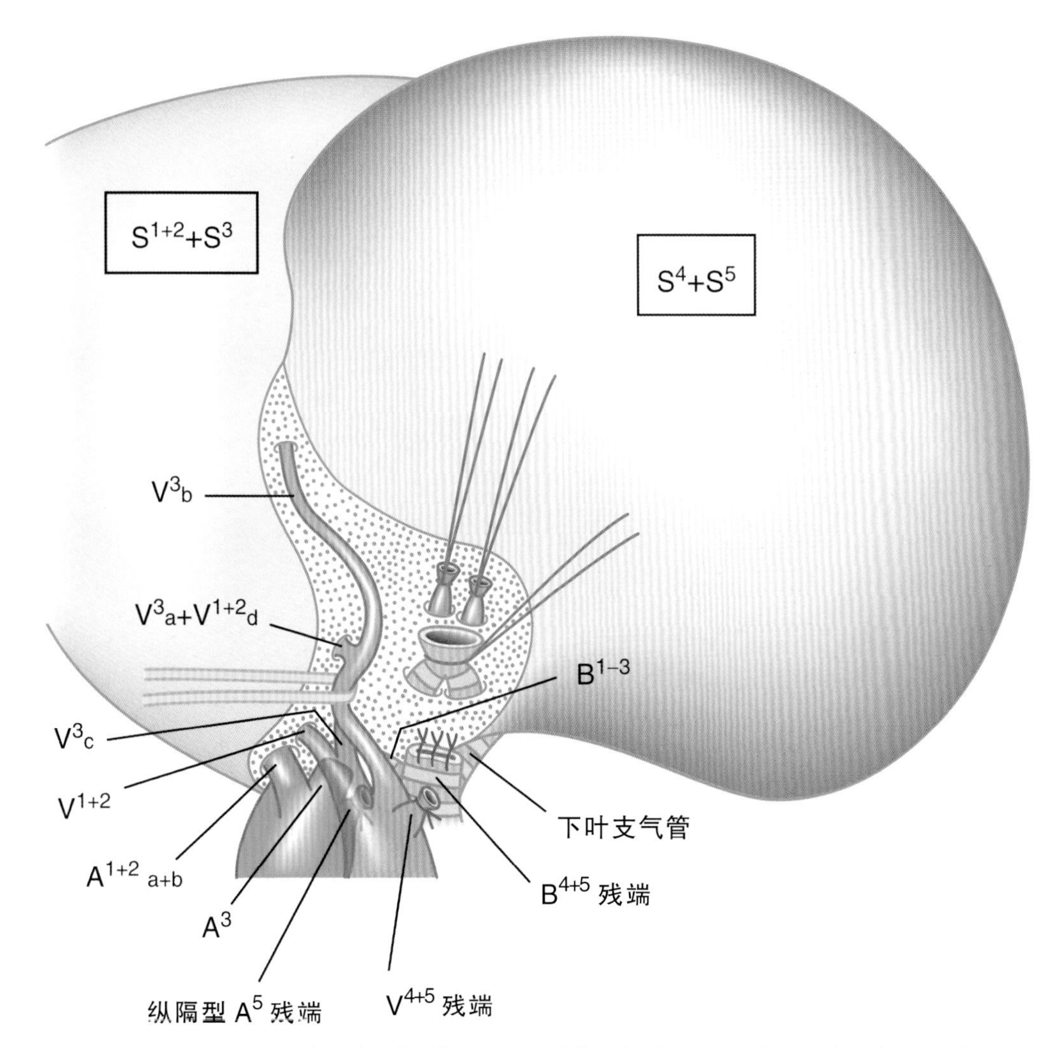

图 5.4.7　S^4+S^5 选择性充气，可采用将纤支镜插入 B^{4+5} 后充气，或是切开 B^{4+5} 并向远端残端插入导管后再充气。封闭远端残端将气体留在 S^4+S^5 中。通过缝合或结扎封闭肺段支气管 B^{4+5} 近端残端。当用纤支镜进行 S^4+S^5 充气时，可用钳闭器将 B^{4+5} 切开。提起 B^{4+5} 远端残端，在其背面向远端剥离，从而使其远离肺门。在牵拉 B^{4+5} 远端残端的同时牵拉残端两侧的肺组织，使用电凝沿着膨胀-萎陷分界线切开肺组织。将 V^3b 保留在 S^3 上，这有助于确认段平面。将肺组织切开可以发现从 V^3b 背侧分支的 V^3a(S^3a 和 S^3b 之间）和 $V^{1+2}d$(S^3a 和 $S^{1+2}c$ 之间），它们均需要保留。

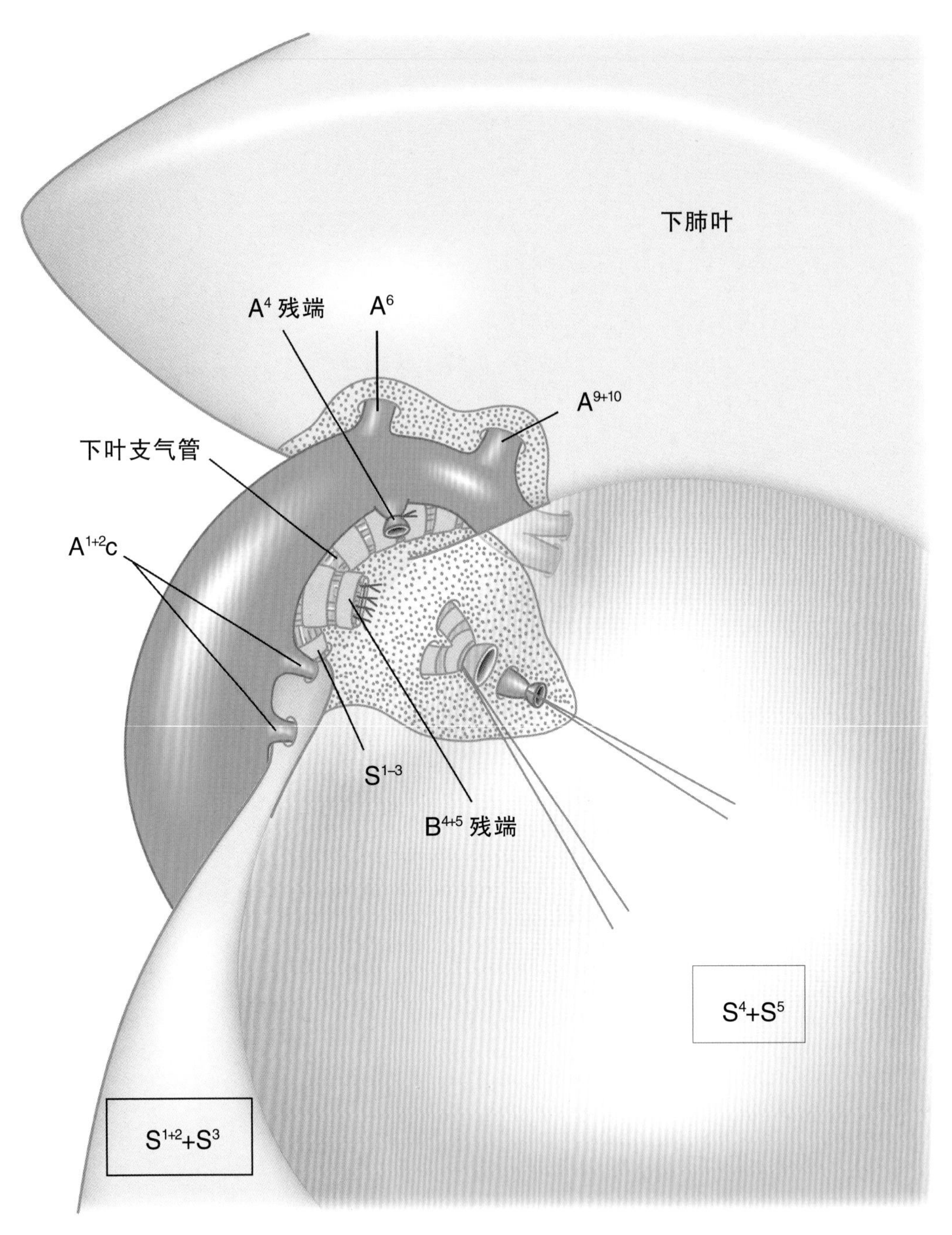

图 5.4.8 沿膨胀-萎陷分界线将肺切开。从不同的角度来切开段间平面,以使段间切除变得容易并且精确。

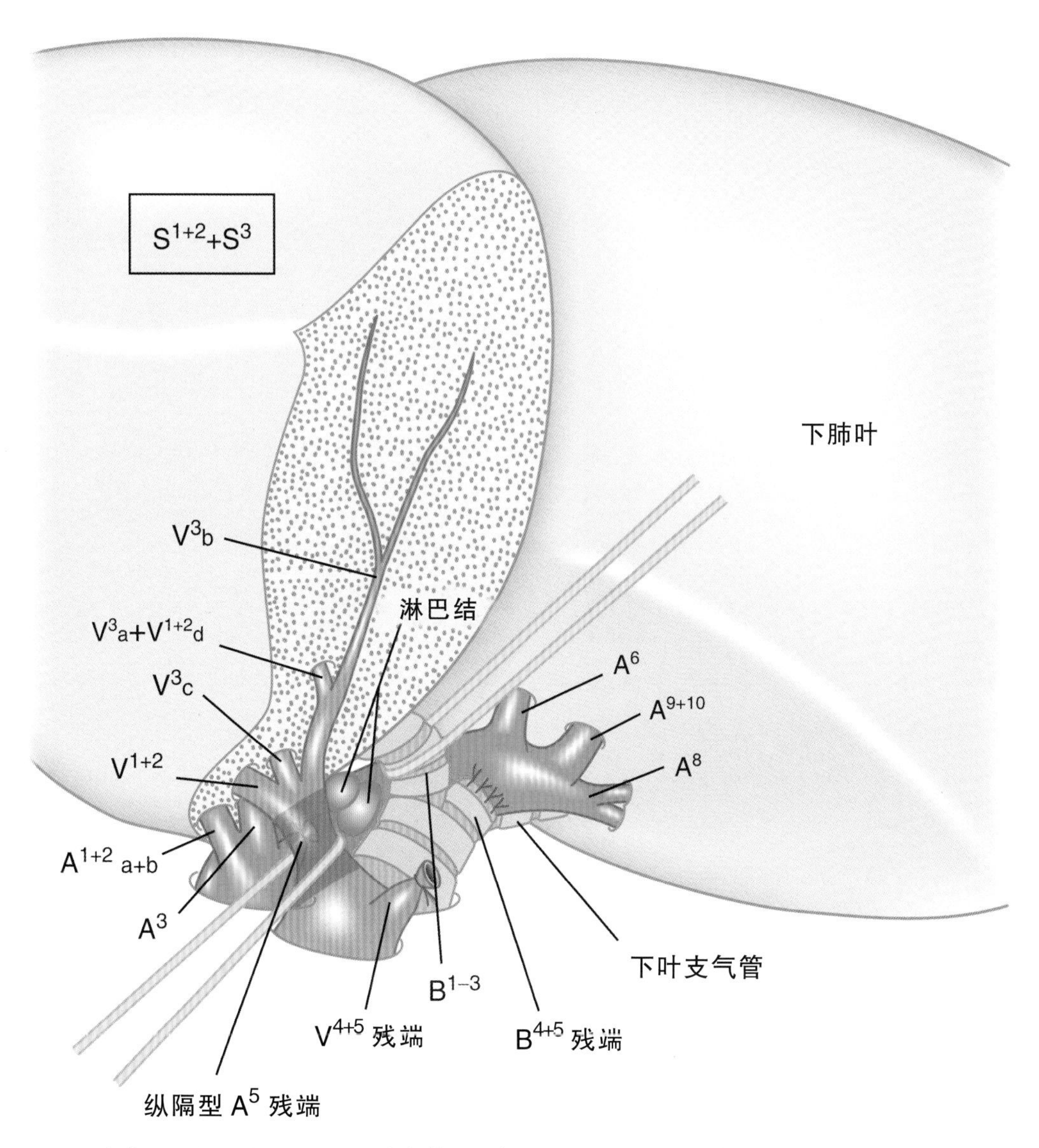

图 5.4.9 因为淋巴回流从舌段汇入上叶支气管的根部，所以 B^{1-3} 周围肺门淋巴结的清扫对舌段(S^4+S^5)切除十分重要。将 B^{1-3}、V^{1-3}、肺动脉上干和 $A^{1+2}c$ 套带牵引，然后切除 B^{1-3} 周围的 12 组淋巴结。

5.5 左 $S^{1+2}+S^{3}c$ 段切除术

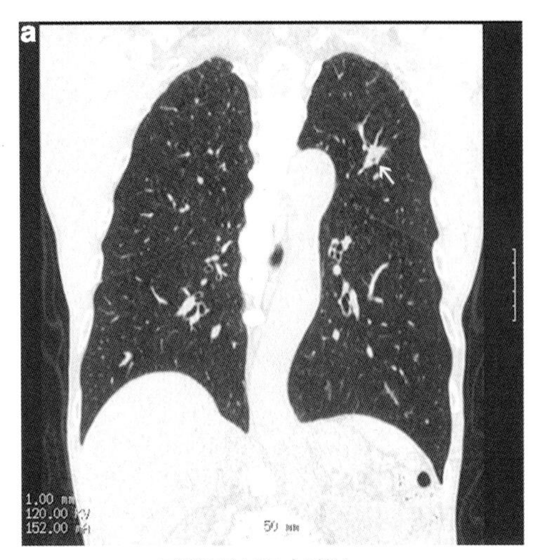

冠状面(CT 扫描)

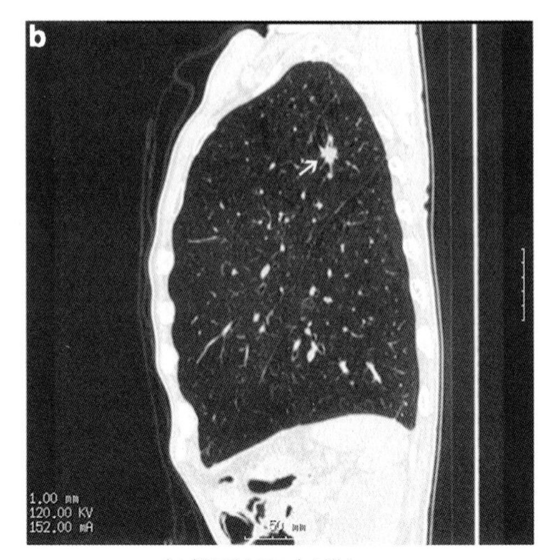

矢状面(CT 扫描)

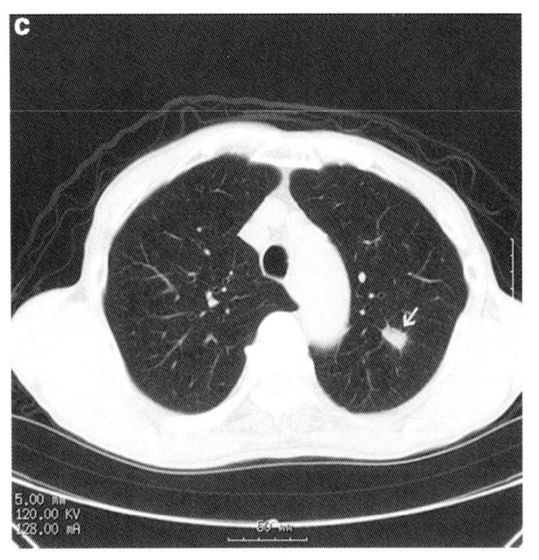

横断面(CT 扫描)

男性,70 岁, 肺功能差,CT 显示一枚 1.8cm 大小实性结节,伴毛刺,肿瘤位于左 $S^{1+2}a$ 段内,CT 引导的细针穿刺诊断为腺癌。因为肿瘤位于 $S^{1+2}a$ 内且靠近 $S^{3}c$, 所以行 $S^{1+2}+S^{3}c$ 段切除术,以保证足够的切缘。最终病理诊断为 pT1aN0M0 乳头状腺癌。

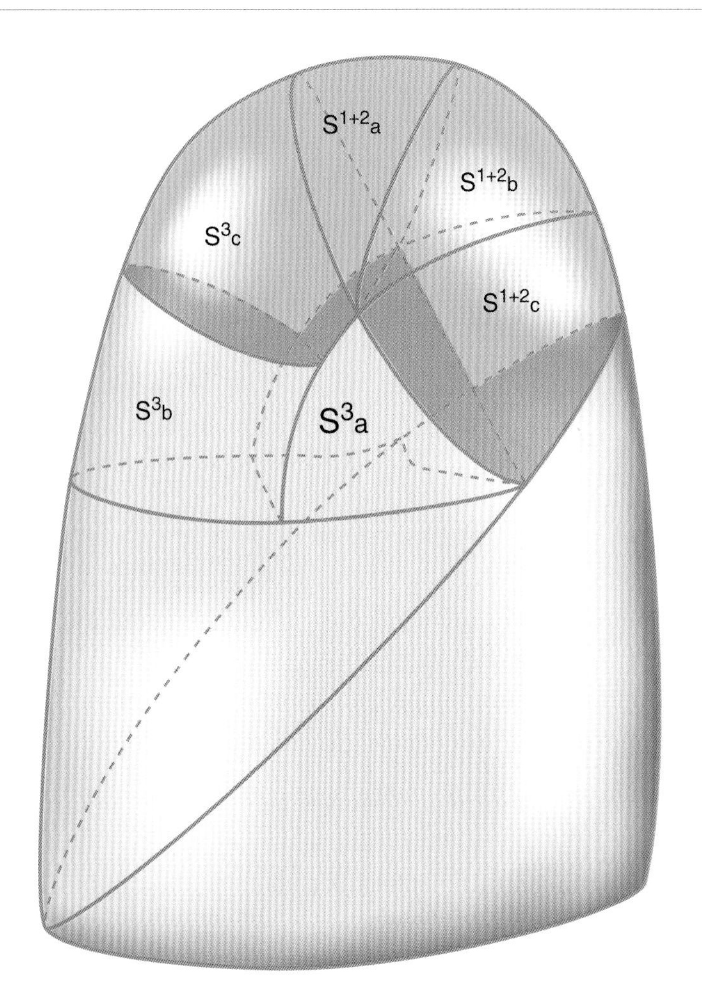

图 5.5.1　此术式对于切除位于 $S^{1+2}a$ 内而又靠近 S^3c 的肿瘤很有帮助，因为可以避免会严重损害左上叶肺功能的固有段(S^{1+2} 和 S^3)切除术。在 HRCT 的横断面、冠状面和矢状面视图中观察动脉、静脉和支气管的解剖学分支情况。在气管插管后用纤支镜对 B^{1+2} 和 B^3 的分支情况和大小做进一步检查。B^3 通常分支为 B^3a 和 B^3b+c。

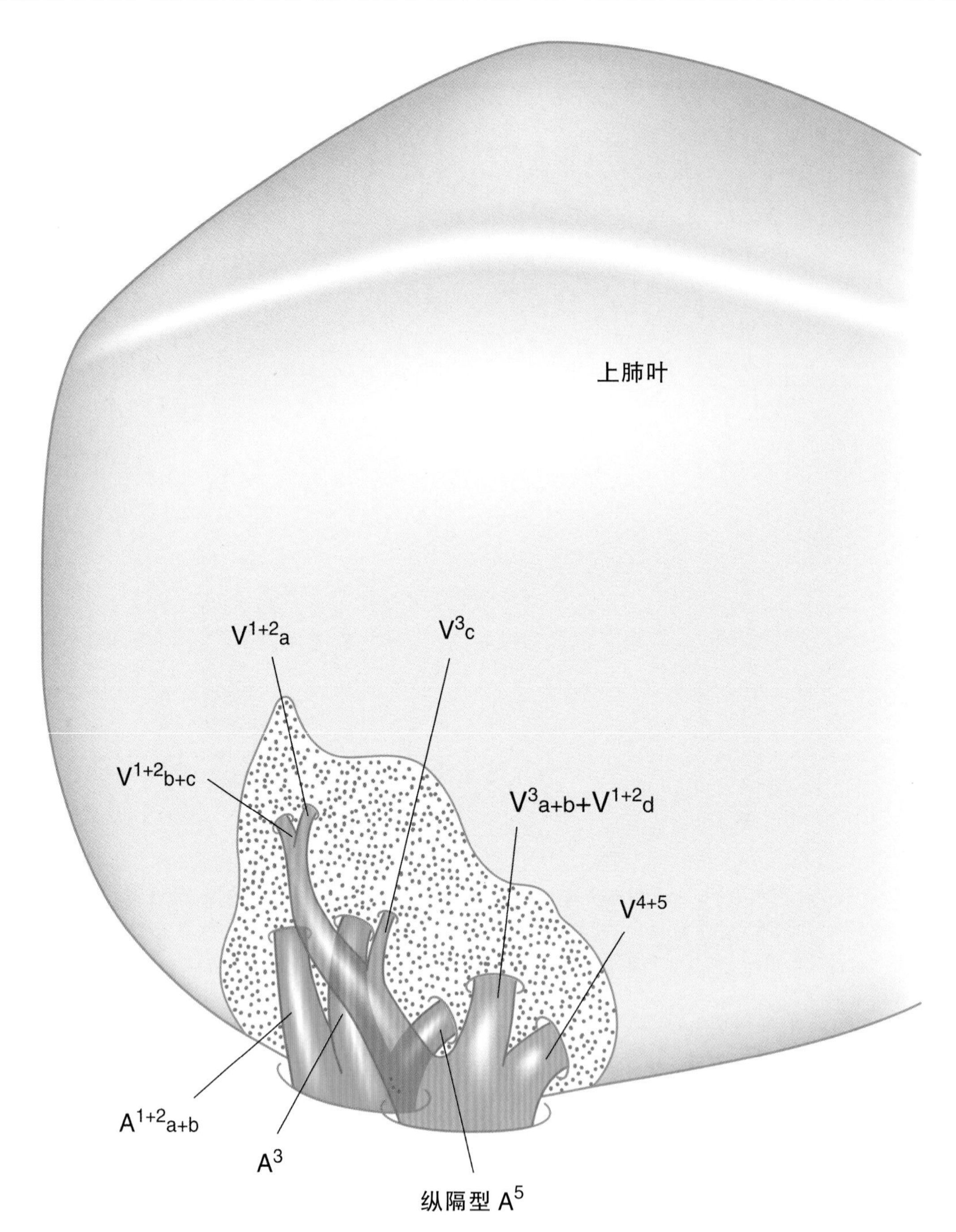

图 5.5.2 从腹侧向背侧暴露左上肺叶的肺门可以看到上肺静脉和从左肺动脉主干发出的分支。将 V^{1+2} 套带牵引，向远端暴露并显露 $V^{1+2}a$。$V^{1+2}a$ 走向肺顶端，并位于 S^{1+2} 和 S^3 之间，靠近肺表层。这时通常看不到 $V^{1+2}b+c$，这是 V^{1+2} 上方纤细的静脉，偶尔从 V^{1+2} 近端分出，向背面走行，跨过 A^{1+2}，将它切断。通过暴露 $V^{1+2}a$，可以确认 A^{1+2} 和 A^3，它们分别位于 $V^{1+2}a$ 的背侧和腹侧。这一章节图片所展示的是 A^{1+2} 分支形成 $A^{1+2}a+b$ 和 $A^{1+2}c$。

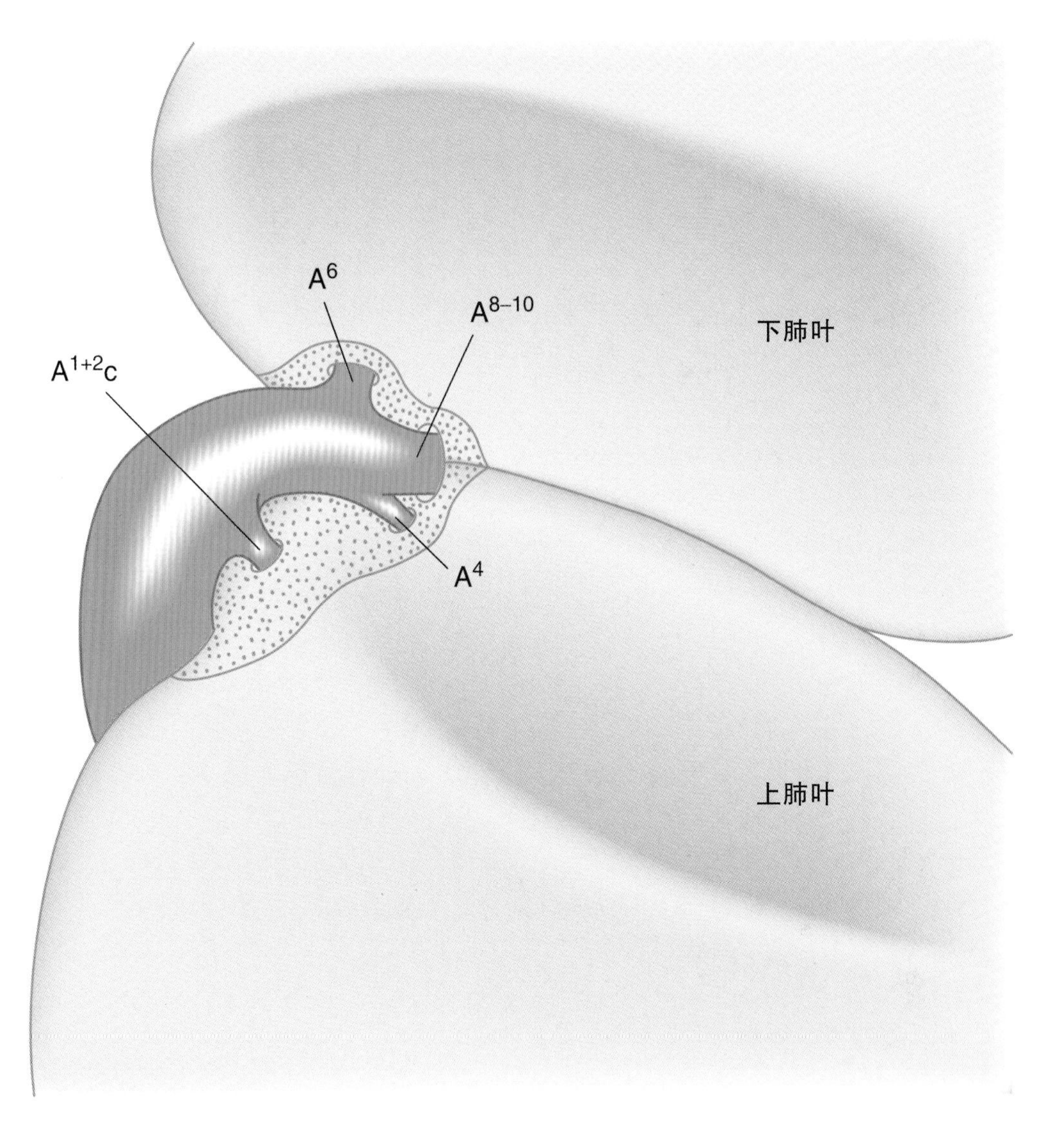

图 5.5.3　用电凝将叶间裂分开，而不是切割缝合器，因为切割线会影响膨胀–萎陷分界线的确认。下列步骤有利于叶间裂的确认：将纤支镜插入 B^{1+2} 后喷射通气，这会在膨胀的 S^{1+2} 和萎陷的下肺叶之间形成膨胀–萎陷分界线。用电凝沿着膨胀–萎陷分界线将叶间裂切开。从背面可以确认肺动脉中间干上分支形成的 $A^{1+2}c$。有时 $A^{1+2}c$ 的分支邻近 A^6 水平，所以很难将其与 A^4 区分开。在这一视角上背面可以确认保留了这个未确认的分支，这个分支在切断 B^{1+2} 后可以获得确认。A^{1+2} 和 A^4 分别靠近或远离 B^{1+2} 远端残端。

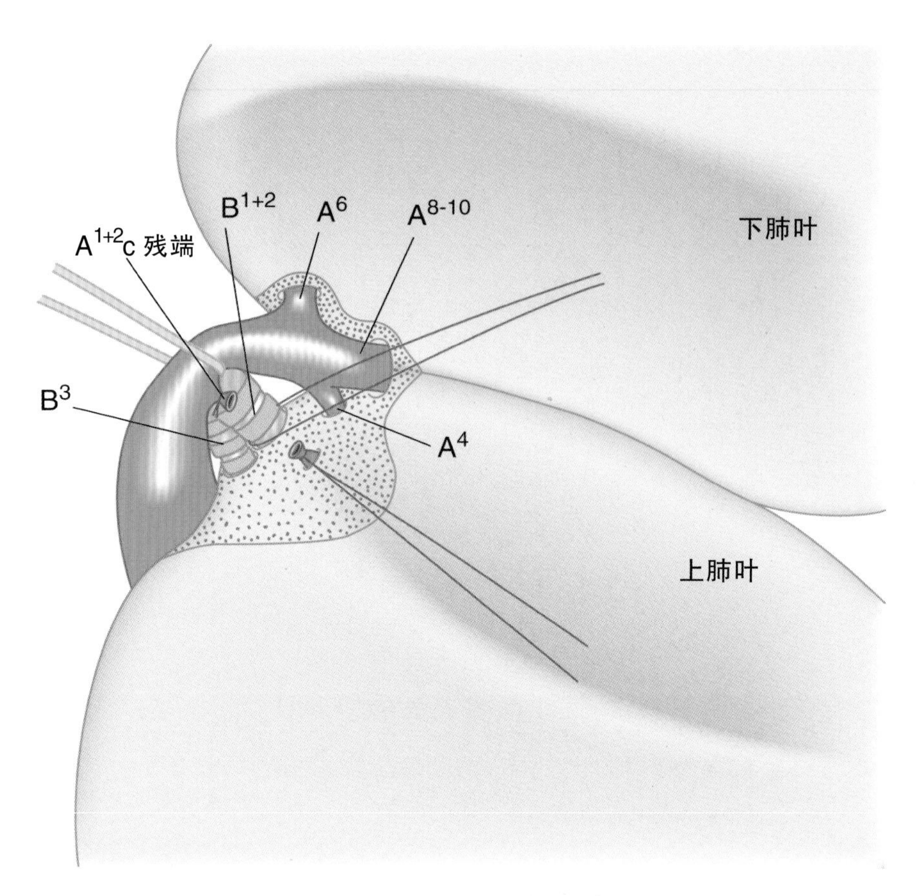

图 5.5.4 将 $A^{1+2}a+b$ 和 $A^{1+2}c$ 切断显露出 B^{1+2} 旁的淋巴结。切除这些淋巴结显露出 B^{1+2},将 B^{1+2} 套线。要仔细确认 B^{1+2},因为在这一视角中看见的支气管并不经常是 B^{1+2},有可能是 B^{1-3} 或 $B^{1+2}c$。下列步骤对正确地确认 B^{1+2} 十分重要:术前纤支镜确定支气管的分支和大小;B^{1+2} 和 B^3 分别位于 A^3 的背侧和腹侧;通过纤支镜的照明确认 B^{1+2} 和 B^3。

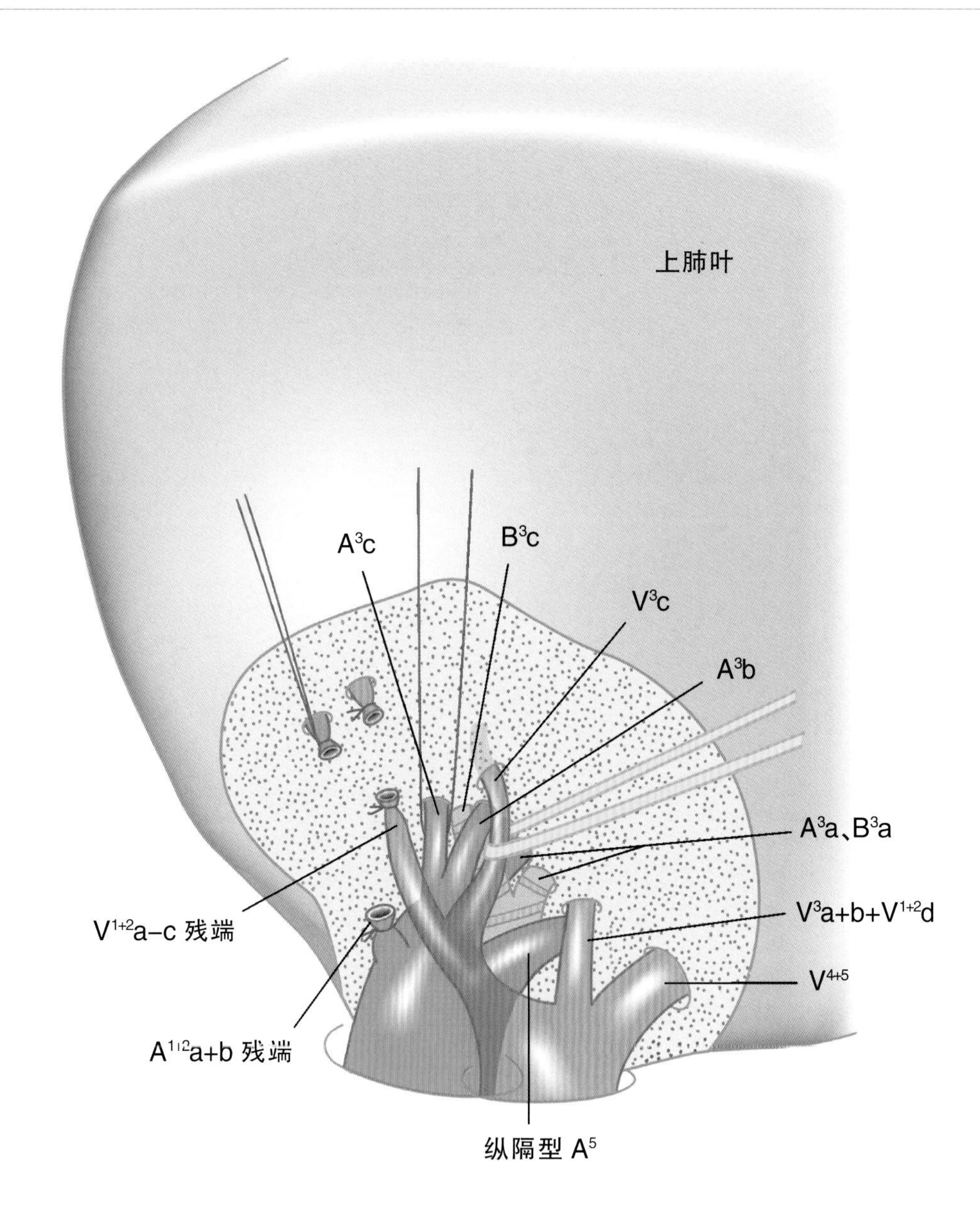

图 5.5.5　在腹侧将 V^{1+2} 切断。向远端暴露 A^3 可以确认 A^3c。这个章节的图片所显示的是 A^3a 和 A^3b+c 的分支模式，其概率为 90%。A^3b+c 位于肺组织表面，而 A^3a 位于肺组织深部。A^3c 和 A^3b 分别向头侧和腹侧方向走行。切断 A^3c 可以暴露位于 A^3c 后方的 B^3c。将 B^3c 套线。

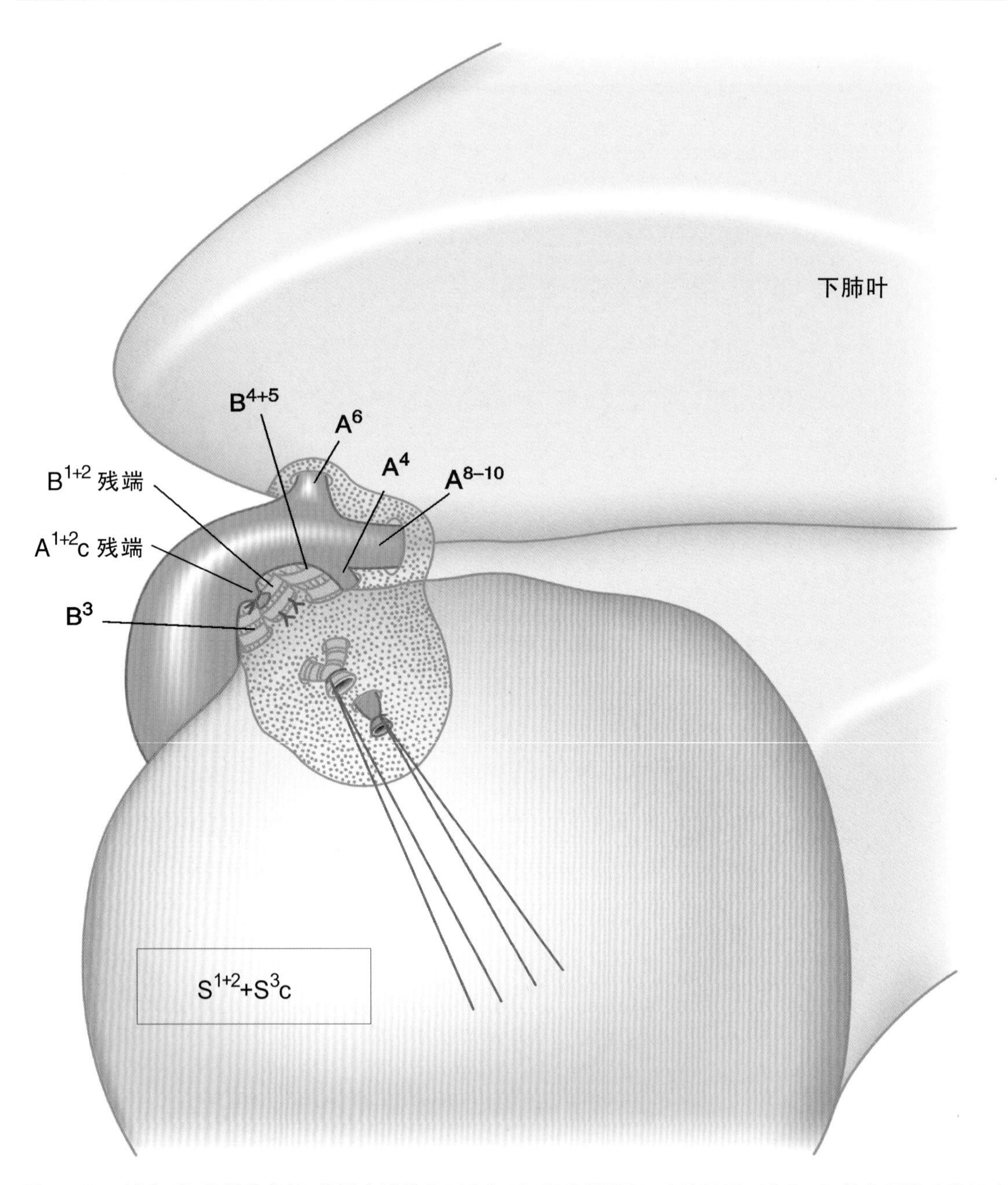

图 5.5.6 S^{1+2} 和 S^3c 选择性充气:将纤支镜插入 B^{1+2} 和 B^3c 后喷射通气,或是切开 B^{1+2} 和 B^3c 并向远端残端插入导管后再充气。封闭 B^{1+2} 和 B^3c 远端残端,将气体留在 S^{1+2} 和 S^3c 中。通过缝合或结扎封闭支气管近端残端。提起并剥离支气管远端残端,并使其远离肺门。在牵拉远端残端的同时提升残端两端的肺组织,并用电凝沿膨胀-萎陷分界线将其切开。

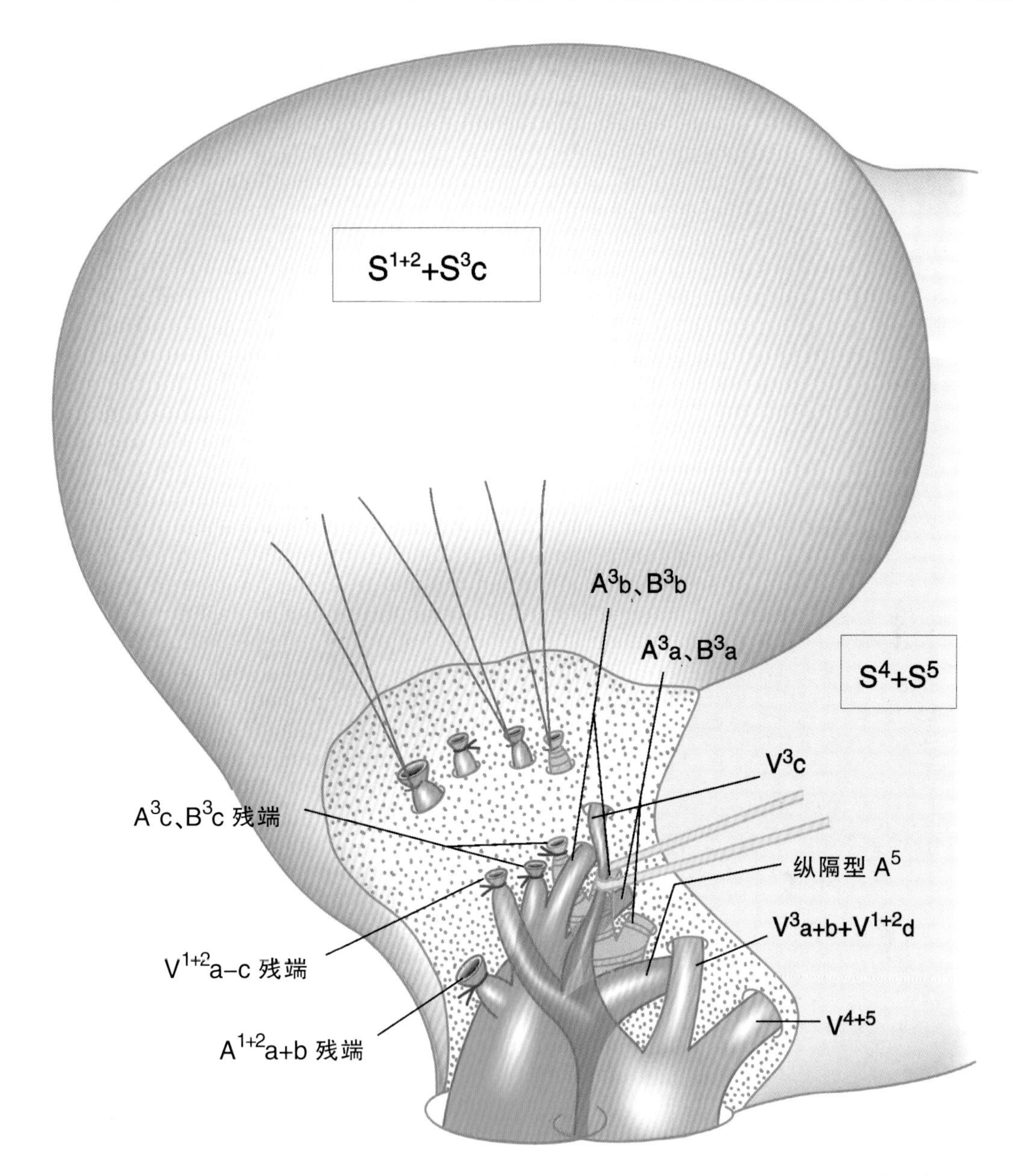

图 5.5.7　沿膨胀-萎陷分界线切开肺组织可以看到 V^3c(S^3b 和 S^3c 之间)和 $V^{1+2}d$($S^{1+2}c$ 和 S^3a 之间),如果在手术切缘足够的情况下可以将其保留。

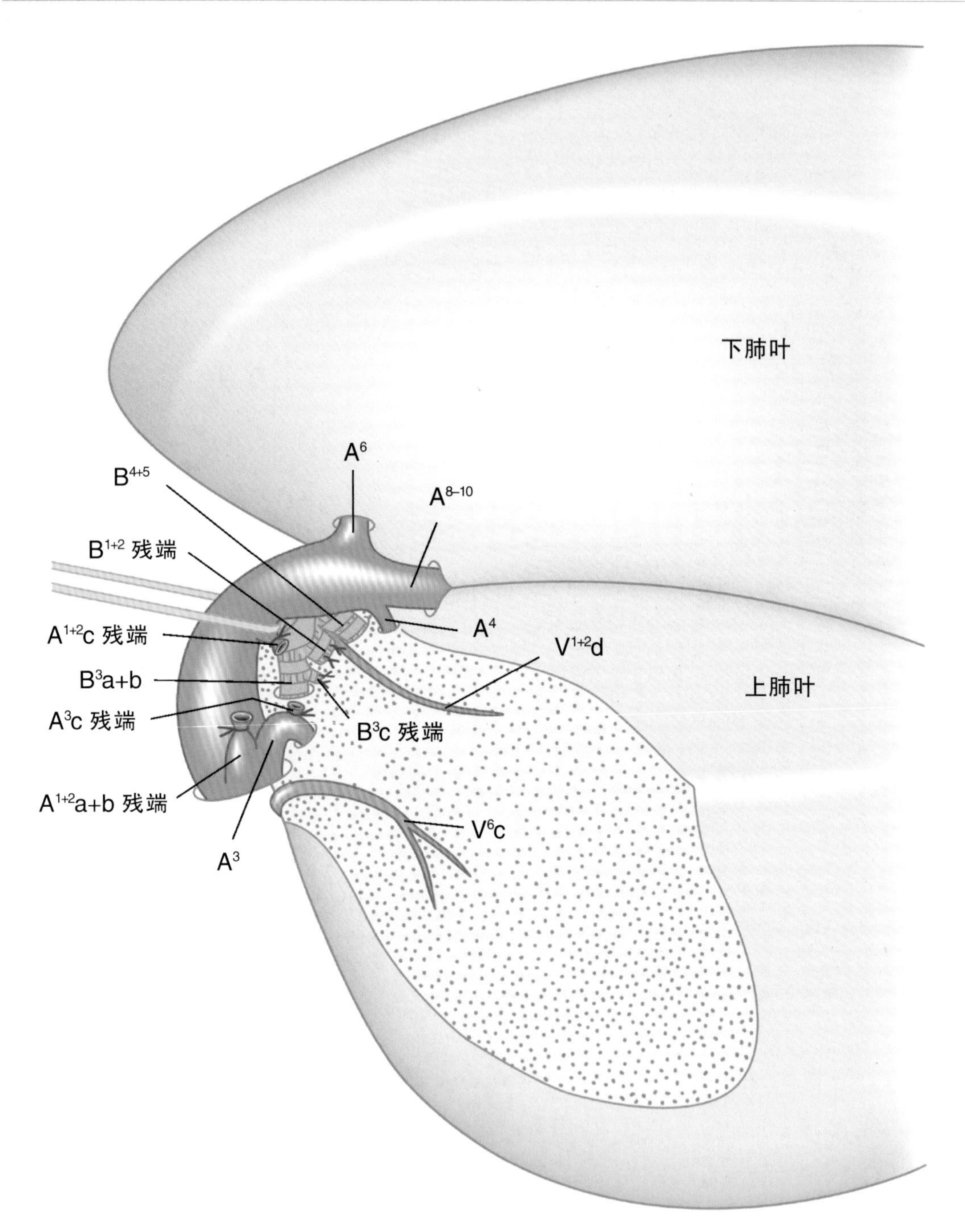

图 5.5.8 肺段切除后，V^{1+2}d 和 V^{3}c 显露在段间平面上。将 B^{3} 和 A^{4} 套带，暴露并切除 B^{1-3} 和 B^{4+5} 之间的 12u 组和 13 组淋巴结。为切除 11 组淋巴结，将叶间裂充分打开，并将 A^{4} 或 A^{5} 套带牵引，以便简单且安全地将淋巴结切除。

5.6　左 $S^{1+2}c+S^{3}a$ 段切除术

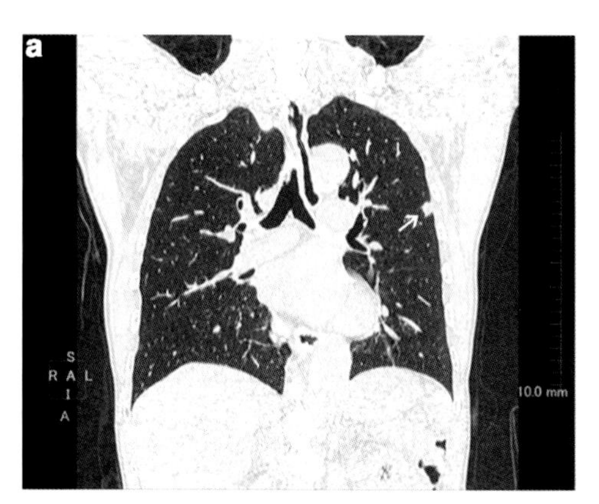

冠状面(CT 扫描)

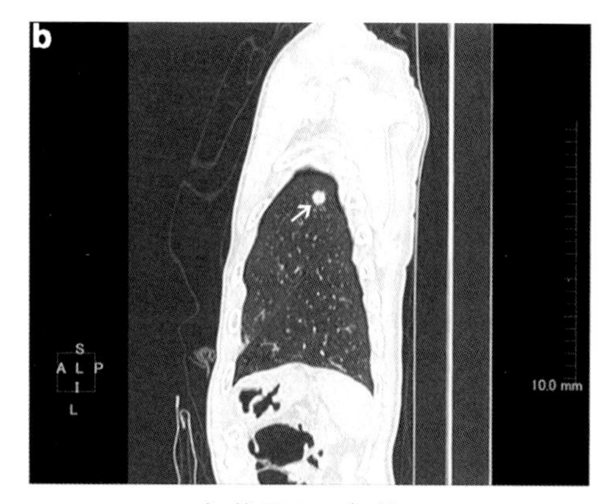

矢状面(CT 扫描)

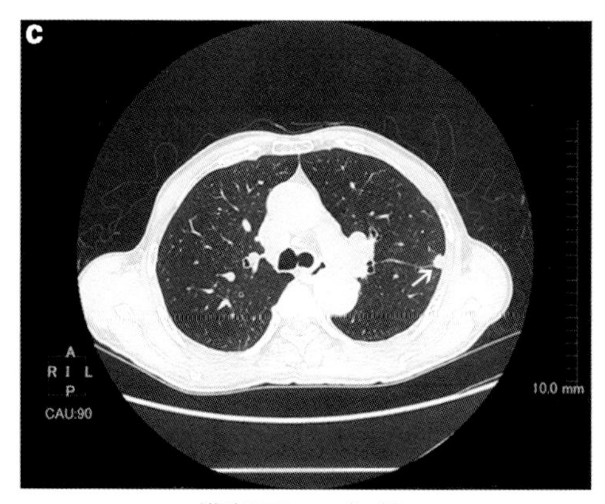

横断面(CT 扫描)

男性,77 岁,CT 发现左肺 $S^{3}a$ 内结节,且逐渐增大。3 年后的 CT 扫描显示一枚 1.3cm 大小实性结节,伴毛刺,CT 引导的细针穿刺诊断为腺癌。肿瘤累及肺段静脉 $V^{1+2}d$,该静脉是肺段 $S^{1+2}c$ 和 $S^{3}a$ 的边界。因为患者不仅高龄,而且肺功能差,所以采用肺段 $S^{1+2}c$ 和 $S^{3}a$ 切除,以代替肺功能损失更大的固有段($S^{1+2}+S^{3}$)切除。最终病理诊断为 pT1aN0M0 乳头状腺癌。

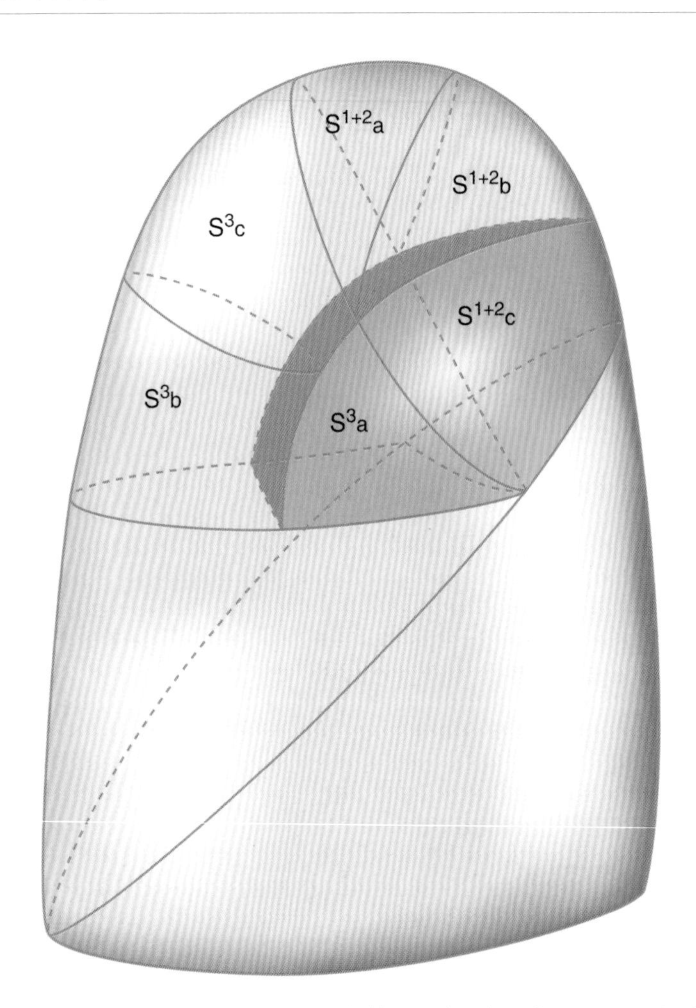

图 5.6.1 这个术式适用于肺组织深部的小肿瘤或细支气管肺泡癌。与固有段($S^{1+2}+S^3$)切除术相比,这个手术不仅可以用于治疗性切除还可以用于肺功能保留,因为固有段切除术造成的肺功能减少类似于右上肺叶切除。在HRCT的横断面、冠状面和矢状面视图中观察肺段动脉、静脉和支气管的分支模式。在气管插管后用纤支镜对B^{1+2}和B^3的分支情况和大小做进一步确认。这个章节图片显示的是最常见的分支类型:B^{1+2}分支为$B^{1+2}a+b$和$B^{1+2}c$,B^3分支为B^3a和B^3b+c。

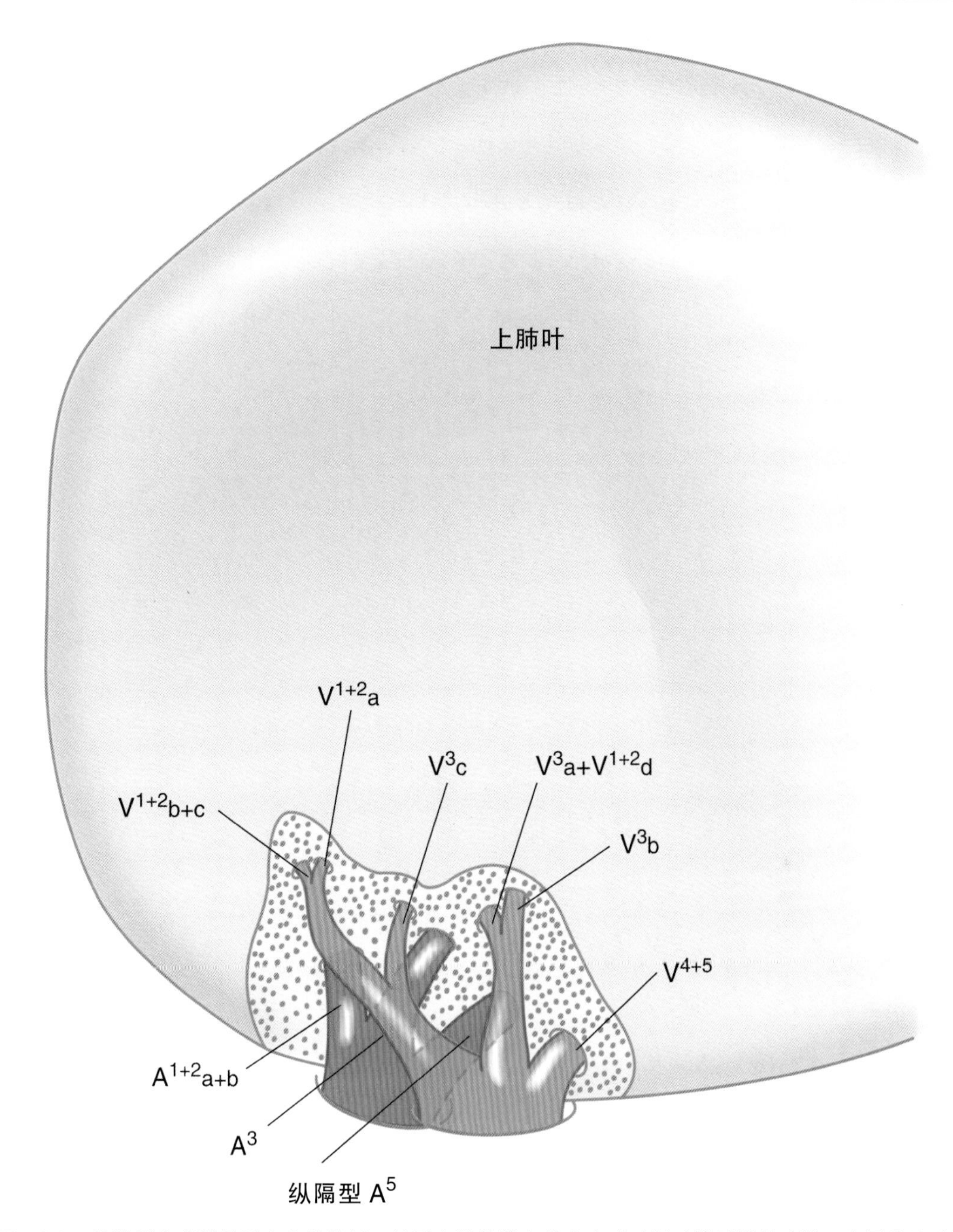

图 5.6.2　从腹侧向背侧暴露左上肺肺门，显露上肺静脉和从左主到叶间动脉近端的动脉。本图片显示的是纵隔型 A^5。将 V^{1+2} 套带牵引，可以向远端显露并看到 $V^{1+2}a$，$V^{1+2}a$ 走向顶端且位于 S^{1+2} 和 S^3 之间的肺表层。通过暴露 $V^{1+2}a$，可以确认 A^{1+2} 和 A^3，它们分别位于 $V^{1+2}a$ 的背侧和腹侧。V^3b 位于腹侧的浅层。V^3a 和 $V^{1+2}d$ 通常形成共干并从 V^3b 后方分支。

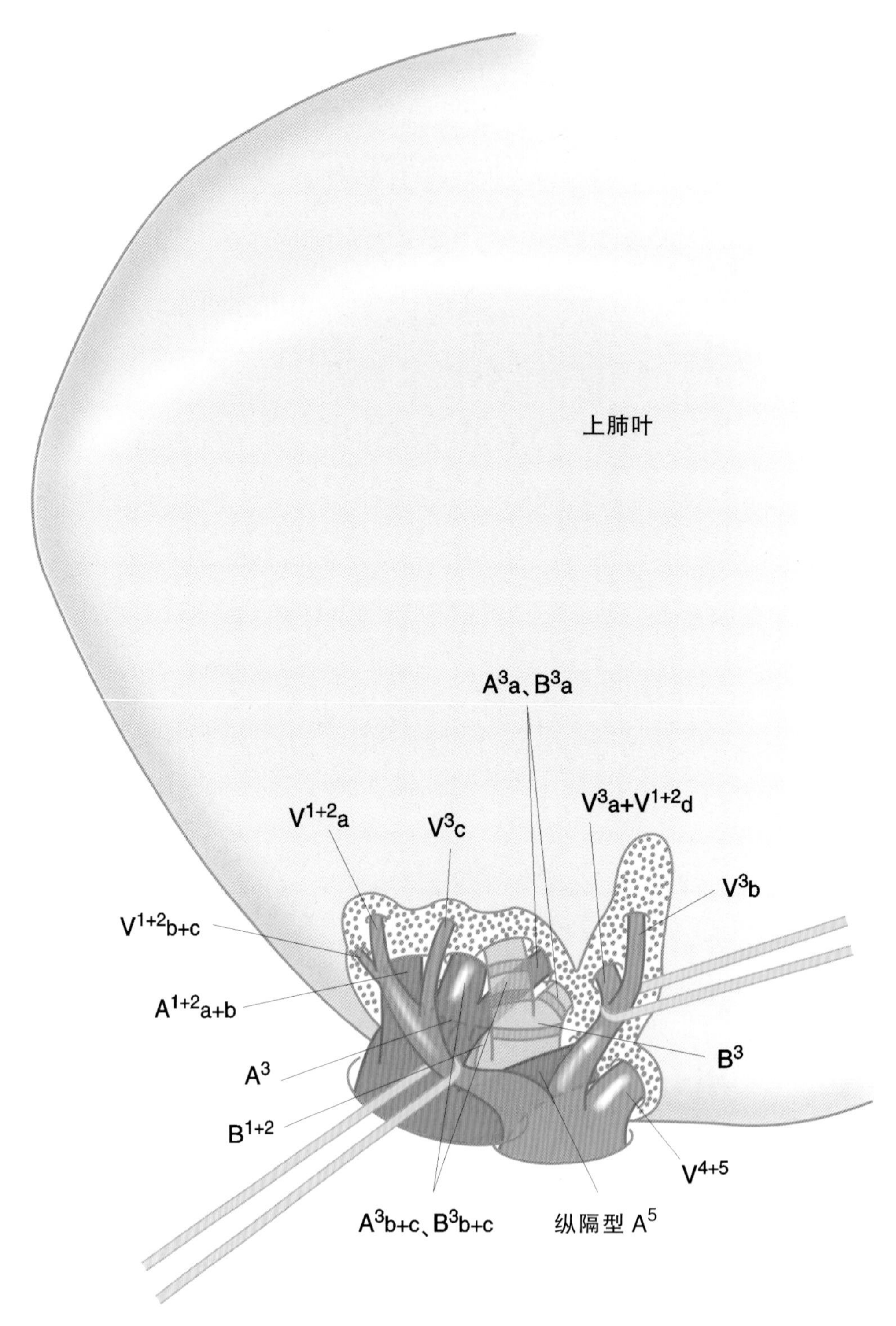

图 5.6.3 显露 A^3 以确定 A^3a–c 分支。A^3b+c 走行靠近肺表浅，而 A^3a 走行深入肺组织内。A^3a 通常位于 B^3b+c 后方并沿着 B^3a。

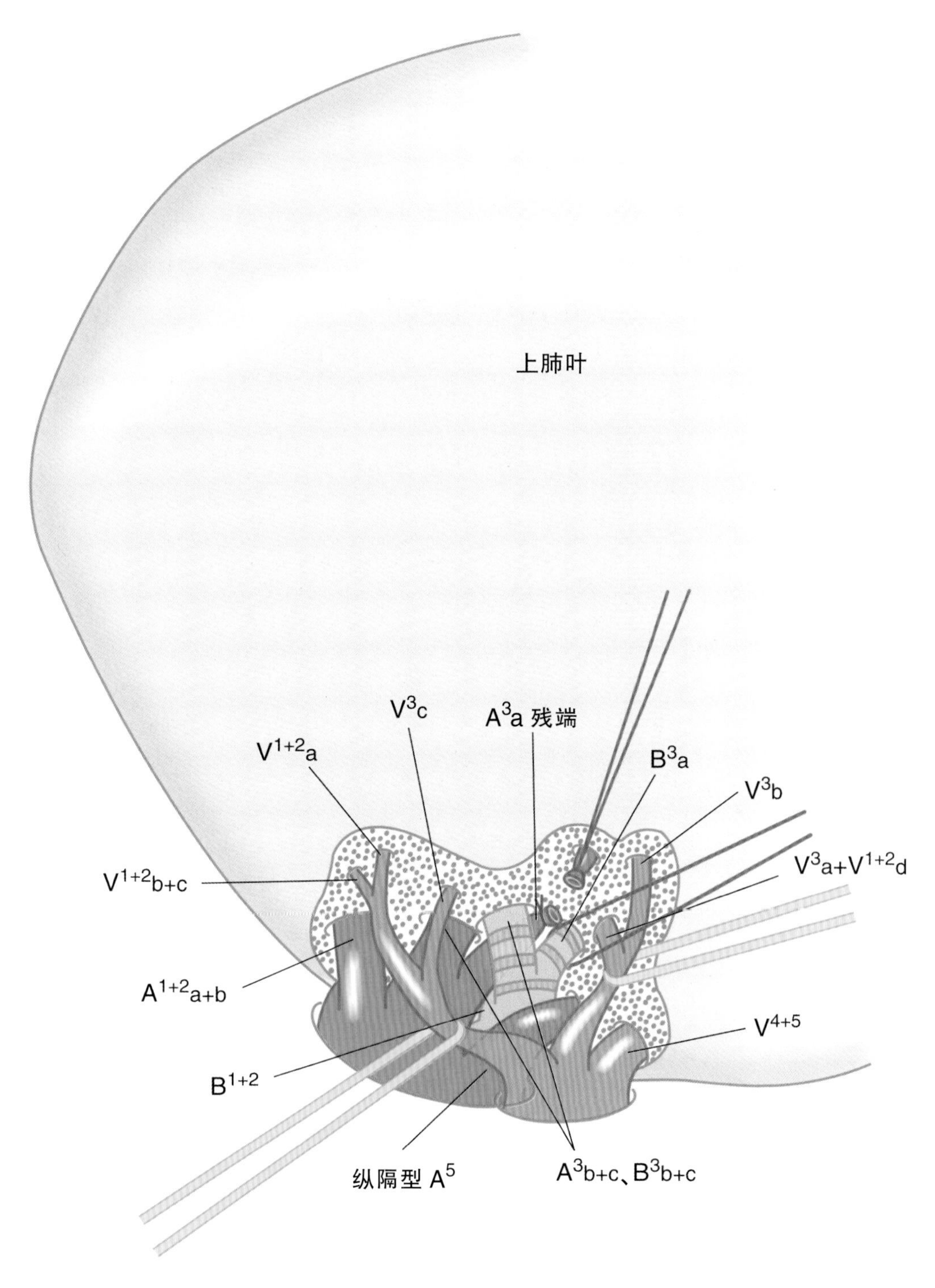

图 5.6.4　将肺段动脉 A^3a 切断，并将 B^3a 套线。

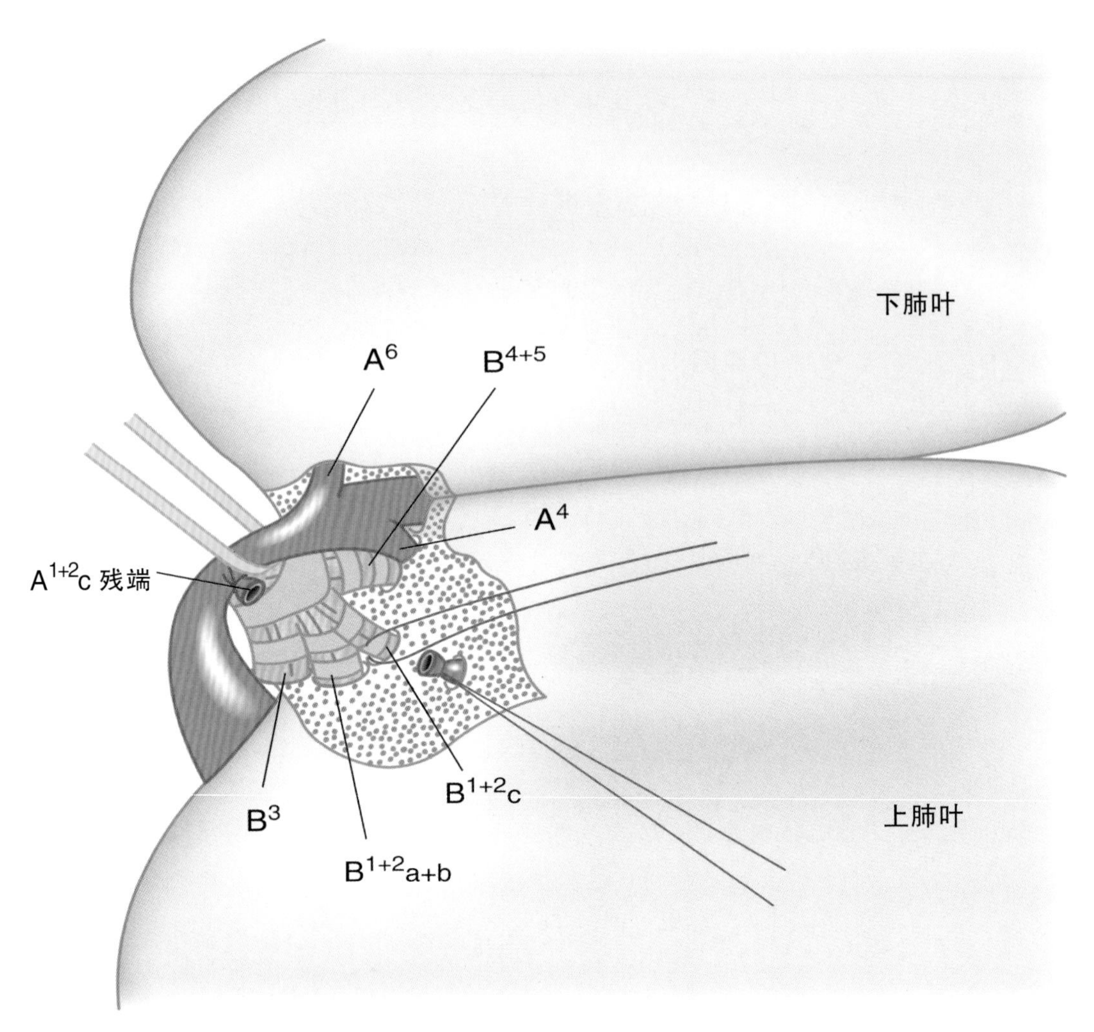

图 5.6.5 切断 $A^{1+2}c$ 并向远端暴露 B^{1+2} 以确认 $B^{1+2}a+b$ 和 $B^{1+2}c$。本图显示 $B^{1+2}c$ 和 $B^{1+2}a+b$ 分别位于浅层和深层。

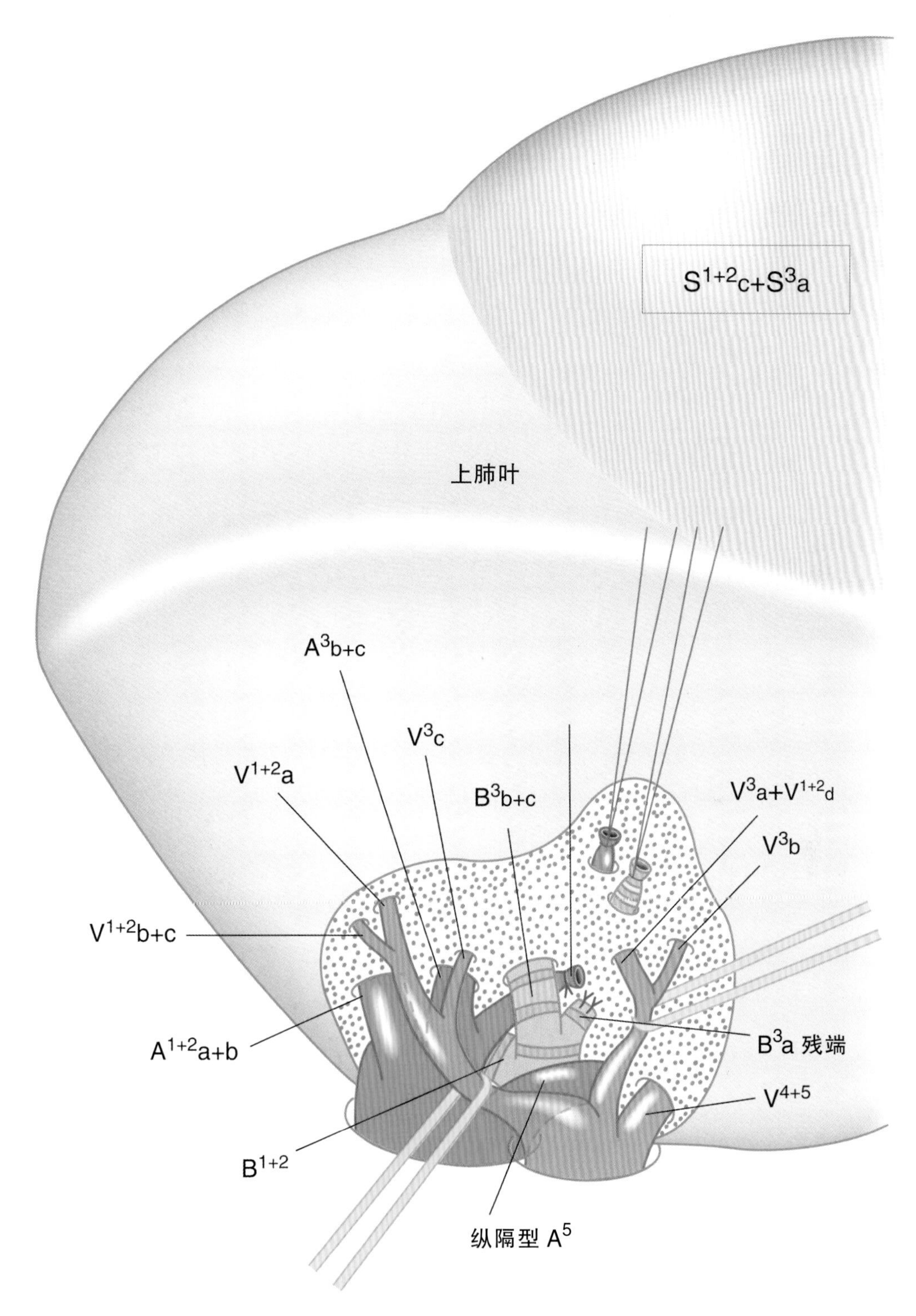

图 5.6.6　$S^{1+2}c$ 和 S^3a 选择性充气：将纤支镜插入 $B^{1+2}c$ 和 B^3a 后充气，或是切开 $B^{1+2}c$ 和 B^3a 并向远端残端插入导管后再充气。封闭远端残端将气体留在 $S^{1+2}c$ 和 S^3a 内。通过缝合或结扎封闭 B^3a 近端残端。提起 B^3a 远端，从背面向远端剥离残端，以使其远离肺门。

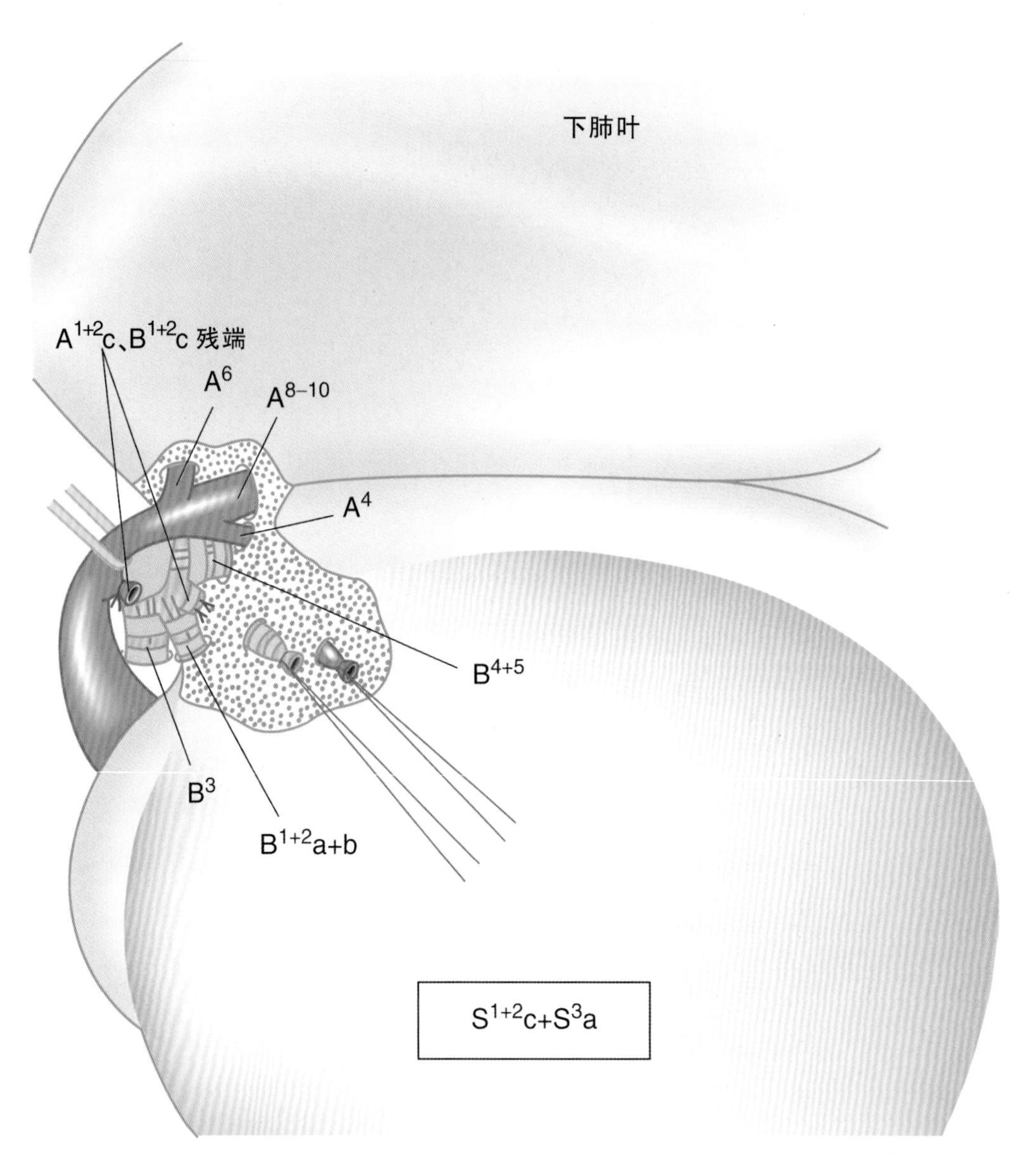

图 5.6.7 通过缝合或结扎封闭 $B^{1+2}c$ 近端残端。提起并从背面向周围剥离 $B^{1+2}c$ 远端残端，以使其远离肺门。

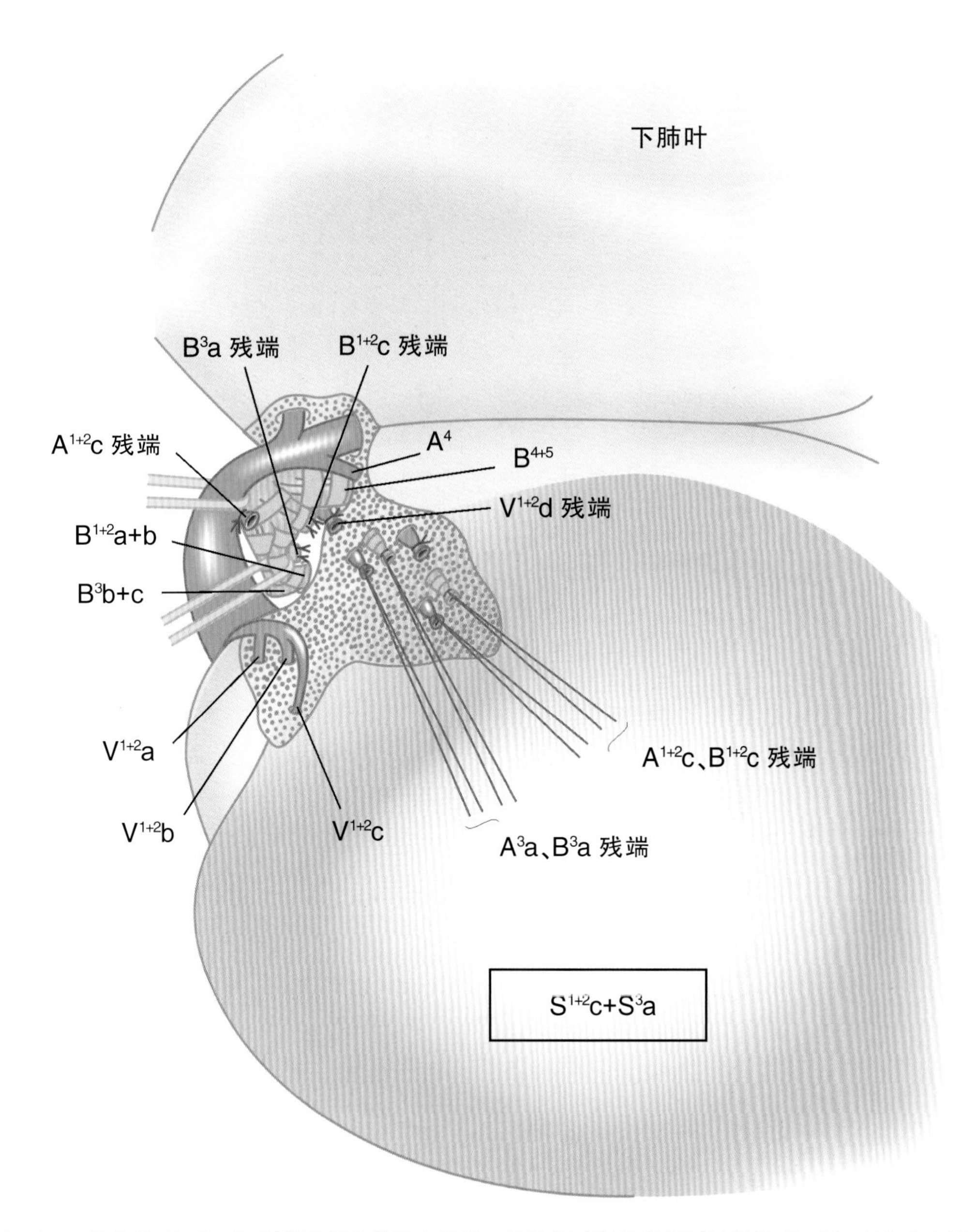

图 5.6.8 将结扎 A^3a 和 B^3a 远端残端的线绕向背侧，这样就可以从背侧同时牵拉 A^3a、B^3a、$A^{1+2}c$ 和 $B^{1+2}c$ 的远端残端。沿着膨胀-萎陷分界线切开肺组织会发现 $V^{1+2}d$ 位于 $B^{1+2}c$ 和 B^3a 之间。切断 $V^{1+2}d$。从不同的角度来切开段间平面，以使段间切除变得容易并且精确。

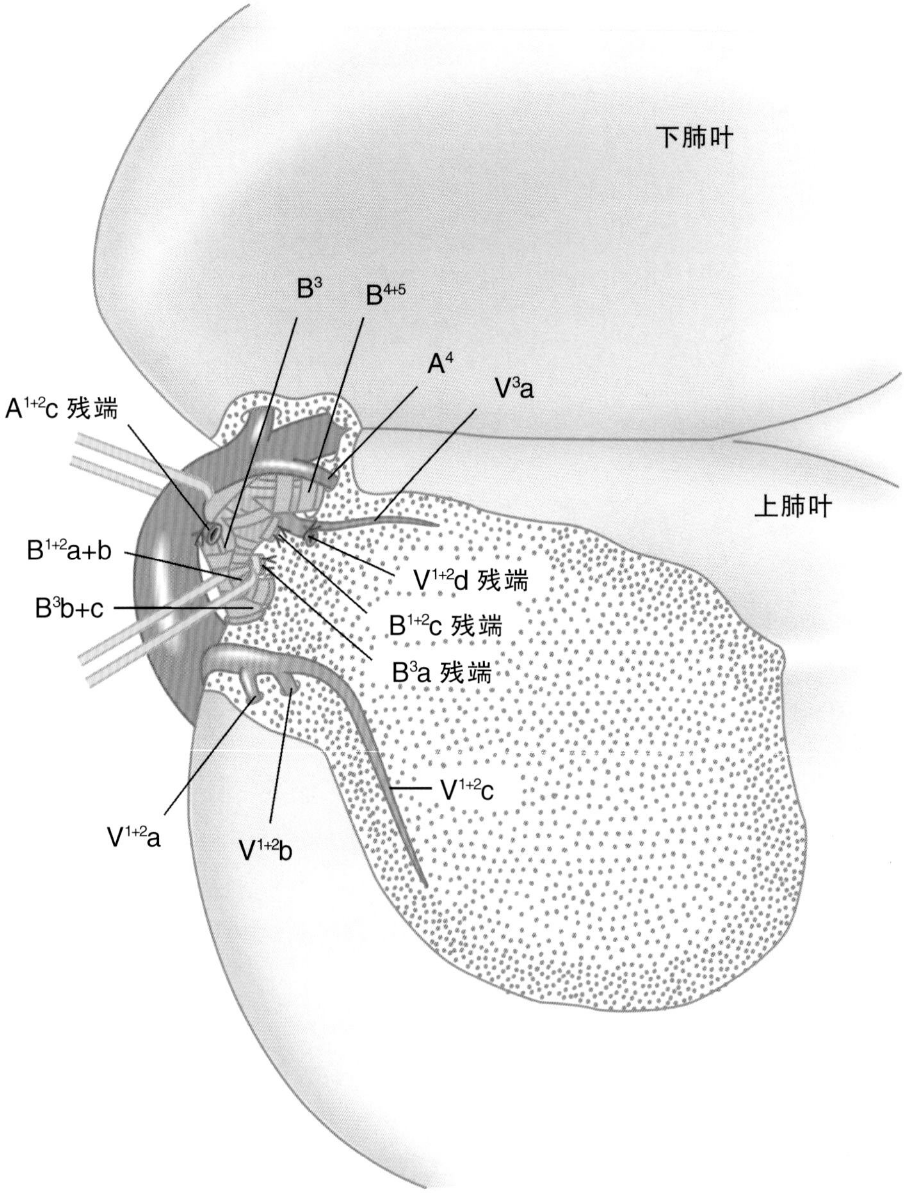

图 5.6.9 切割面只位于左上肺叶的背侧。$V^{1+2}c$($S^{1+2}b$ 和 $S^{1+2}c$ 之间)和 $V^{3}a$($S^{3}a$ 和 $S^{3}b$ 之间)均保留在段间平面上。

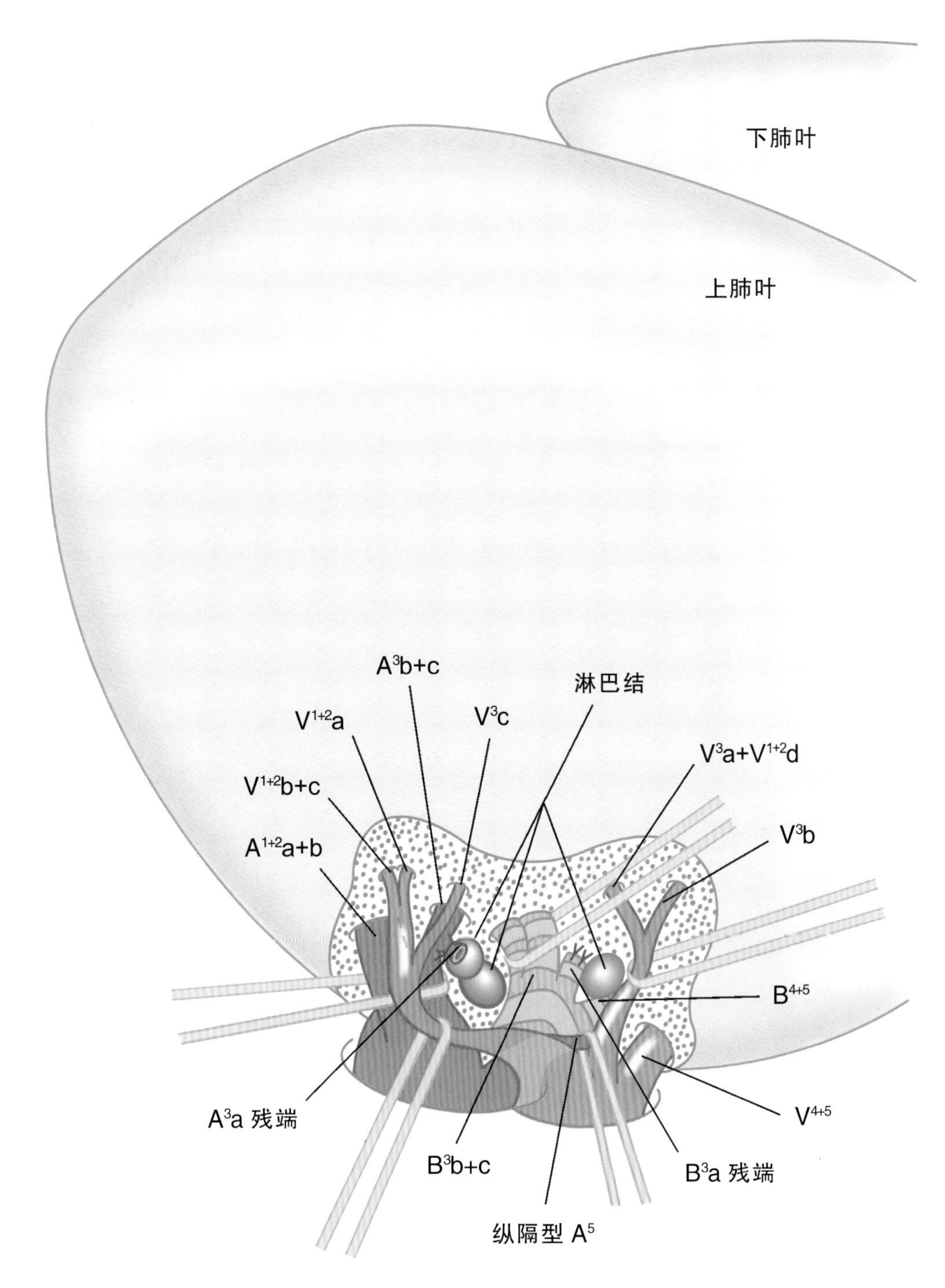

图 5.6.10　将 B^{1-3}、V^{1+2} 和肺动脉上干套线牵引，从背侧和腹侧切除 12 组和 13 组淋巴结。当从腹侧，B^{1-3} 和 B^{4+5} 之间清扫 13 组淋巴结时，要特别注意以免损伤肺动脉中间干，因为其靠近淋巴结。

第 6 章

左下肺肺段切除术

下肺肺段血管，尤其是肺段静脉，其变异比上叶多。不过，与上肺肺段切除不同的是，在下肺肺段切除中，常先解剖并处理肺段动脉，随后解剖处理肺段支气管，然后解剖切断进入该肺段的静脉而无需进行辨认。不过，下肺肺段切除时，需要通过 MDCT 和术中的发现来准确辨认肺段动脉。因此，下肺的解剖性肺段切除有赖于肺段动脉的准确辨认。

分支概况			概率(%)
支气管	B^6	B^6a+c 和 B^6b	18
		B^6a+b 和 B^6c	54
		B^6a 和 B^6b 和 B^6c	6
		B^6a 和 B^6b+c	22
	B^{8-10}	B^8 和 B^{9+10}	80
		B^{8+9} 和 B^{10}	4
		B^8 和 B^9 和 B^{10}	16
	B*		4
肺段动脉	A^6	一支	80
		两支	20
	A^{8-10}	A^8 和 A^{9+10}	74
		A^{8+9} 和 A^{10}	16
		A^8 和 A^9 和 A^{10}	10
	A*		4
静脉	下肺静脉	V^6 和基底段总静脉	88
		V^6 和基底段上、下静脉	12
	基底段静脉	V^{8+9} 和 V^{9+10}	30
		V^{8+9+10} 和 V^{10}	6
		V^8 和 V^{8+9+10}	4
		V^{8+9} 和 V^{10}	28
		V^8 和 V^{9+10}	24
		V^8 和 V^9 和 V^{10}	8

6.1 左 S^6 段切除术

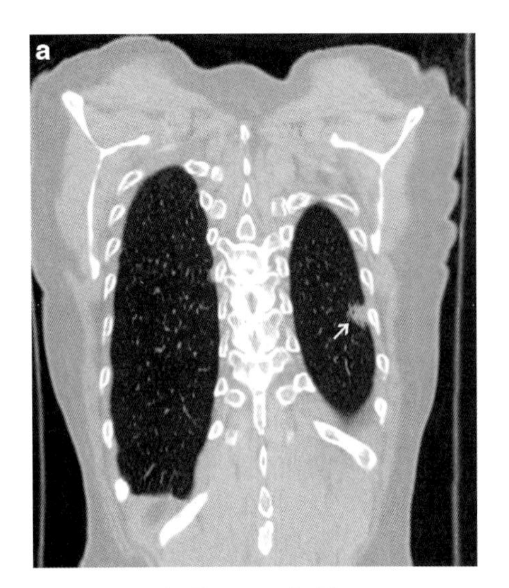

冠状面(CT 扫描)

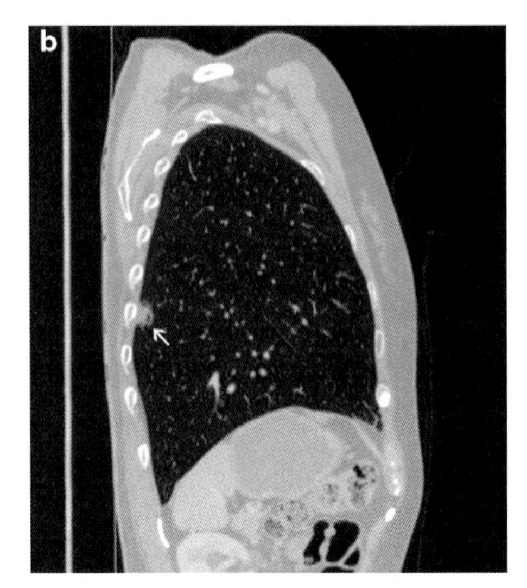

矢状面(CT 扫描)

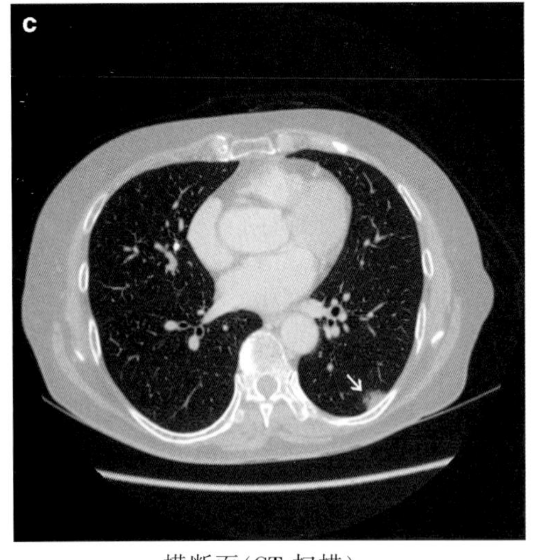

横断面(CT 扫描)

女性,72 岁,体检发现左肺 S^6 一个 1.5cm 的实性结节,靠近 V^6c,位于 S^6c 和 $S^{10}a$ 之间的边界。患者接受了 S^6 段切除术及部分 $S^{10}a$ 切除,最终病理诊断为 pT1aN0M0 乳头状腺癌。

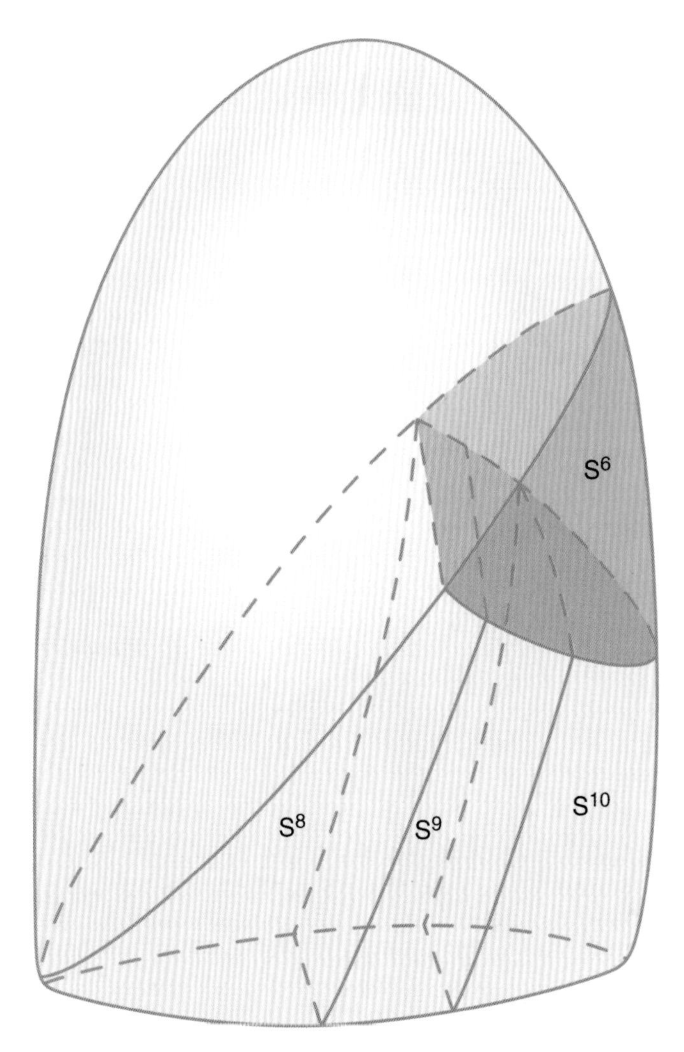

图 6.1.1 A^6 和 V^6 的解剖分支通过横断面、冠状面和矢状面的 HRCT 确认。在气管插管后通过纤支镜检查明确 B^6 的大小和分支情况。由于 A^6 和 B^6 较易辨认，所以 S^6 段切除术是所有类型肺段切除术中最简单的。HRCT 或术前纤支镜可以帮助辨认来源于基底干，末端指向 S^6 的 B* 分支。第五肋间后外侧胸部切口通常最适合于 S^6 段切除。

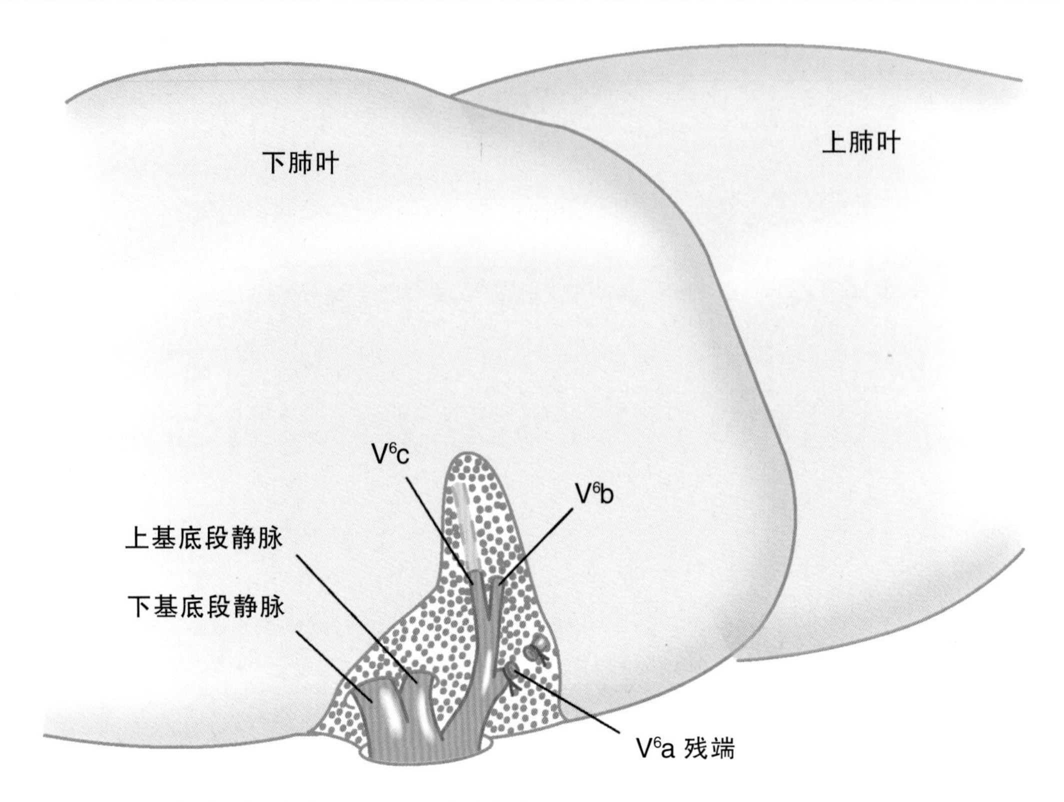

图 6.1.2 显露下肺静脉,并解剖确认 V^6。V^6 通常分支为 V^6a 和 V^6b+c。切断走行于 S^6a 和 S^6b+c 之间的 V^6a。原则上 V^6b+c 在 S^6 段切除时应该保留，因为它不仅对 S^6 和 S^{8-10} 之间的段间平面有指示意义，并且还保留了来自 S^{8-10} 的静脉回流。图示从背侧显露 V^6b+c,这有助于随后 S^6 和 S^{10} 之间的切开操作。

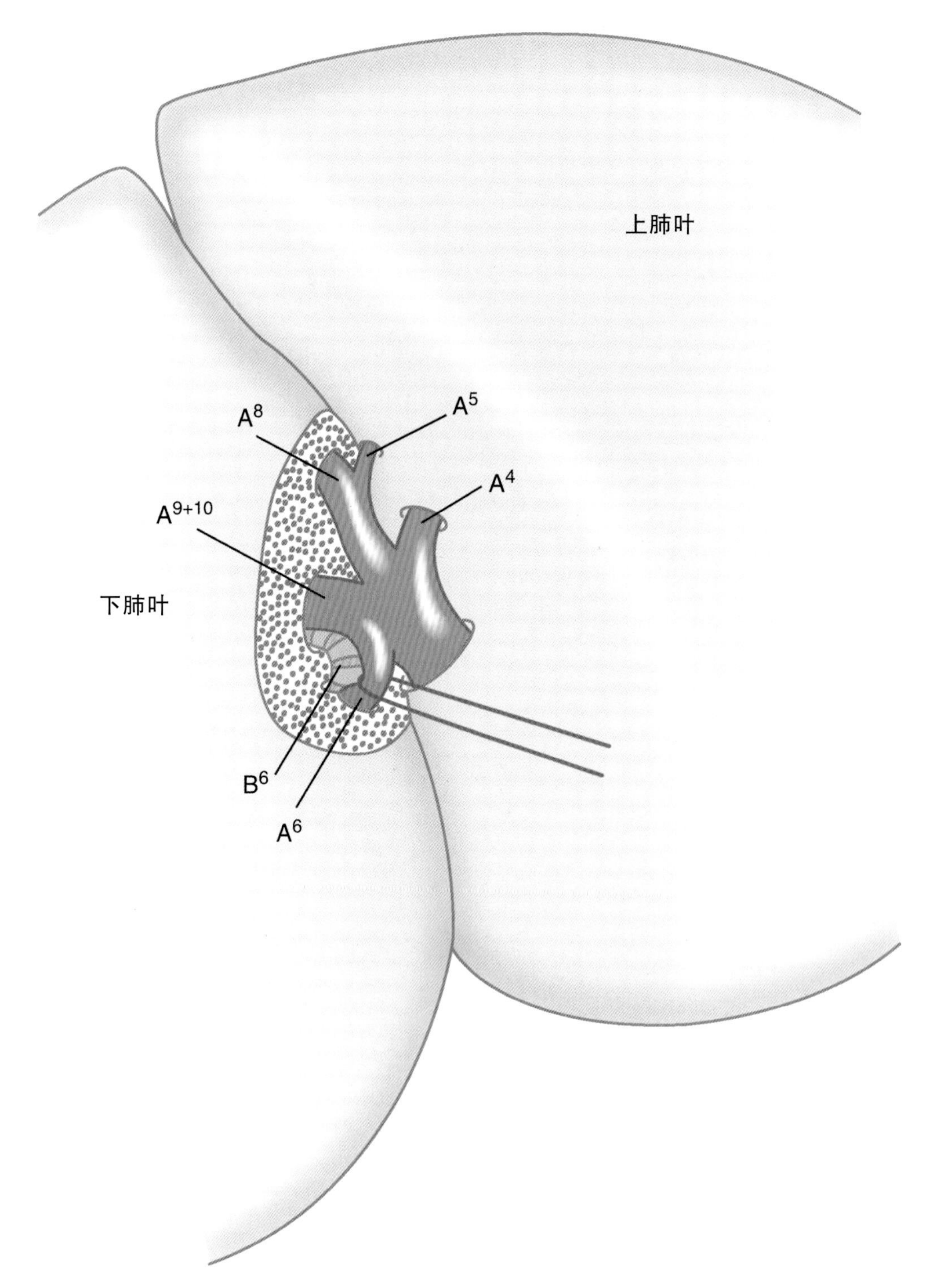

图 6.1.3 这里,术者立于患者的背侧,S^{1+2} 和 S^6 间的叶间裂可以用切割缝合器处理,因为处理后的切割线通常不会在 S^6 段切除时干扰对段间平面的辨认。不过,叶间裂也可以用电凝方便地切开。A^6 和 A^{8-10} 已被显露。本图显示了一个单独的 A^6 分支,这种情况占 78%。

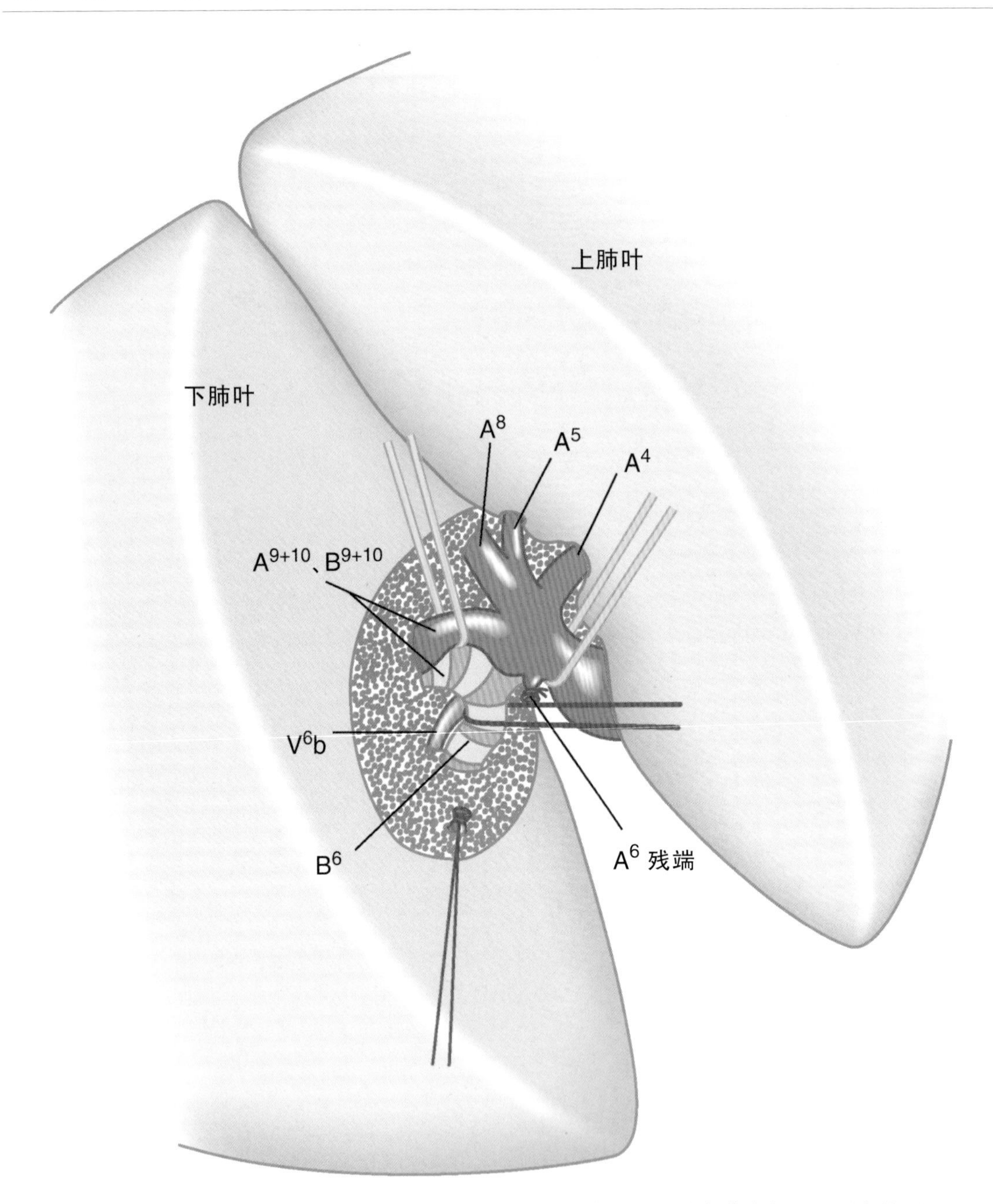

图 6.1.4 A^6 被切断后，显露 A^6 远端后方的 B^6。小心将 B^6 套线，以避免损伤走行于 B^6 后方的 V^6b。

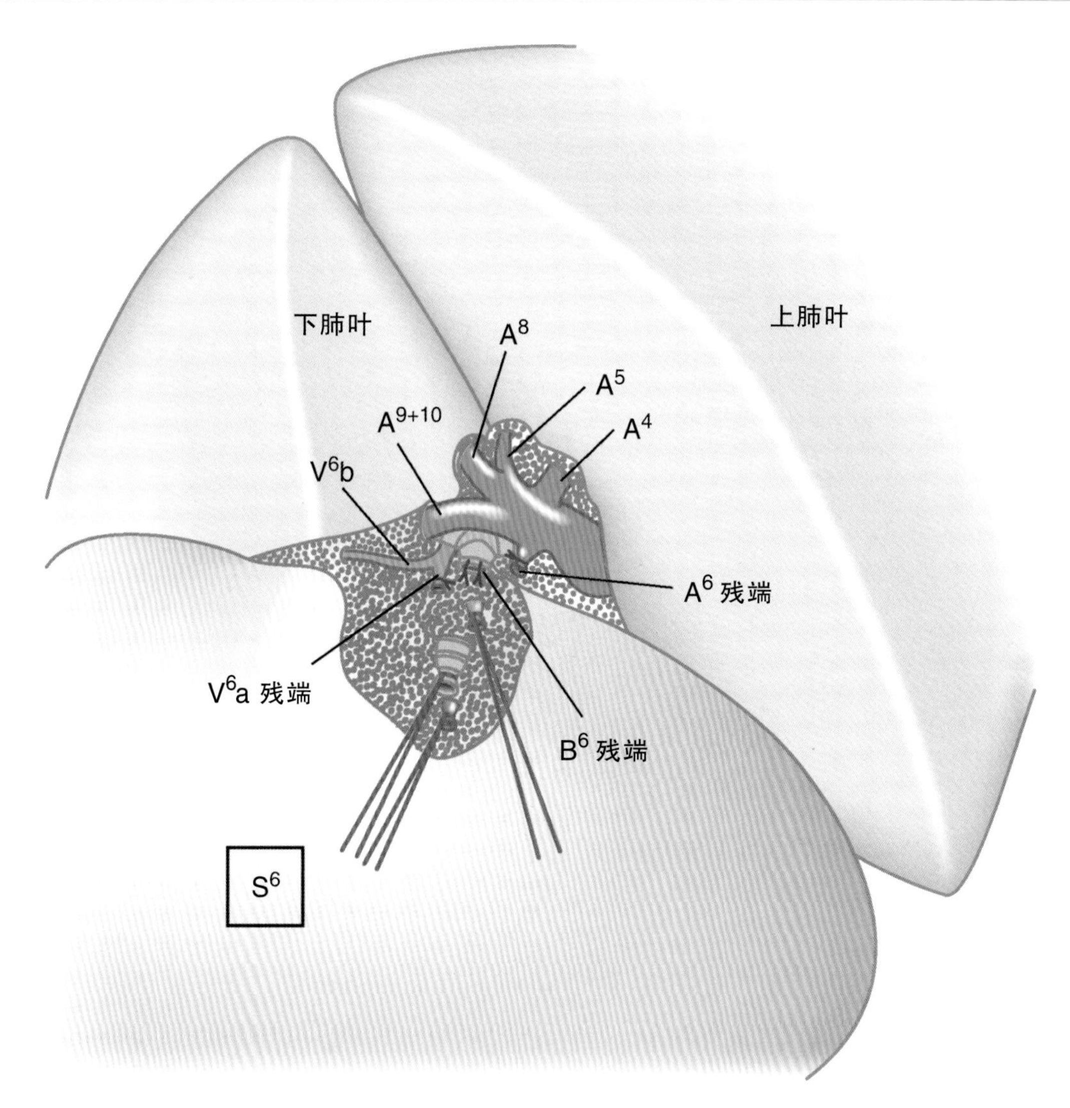

图 6.1.5 S^6 段的选择性充气可以通过插入纤支镜至 B^6 后喷射通气,或切断 B^6 后将导管插入 B^6 支气管远端残端内实现。远端残端被封闭以将气体保留在 S^6 内。B^6 的近端残端则以缝合或结扎关闭。当 S^6 通过纤支镜喷射充气时,可以使用切割缝合器切断 B^6。提起 B^6 的远端残端,将其从背侧向外周游离,即可使其远离肺门。提起 B^6 远端残端的同时也将残端周围的肺组织一起提起,沿着 V^6b(S^6 和 S^8 之间)和膨胀-萎陷分界线用电凝将其切开。切开该肺组织后显露走行于 S^6 和 S^{10} 之间,并发自 V^6b+c 的 V^6c。V^6b 和 V^6c 分别保留于 S^8 和 S^{10} 上,因为它们不但指示了 S^6 和 S^{8-10} 的边界,也在 S^{8-10} 的静脉回流中扮演重要角色。

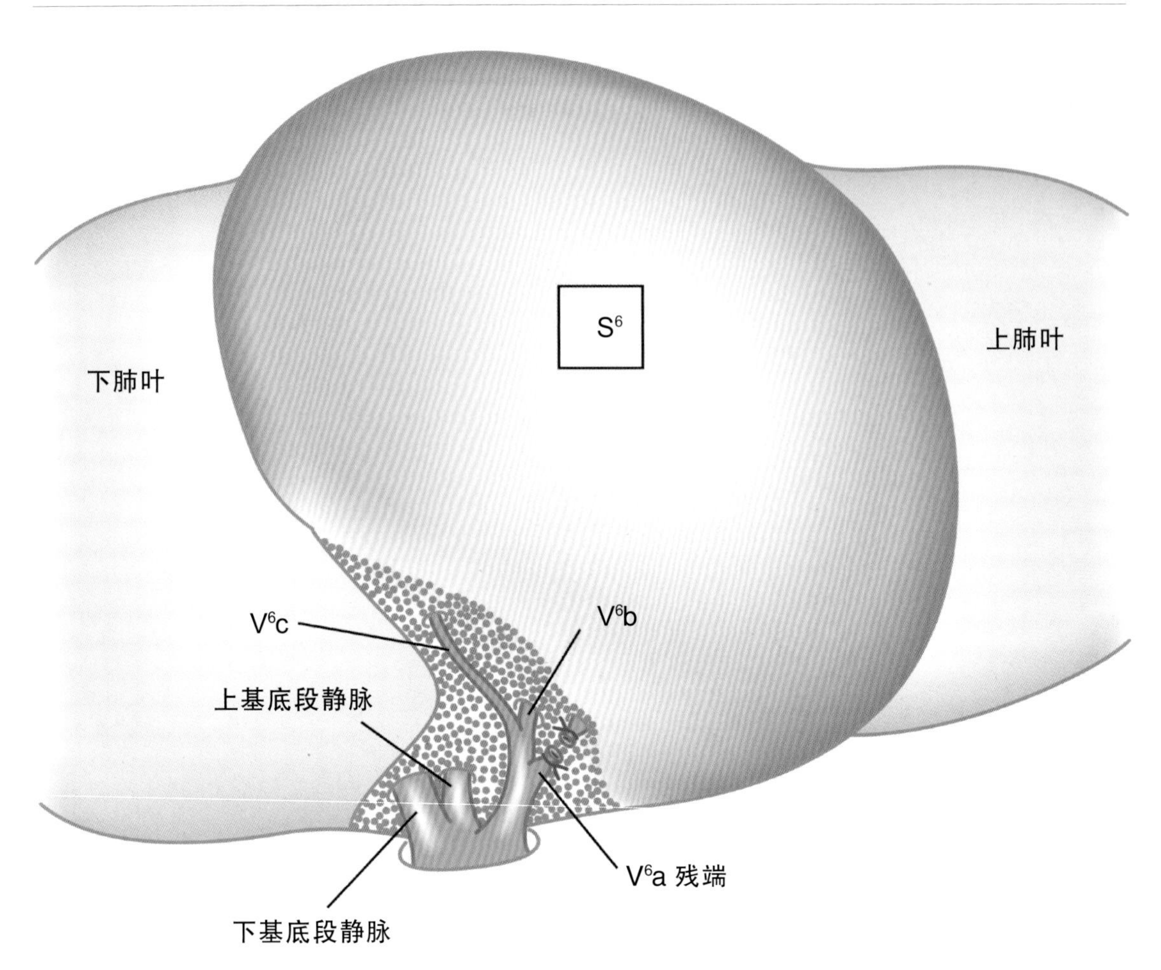

图 6.1.6 沿着 V^6b+c 的背侧以及膨胀–萎陷分界线切开肺组织，最终完成 S^6 段切除。从不同的角度来切开段间平面，以使肺段切除变得容易并且精确。

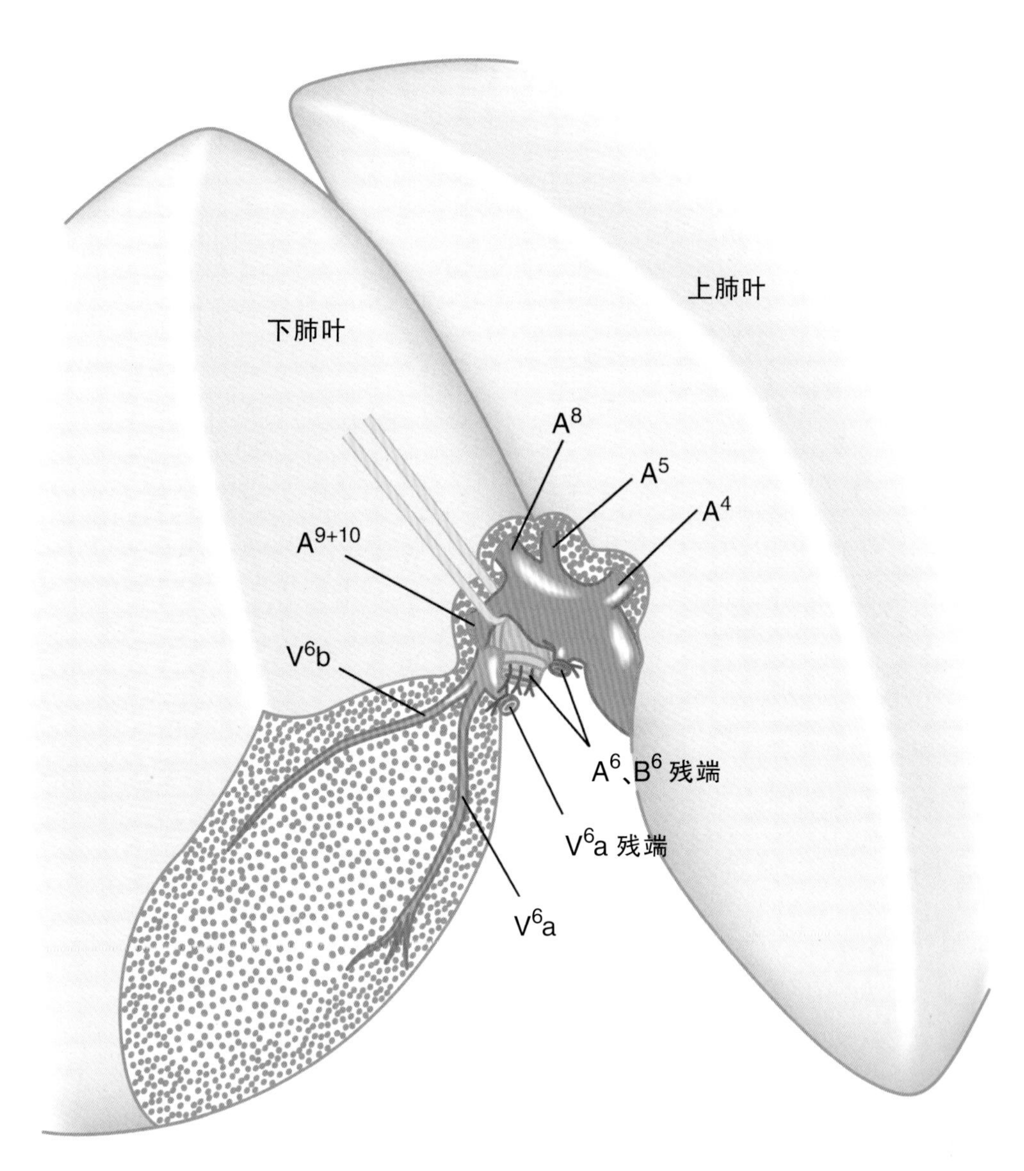

图 6.1.7　切除 S^6 后，显露位于 S^{8-10} 的 V^6b(S^6b 和 S^8 之间)以及 V^6c(S^6c 和 $S^{10}a$ 之间)

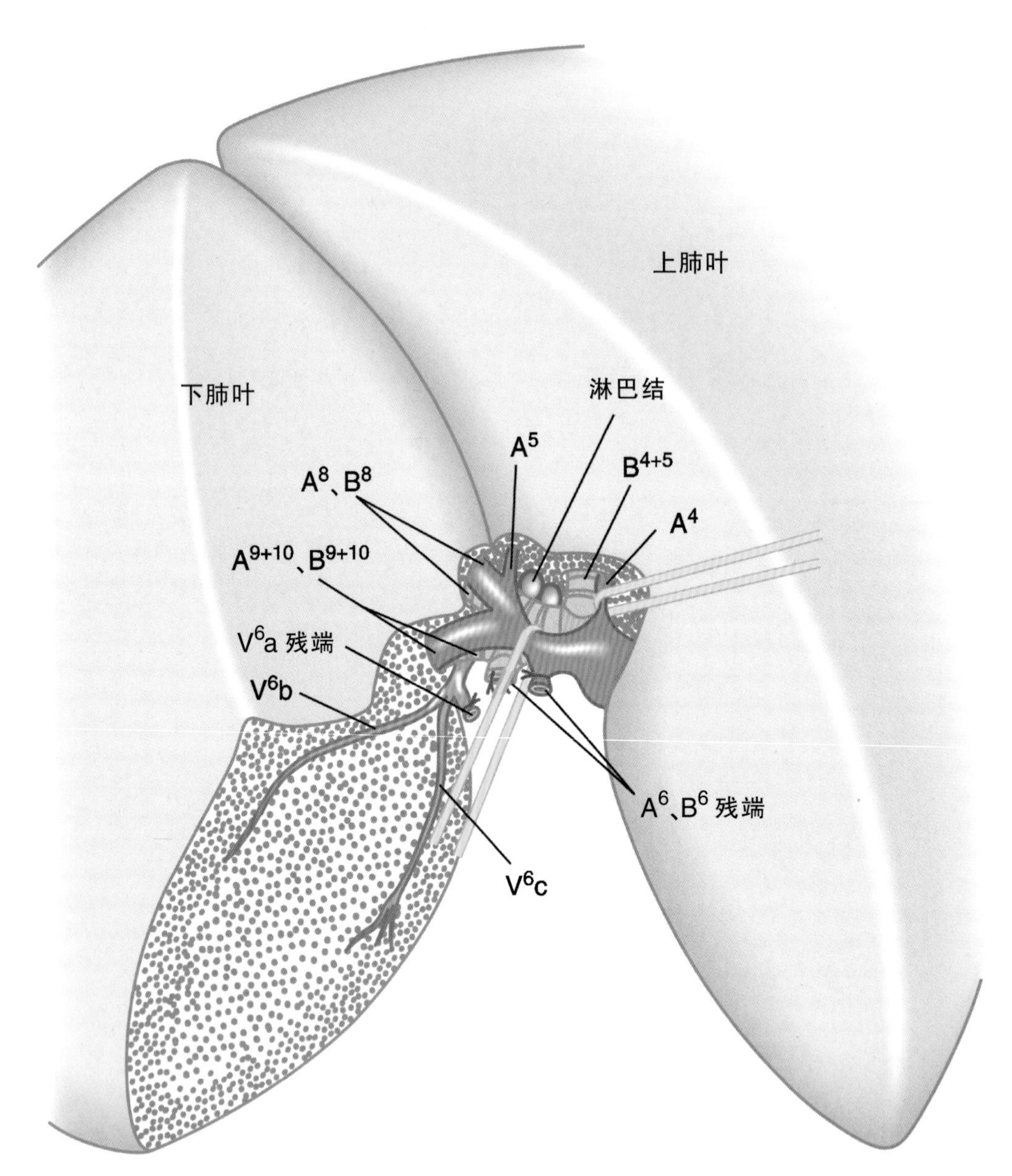

图 6.1.8 将叶间肺动脉及 A^4 套线，以便于清扫肺门淋巴结。切除位于上叶支气管和下叶支气管之间的 11 组和 12l 前组淋巴结。

6.2　左 S^8 段切除术

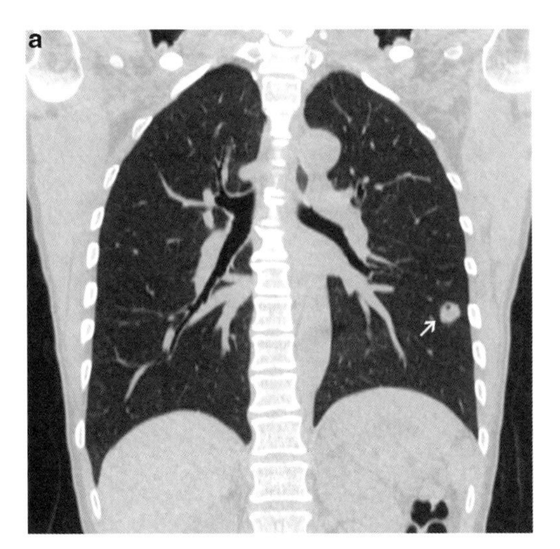

冠状面(CT 扫描)

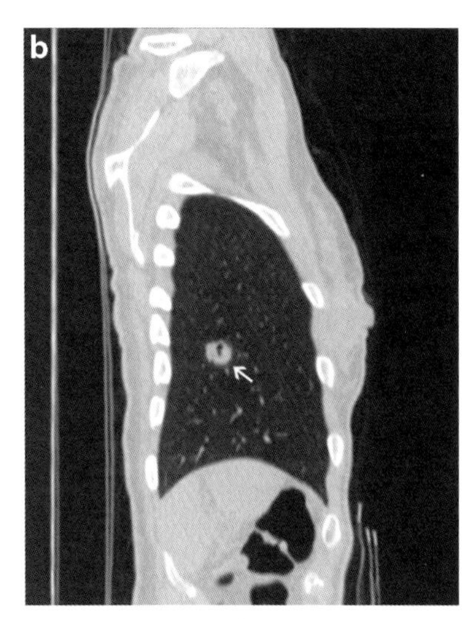

矢状面(CT 扫描)

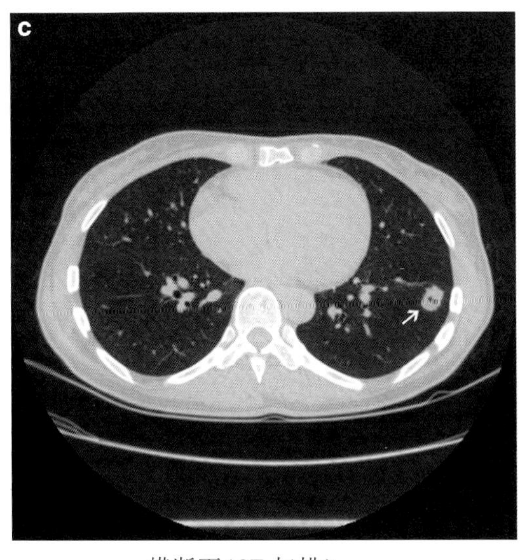

横断面(CT 扫描)

女性,54 岁,吸烟,在体检中发现一个左下肺野的异常阴影。CT 提示在 S^8a 有一个直径 2cm 的伴有空洞的实性结节,随后的 CT 引导下细针穿刺活检病理提示为鳞癌。该患者行 S^8 段切除术后,最终的病理诊断为 T1aN0M0 鳞癌。

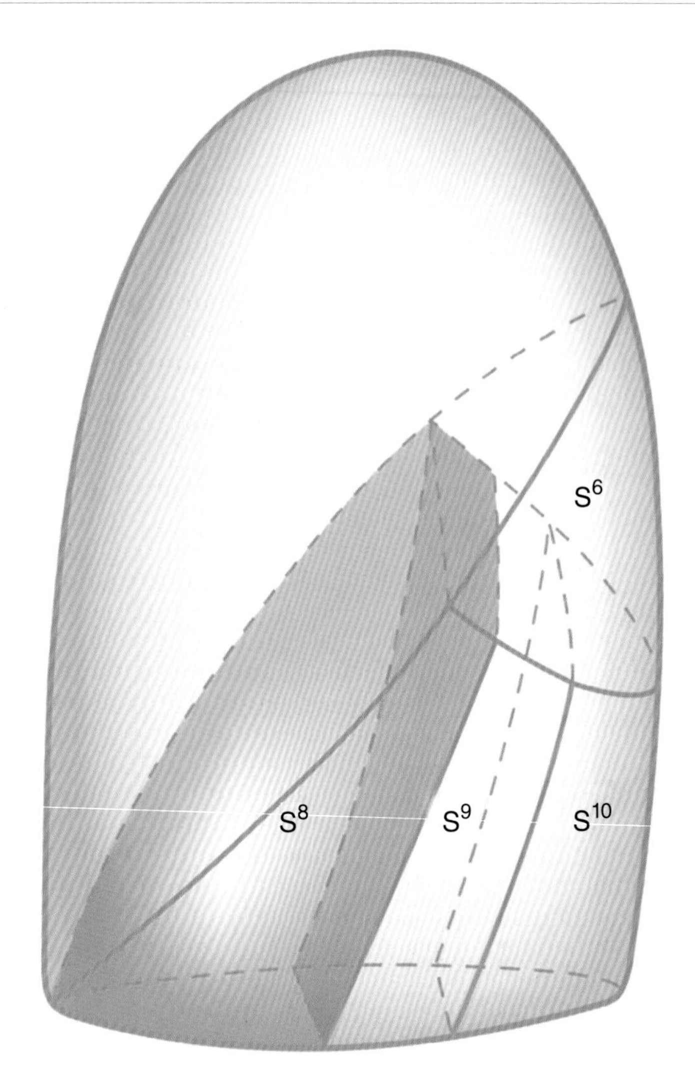

图 6.2.1　HRCT 的横断面、冠状面和矢状面显示肺段动脉(A^{8-10})和支气管(B^{8-10})。在气管插管后,通过纤支镜检查确定 B^8、B^9 和 B^{10} 的解剖分支以及大小。经第五肋间隙的后外侧胸部切口常用于 S^8 段切除。本节的图片显示最常见的支气管和动脉分支情况,即 B^8 和 B^{9+10} 以及 A^8 和 A^{9+10}。

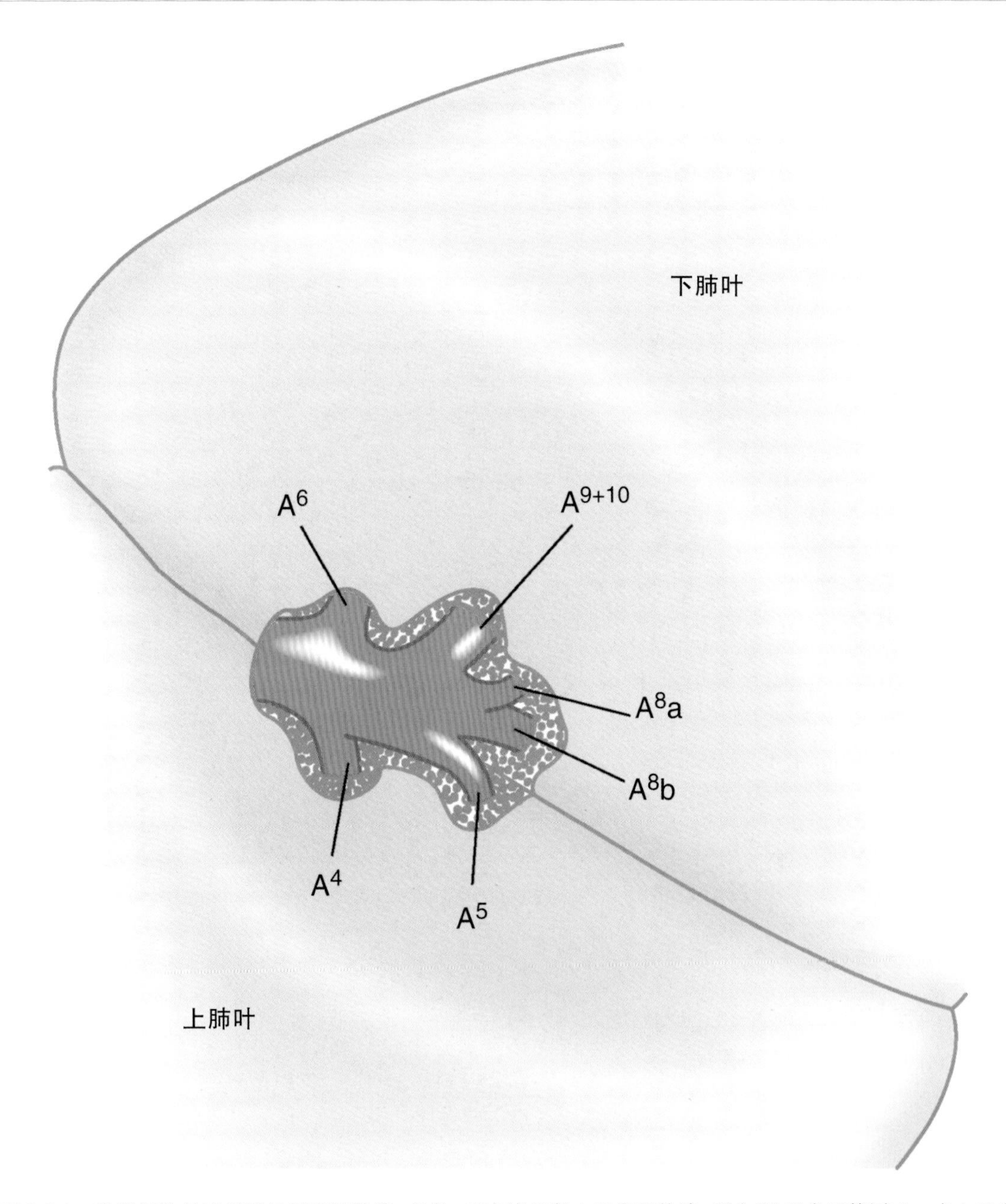

图 6.2.2 S^8 段切除并不需要显露下肺静脉。另外，不应该切断上基底段静脉，因为 V^8 通常不等同于一支上基底段静脉。此外，显露下肺静脉无助于辨认肺段静脉。在 S^8、S^9 和 S^{10} 段切除中，对 A^6、A^8 和 A^{9+10} 所有分支的显露非常重要，从而可以正确分辨动脉分支。有时候 A^8a 和 A^9a 的分支比较复杂，例如 A^8a 发自 A^{9+10}，而 A^9a 可发自 A^8。为准确辨认这些分支，A^8 向外侧充分暴露。如果 A^8a 或 A^9a 仍然难以辨认，首先只切断 A^8 的腹侧分支，因为它一定不是 A^9a。在 B^8 切断后，余下的动脉分支就可以较容易辨认，也就是说，A^8 分支走行靠近 B^8 的远端残端，而 A^9 分支走行远离 B^8 的远端残端。

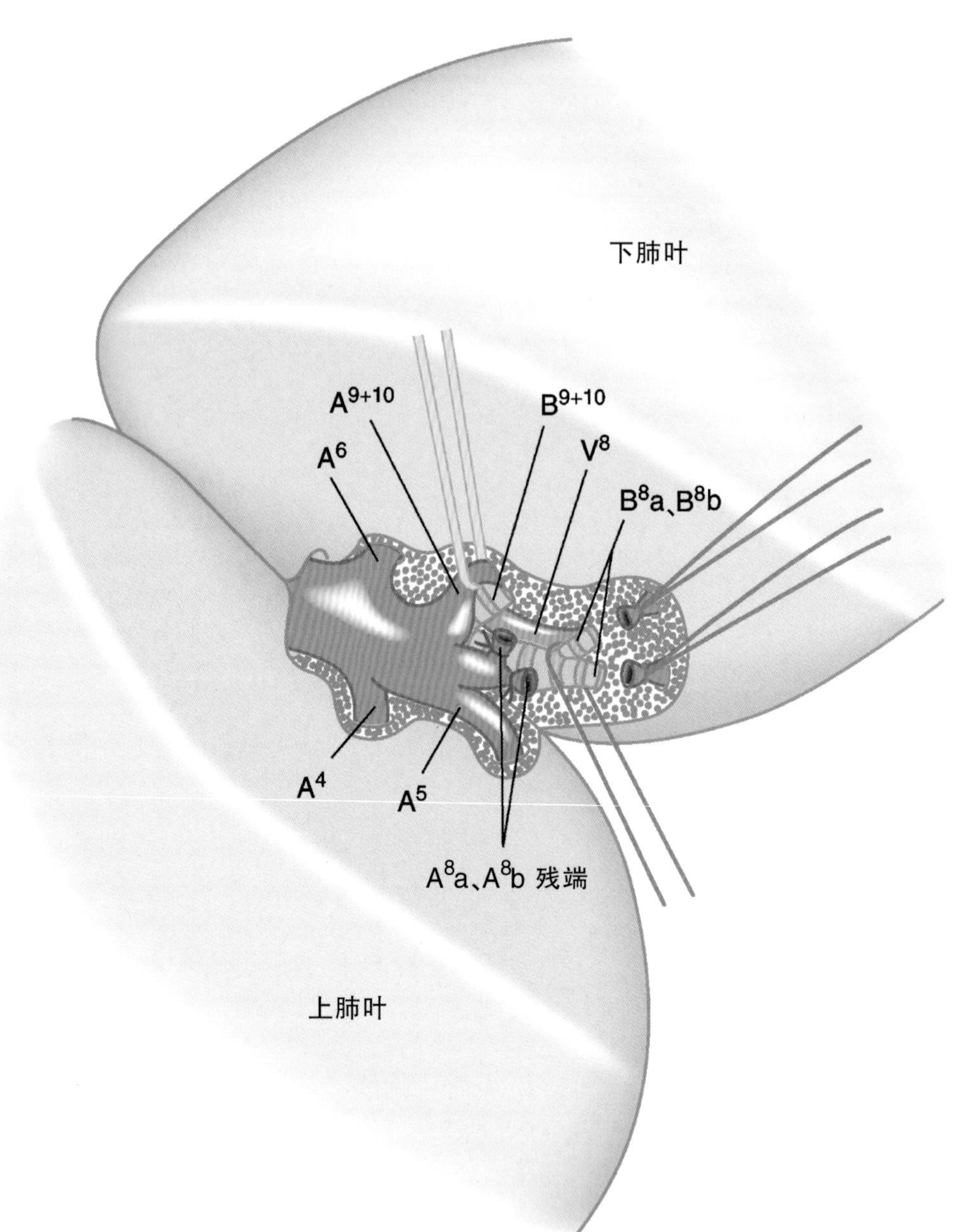

图 6.2.3 切断 A^8 后显露其后方的 B^8。小心将 B^8 套线以防止对其后方 V^8 的损伤。当难以确定 B^8 位置时，可以在术中使用纤支镜分别进入 B^8、B^9、B^{10} 以帮助辨认。

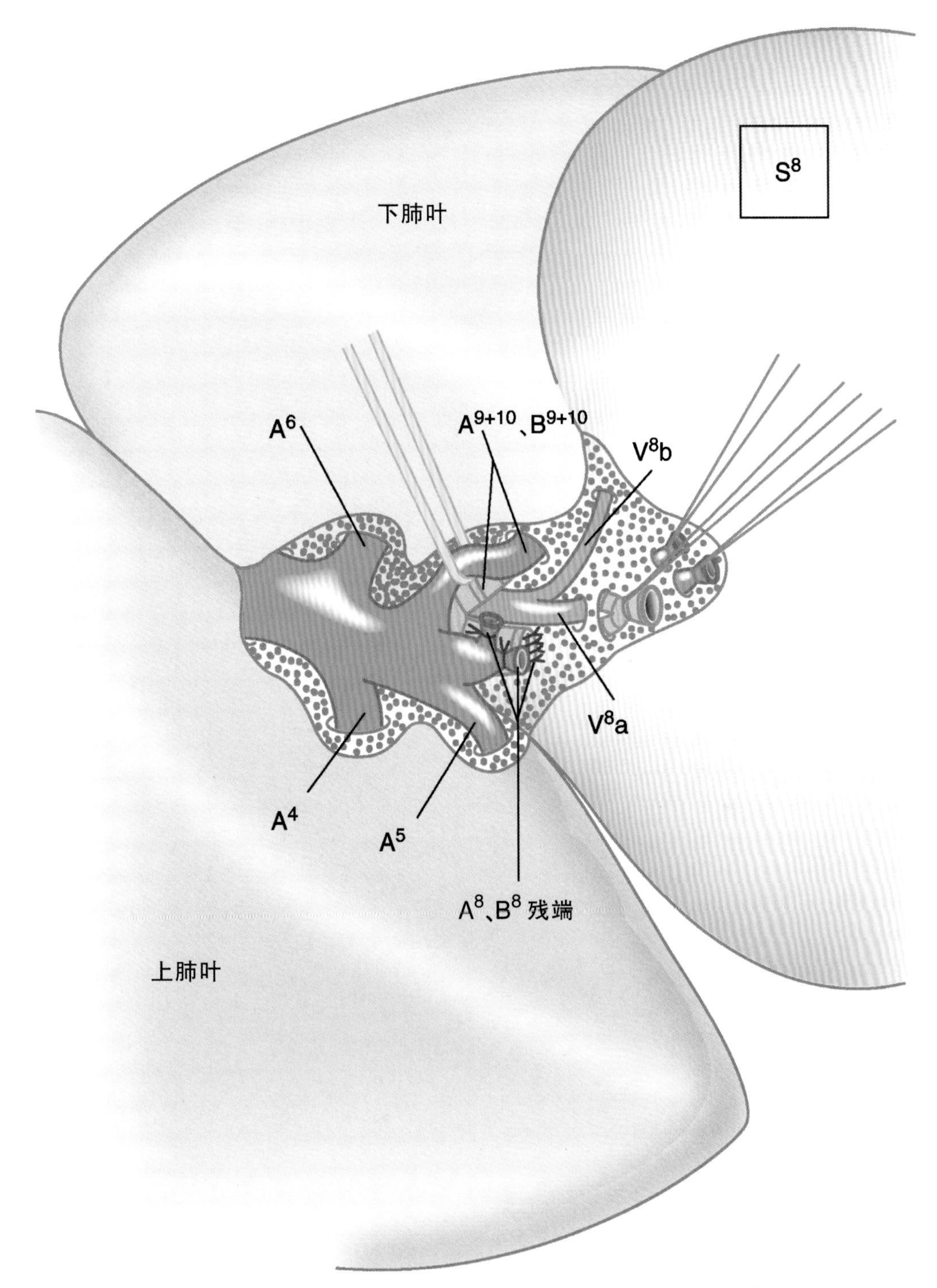

图 6.2.4　用纤支镜置入 B^8 后喷射充气，或切断 B^8 并将导管插入其远端残端后充气的方法可选择性地对 S^8 进行充气。充气后关闭 B^8 的远端残端以保持 S^8 的充气状态。B^8 的近端残端通过缝合或者结扎关闭。当 S^8 通过纤支镜进行喷射充气后，可以用切割缝合器切断 B^8。提起 B^8 的远端残端，并游离其后侧，以使其远离肺门。提起 B^8 的远端残端，暴露向残端走行的 V^8a(S^8a 和 S^8b 之间)。切断 V^8a 后进一步提起 B^8 残端，沿着 V^8b(S^8 和 S^9 之间)并沿着膨胀-萎陷分界线用电凝切开 B^8 周围的肺组织。在切缘足够的情况下，保留 V^8b 可以保留 V^9 的静脉回流，并可以作为肺段切开平面的标志。从不同角度将段间平面切开，使得肺段切除变得容易和精确。

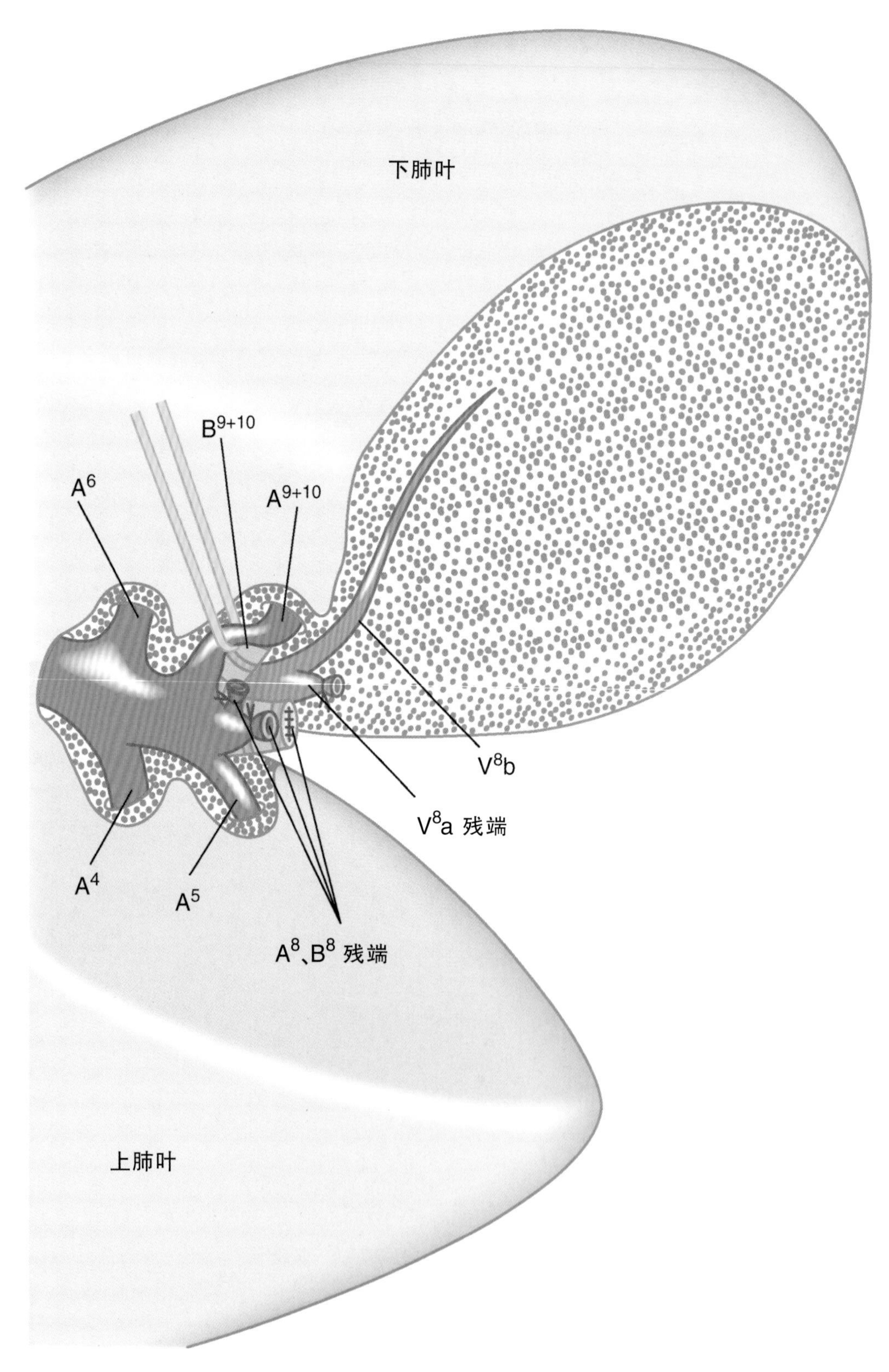

图 6.2.5 切除 S^8 后，V^8b(S^8 和 S^9 之间)可显露于 S^9 表面。将 B^6、A^6 以及叶间动脉套线，随后切除 12l 组和 13 组(围绕 B^6)淋巴结，这些淋巴结分布在 S^8 朝向第 7 组淋巴结的淋巴链上。将 A^{8-10} 和 A^{4+5} 套线后，11 组淋巴结可以很好地暴露并切除。

6.3 左 S^9 段切除术

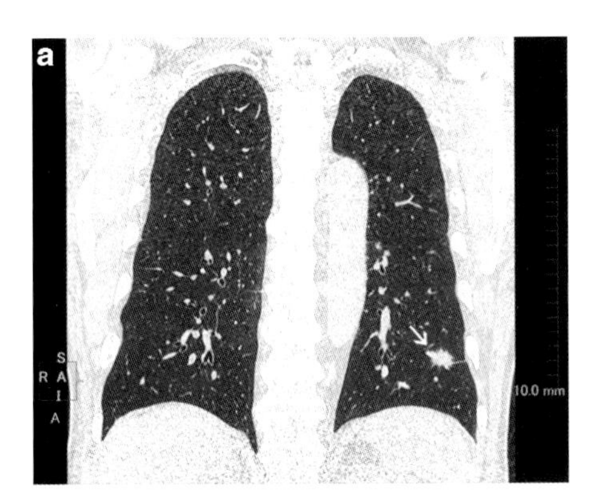

冠状面(CT 扫描)

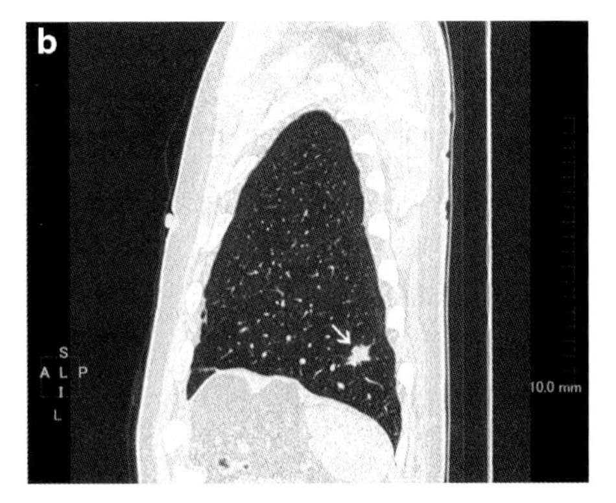

矢状面(CT 扫描)

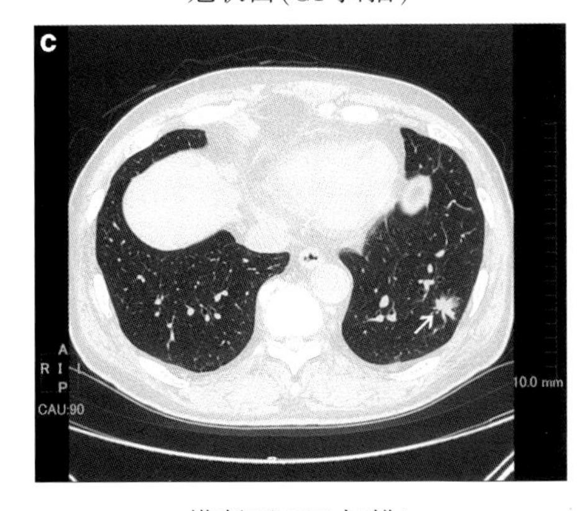

横断面(CT 扫描)

男性,71 岁,在 CT 体检时发现一个位于左侧 S^9 的混合型 GGO 结节。随访 CT 显示结节增大并形成实体区域。2 年后,CT 提示一个实性 1.6cm 结节，并伴毛刺和胸膜凹陷,随后的 CT 引导下细针穿刺活检提示为腺癌。对患者行 S^9 段切除术后,最终病理诊断为 pT1aN0M0 乳头状腺癌。

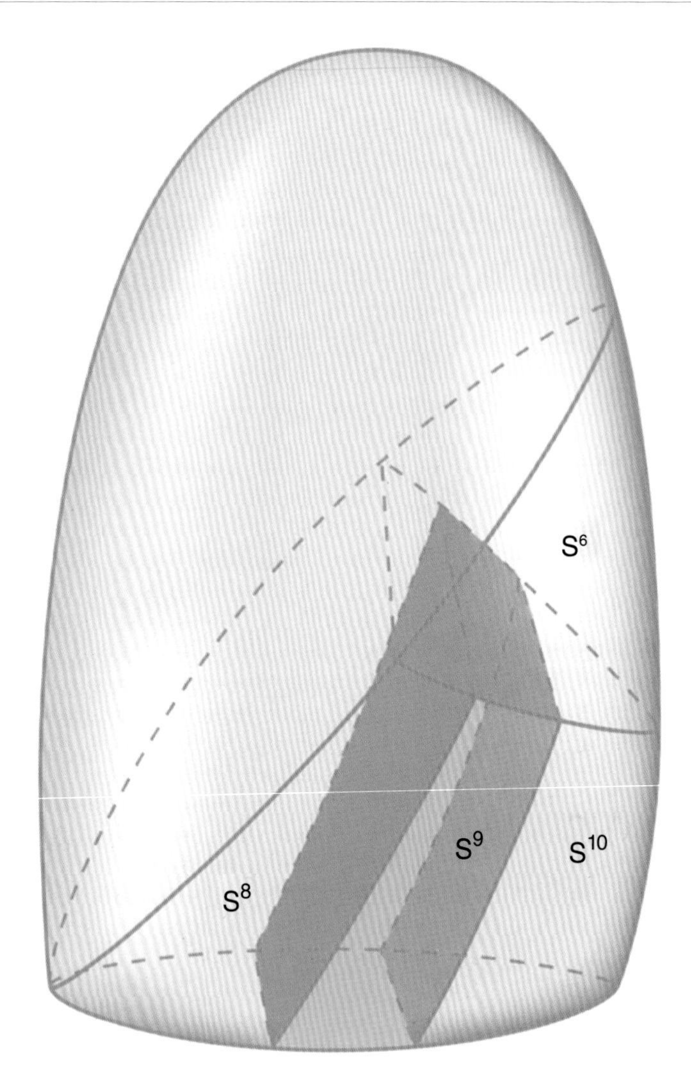

图 6.3.1 通过 HRCT 的横断面、冠状面和矢状面来了解肺段动脉(A^{8-10})和支气管(B^{8-10})。在气管插管后，可进一步用纤支镜来确认 B^8、B^9 和 B^{10} 的分支以及大小。经第五肋间隙的后外侧胸部切口常用于 S^9 段切除。本节的图片显示最常见的支气管和动脉分支情况，即 B^8 和 B^{9+10} 以及 A^8 和 A^{9+10}。

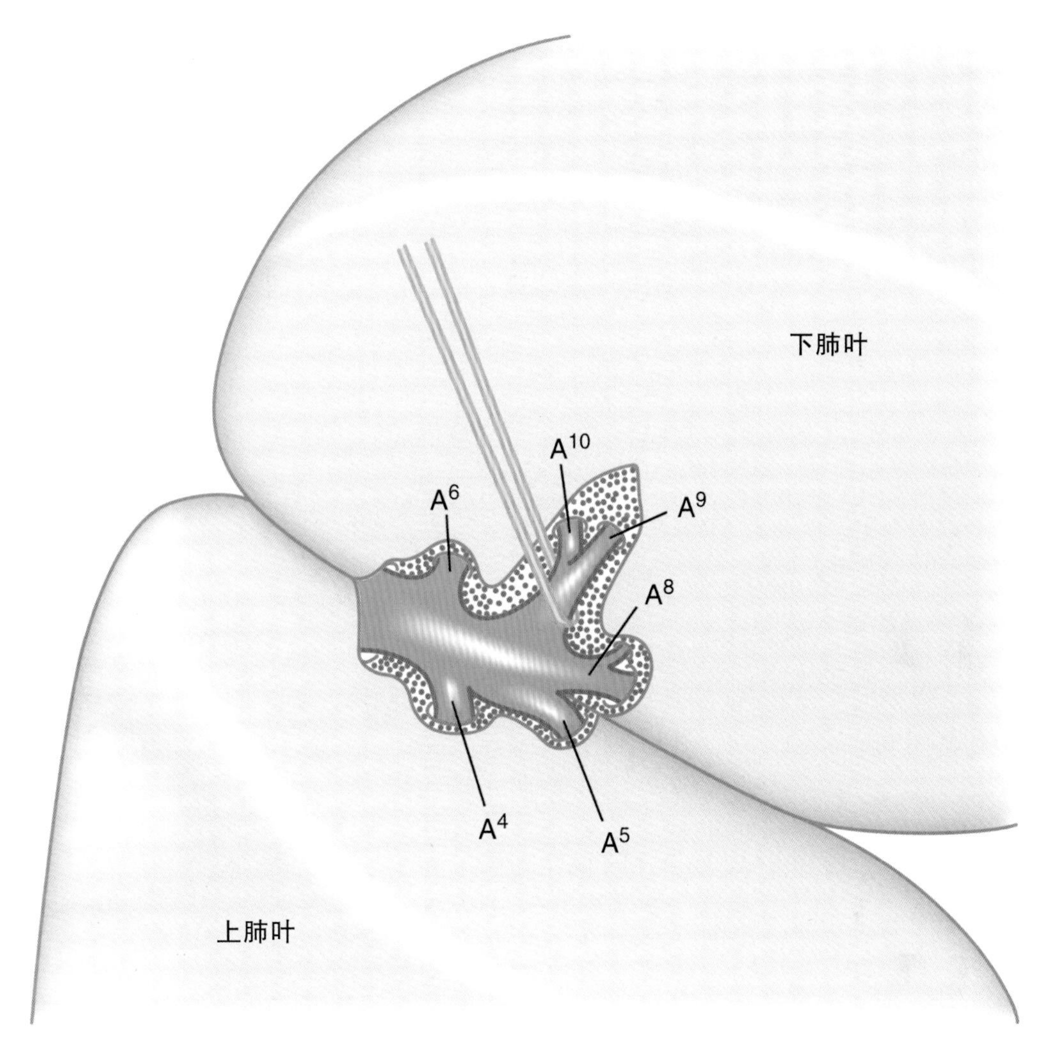

图 6.3.2　显露叶间肺动脉后，显露 A^6、A^8 和 A^{9+10}。S^9 段切除并不需要显露下肺静脉，因为 V^9 通常不能从下肺静脉根部来辨认。将 A^{9+10} 套线后向远端显露。当术前纤支镜发现长的 B^{9+10} 共干，那么 A^{9+10} 通常也较长。S^6 和 S^8 与叶间裂毗邻，而 S^9 和 S^{10} 则不是，这一点也需要考虑到。为到达 S^9,S^6 和 S^8 之间的边界应该从叶间裂切开，由于没有明显的标志，这一步骤往往并不容易。暴露 A^{9+10} 的远端，则显露 A^9 和 A^{10} 分别走行到外侧和背侧。A^8a 和 A^9a 分支有一些变异，例如 A^8a 发自 A^{9+10},A^9a 发自 A^8。当辨认 A^9 和 A^{10} 很困难时，应该最先切断最腹侧的 A^{9+10} 的分支，因为它一定不是 A^{10} 的分支。切断这一分支后显露其后方的 B^9 并切断之。切断 B^9 后，A^9 和 A^{10} 分支就可以方便地辨认，因为 A^9 走向 B^9 远端残端，而 A^{10} 则远离 B^9 远端残端。

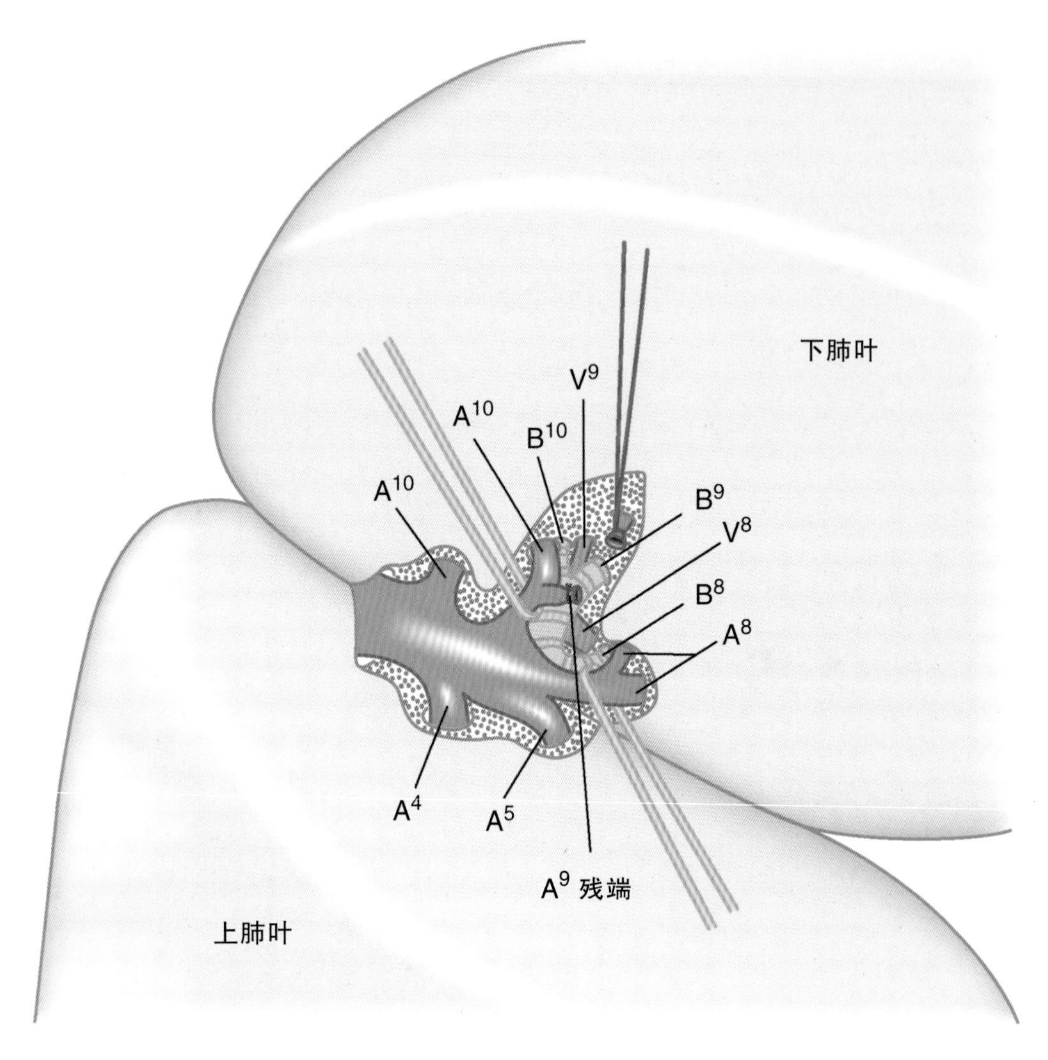

图 6.3.3 因为 V^8 和 V^9 走行于 B^9 后方，所以将 B^9 小心套线以避免损伤 V^8 和 V^9。通过插入 B^9 和 B^{10} 的纤支镜的照明指引可以帮助确认 B^9。

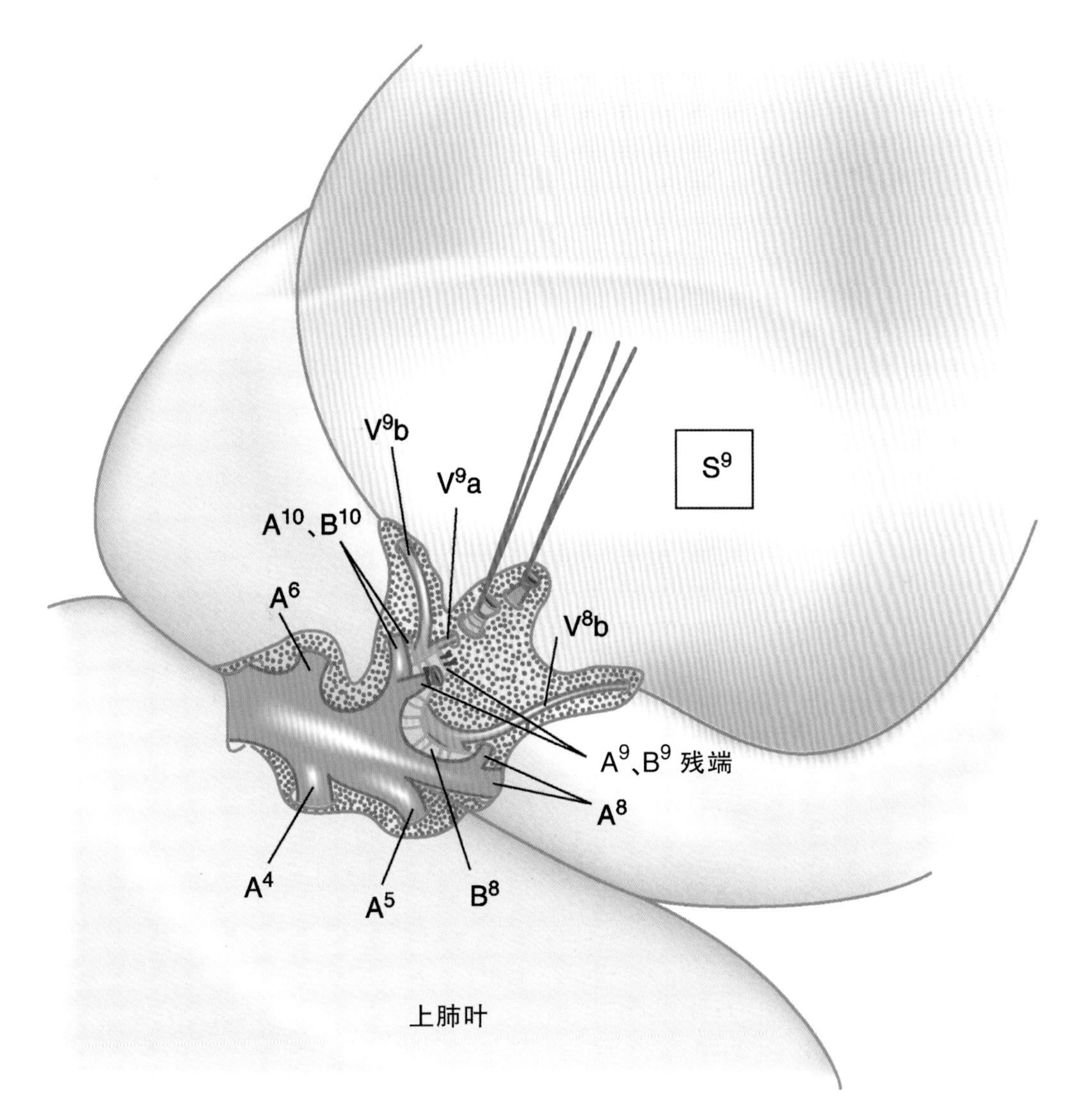

图 6.3.4　可以通过插入纤支镜进入 B^9 后喷射通气，或切断 B^9 并将导管插入 B^9 远端残端后实现 S^9 的选择性充气。远端残端被关闭以将空气保留于 S^9。B^9 的近端残端则以缝合或结扎关闭。提起 B^9 远端残端，并游离其背后组织，以使其远离肺门。提起 B^9 的远端残端以显露走向 B^9 残端的 V^9a（S^9a 和 S^9b 之间），并将其切断。切断 V^9a 进一步提起 B^9 远端残端，同时将位于残端两侧的肺组织一起提起，并沿着 V^8b（S^8 和 S^9 之间）和 V^9b（S^9 和 S^{10} 之间）以及膨胀-萎陷分界线用电凝将其切开。V^8b 和 V^9b 分别保留于 S^8 和 S^{10} 上，因为它们不但指示了段间平面，也在 S^8 和 S^{10} 的静脉回流中扮演重要角色。从不同的角度来切开段间平面，以使肺段切除变得容易并且精确。

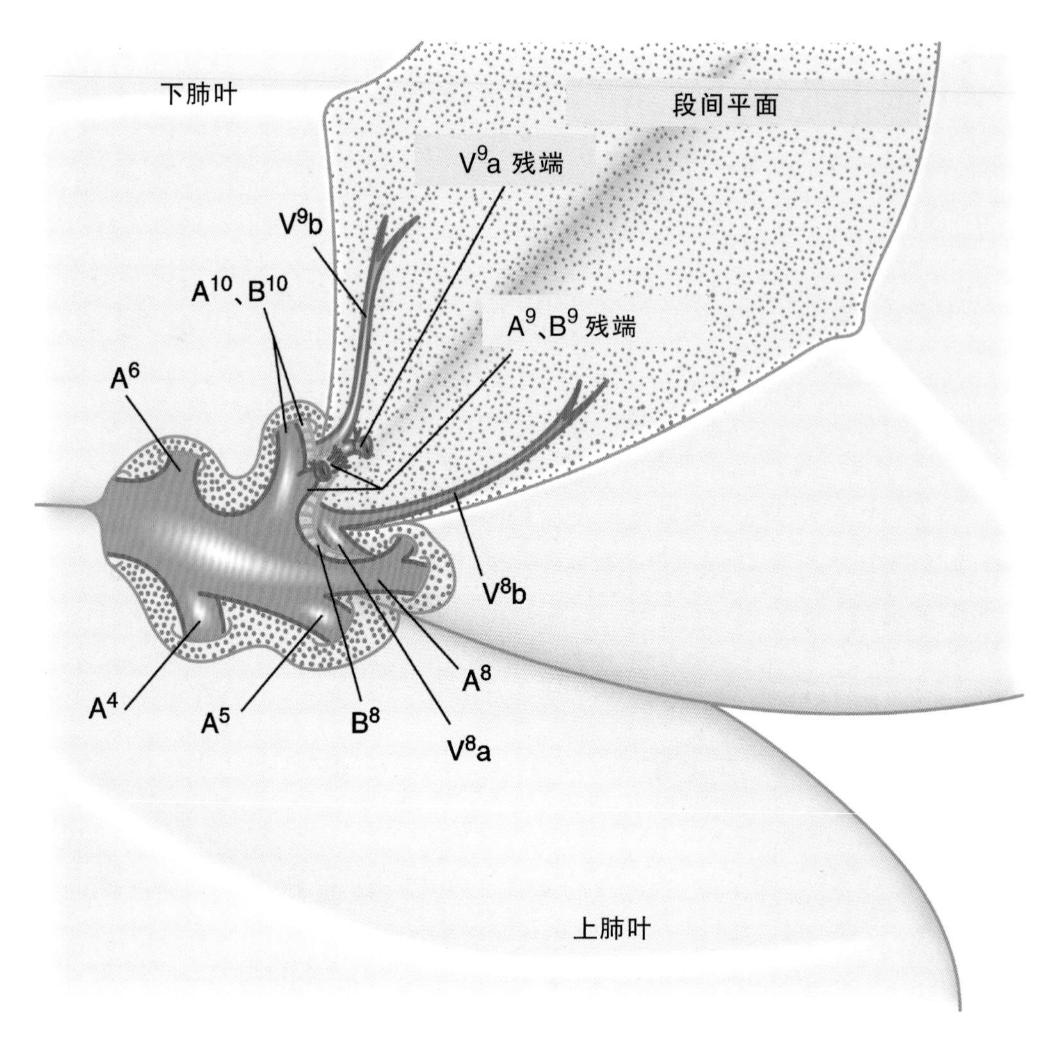

图 6.3.5　将 V^8b(S^8b 和 S^9b 之间)和 V^9b(S^9b 和 $S^{10}b$ 之间)保留于段间平面。

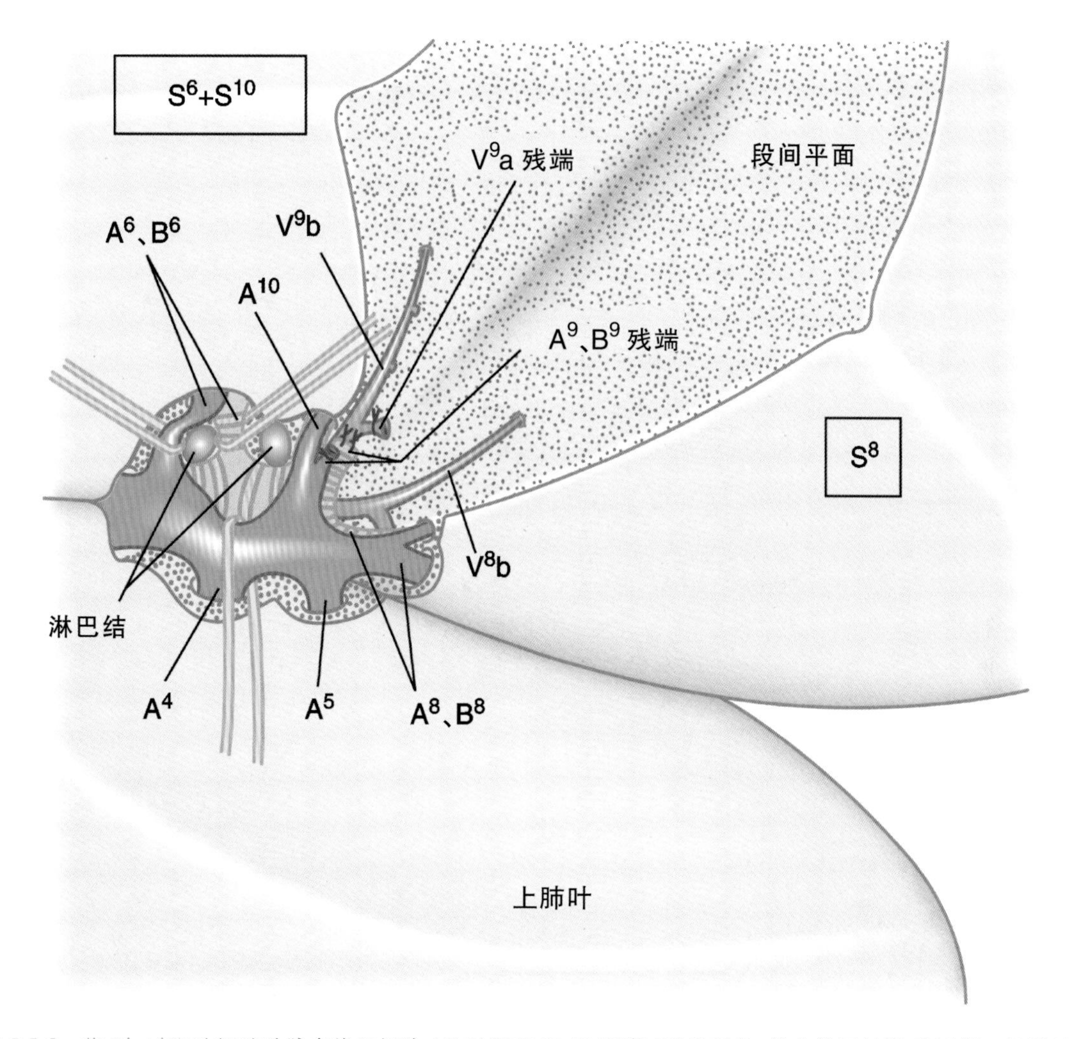

图 6.3.6　将 B^6、A^6 和叶间肺动脉套线以切除 12l 后组和 13 组(围绕 B^6)淋巴结，这些淋巴结沿 S^9 至第 7 组淋巴结之间的淋巴链分布。

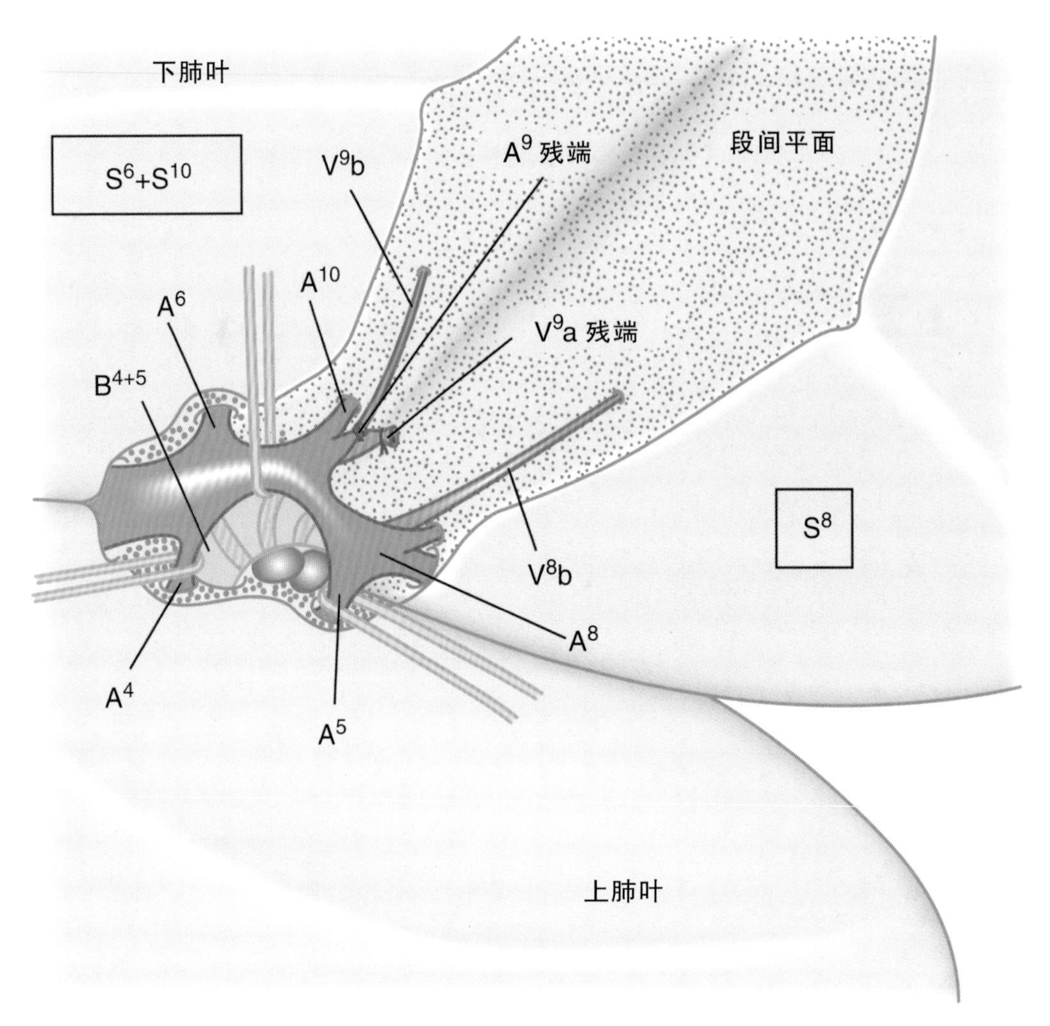

图 6.3.7　将 A^4、A^5 和叶间动脉套线以显露并切除 11 组淋巴结。

6.4 左 S^{10} 段切除术

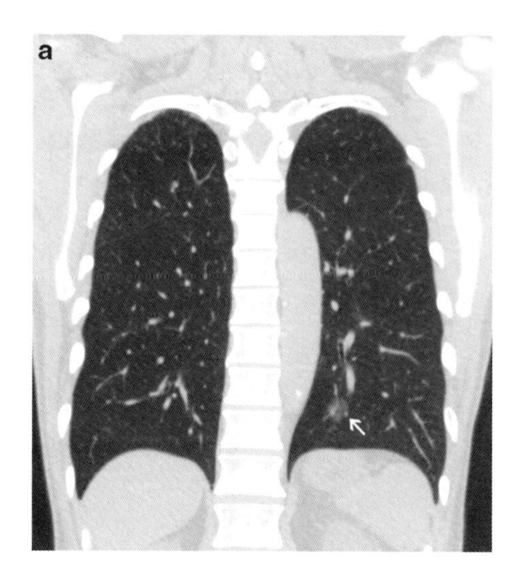

冠状面(CT 扫描)

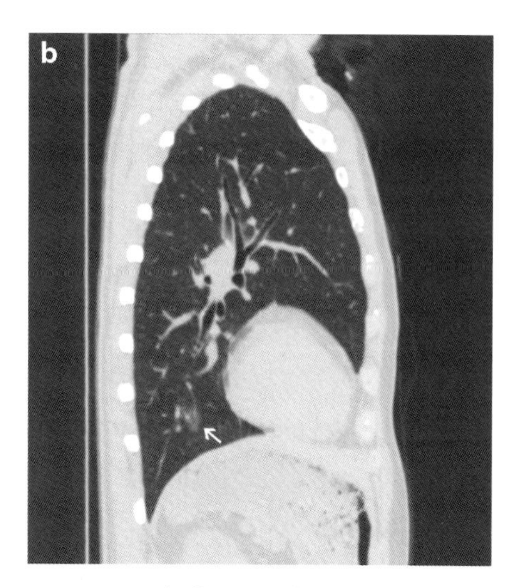

矢状面(CT 扫描)

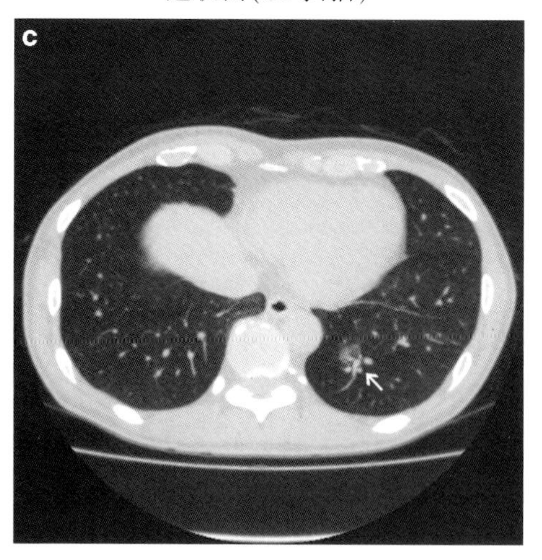

横断面(CT 扫描)

男性,69岁,CT体检发现左下肺GGO,患者接受了随访。5年后的CT扫描发现位于左下肺近 S^{10} 段门处一个直径1.8cm,密度高于GGO病变的结节。该结节经CT引导下细针穿刺活检证实为支气管肺泡细胞癌。因为结节靠近段门,运用"肺段切除术的技巧"中描述的方法,以碘化油标记该病灶。标记过的结节在 S^{10} 段切除术中以指环状镊子抓持,以获得足够的切缘。最终的病理诊断提示为PT1aN0M0支气管肺泡细胞癌。

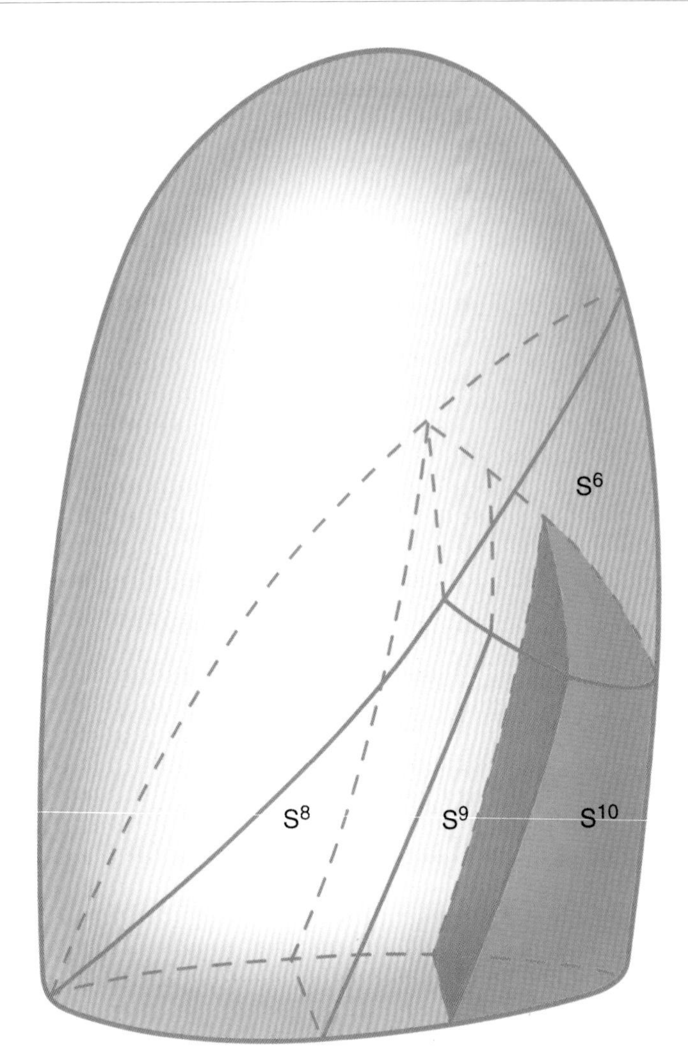

图 6.4.1 S^{10} 段切除术是最难的肺段切除术之一，其难点在于：(1)因为 S^{10} 并不面对叶间裂，所以应从叶间裂开始分离 S^6 和 S^8 之间的边界以到达 S^{10}，而且这一步骤并不容易，因为 S^6 和 S^8 的边界没有明显的标记；(2)因为 A^{10} 分支由 A^{9+10} 分出并走向背侧，同时远离开胸切口的位置，所以通常不易辨认。在肺段切除前，肺段动脉(A^{8-10})和支气管(B^{8-10})从 HRCT 的横断面、冠状面和矢状面可清晰辨认。B^8、B^9 和 B^{10} 的分支情况可进一步由气管插管后的纤支镜进行确认。当 S* 存在时，$A^{10}a$ 和 A* 以及 $B^{10}a$ 和 B* 必须仔细区分好。本节中的图显示最常见的分支情况，即 B^8 和 B^{9+10} 两个分支。胸部切口通常位于后外侧第五或第六肋间隙，第六肋间隙更适合于解剖 A^9 和 A^{10} 分支，而这正是 S^{10} 段切除术的关键。

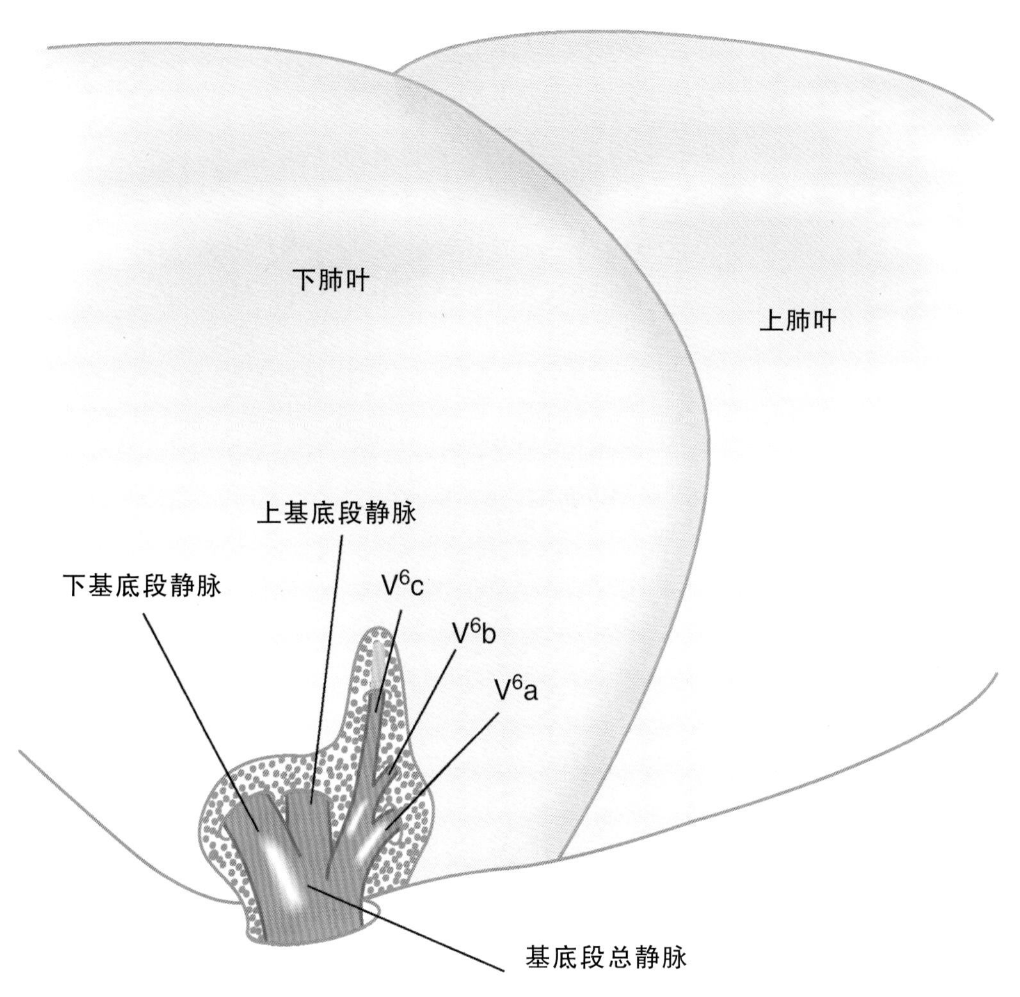

图 6.4.2　游离下肺韧带以显露下肺静脉。在 S^{10} 段切除术中，由于 S^{10} 通常与下肺静脉毗邻，因此虽然在 S^{8} 或 S^{9} 段切除中并无显露下肺静脉的必要，但在 S^{10} 段切除中却需要显露下肺静脉。游离下肺韧带以显露 V^{6} 以及基底干静脉的根部。显露 $V^{6}b+c$ 可作为随后在 S^{6} 和 S^{10} 间切开的标志。

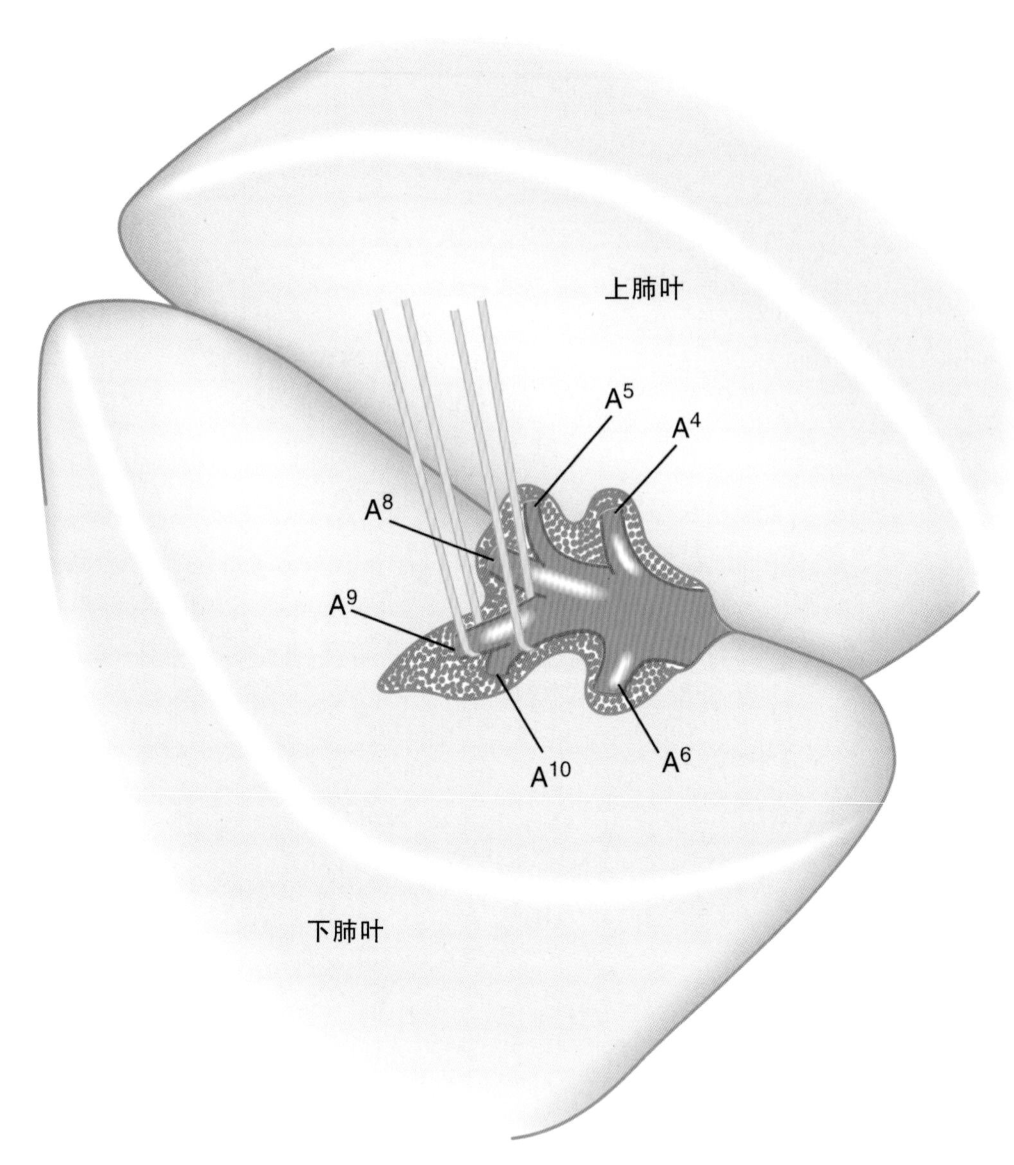

图 6.4.3 术者站在患者背侧，因为 A^{10} 从此位置可较易显露。A^{6} 和 A^{8} 以及 A^{9+10} 分支予以显露。A^{9+10} 有时由 $A^{9}a$、$A^{9}b$ 和 A^{10} 分支组成。当纤支镜显示一个较长的 B^{9+10} 共干时，A^{9+10} 也会较长。切开 A^{9+10} 表面的肺组织时，S^{6} 和 S^{8} 之间的边界应该被切开，而这一边界并无标志，这也是 S^{10} 段切除困难的原因之一。

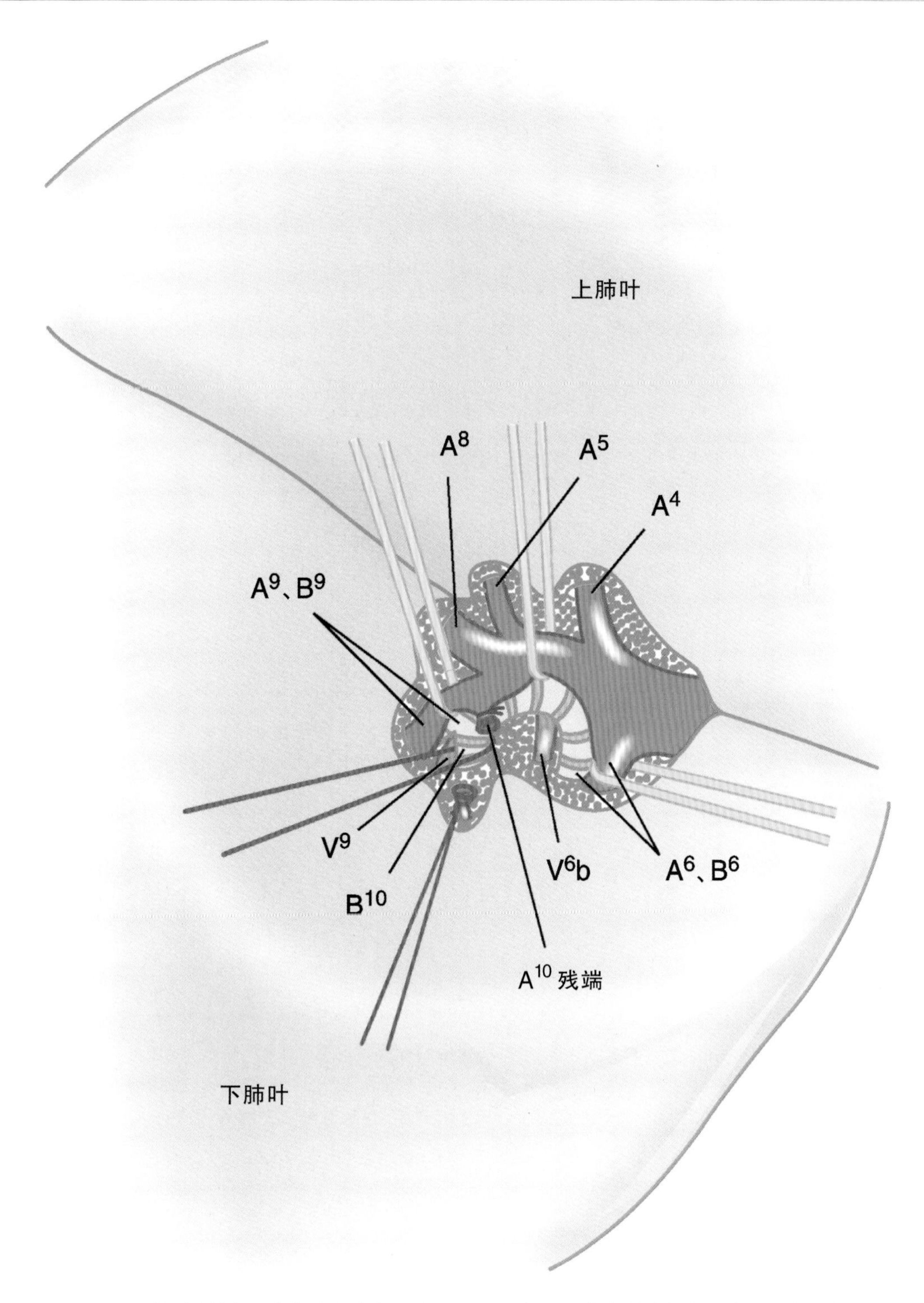

图 6.4.4　A^9 和 A^{10} 分别向外侧和背侧方向走行。当 A^{10} 和 A^9 难以区别时，最背侧的分支可被先切断，因为这必定是 A^{10} 或者其分支而不是 A^9 或其分支。切断最背侧的动脉分支可以显露其背后的 B^{10}，图中显示已被切断的 B^{10}。在切断 B^{10} 后，留下的动脉分支就容易分辨，也就是讲，A^9 分支的走行是远离 B^{10} 远端残端的，而 A^{10} 的分支则是走向 B^{10} 远端残端的。将 B^{10} 小心套线以避免损伤走行在其后方的 V^9 和 V^{10}。也可以通过插入 B^9 和 B^{10} 的纤支镜的光线照射指引而辨别 B^{10}。

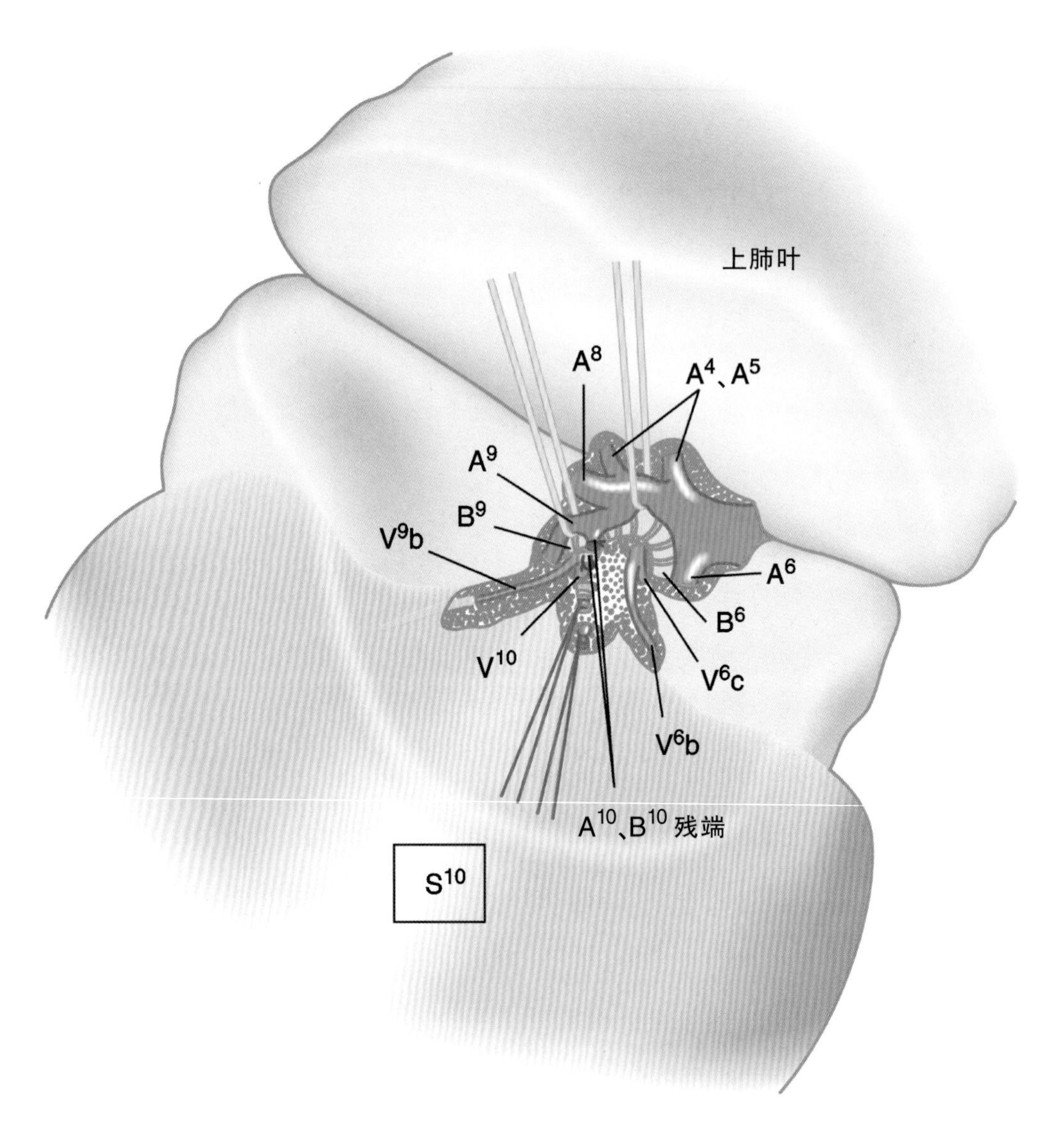

图 6.4.5 可以通过插入纤支镜进入 B^{10} 后喷射通气，或切断 B^{10} 并将导管插入 B^{10} 远端残端后实现 S^{10} 的选择性充气。远端残端被关闭以将空气保留于 S^{10}。B^{10} 的近端残端则以缝合或结扎关闭。提起 B^{10} 的远端残端并将其后侧往外周分离即可将残端从肺门部移开。抬起 B^{10} 远端残端，则显示 V^{10} 的分支进入 S^{10}。切断 V^{10} 的分支进一步提起 B^{10} 的远端残端，同时也将位于残端外侧的肺组织一起提起，并沿着 V^6c(S^6 和 S^{10} 之间)、V^9b(S^9 和 S^{10} 之间)以及膨胀-萎陷分界线用电凝将其切开。

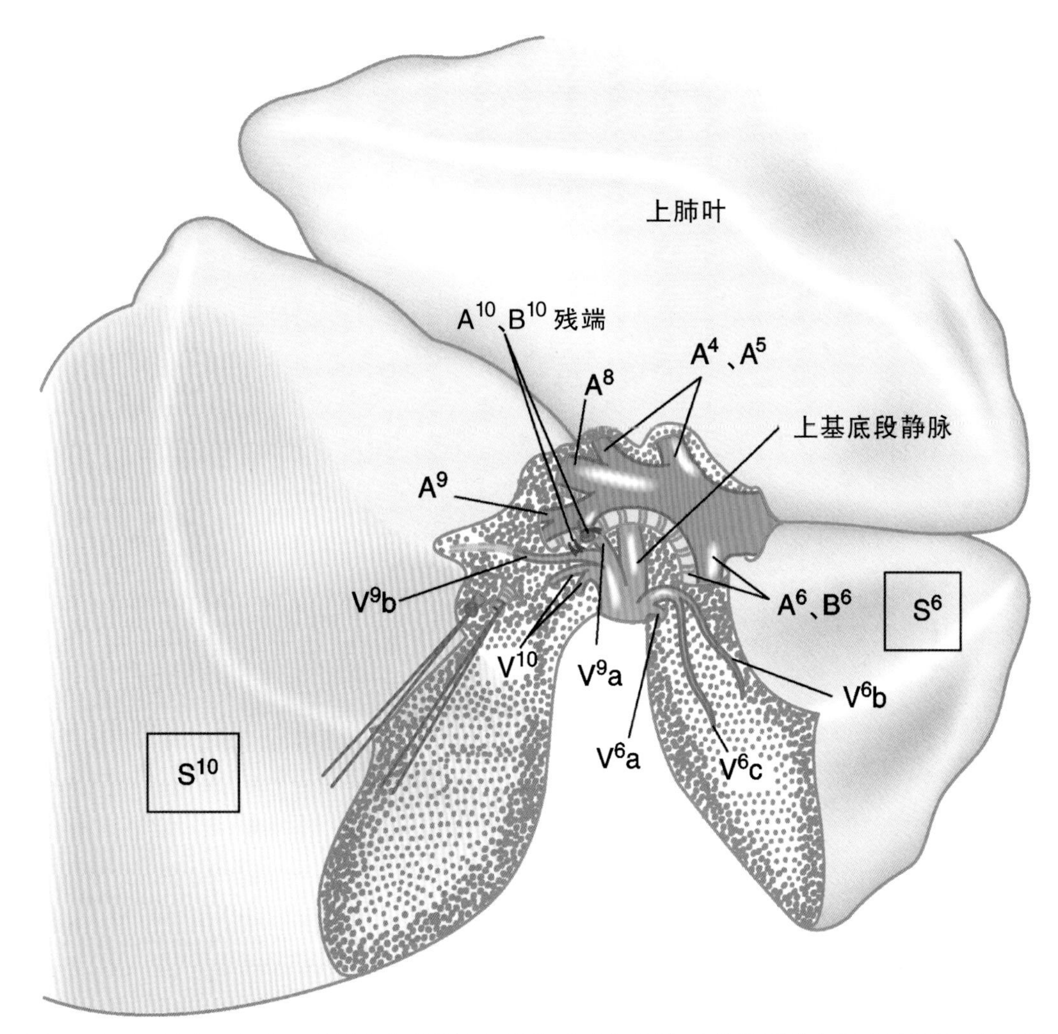

图 6.4.6 当切开肺段间平面时，最好先分离充气的 S^{10} 和 S^{6} 段间平面，这将使 S^{10} 的段门得到很好显露。$V^{6}b$ 和 $V^{6}c$ 保留于 S^{6} 的段间平面。$V^{9}b$ 沿 S^{9} 和 S^{10} 之间的膨胀-萎陷分界线走行。然后将 $V^{9}b$ 作为标志，沿着 $V^{9}b$ 和膨胀-萎陷分界线用电凝切开肺组织。如果手术切缘足够，保留 $V^{6}b$、$V^{6}c$ 和 $V^{9}b$，其可作为段间平面的标志，同时也保留了 S^{6} 和 S^{9} 的静脉回流。

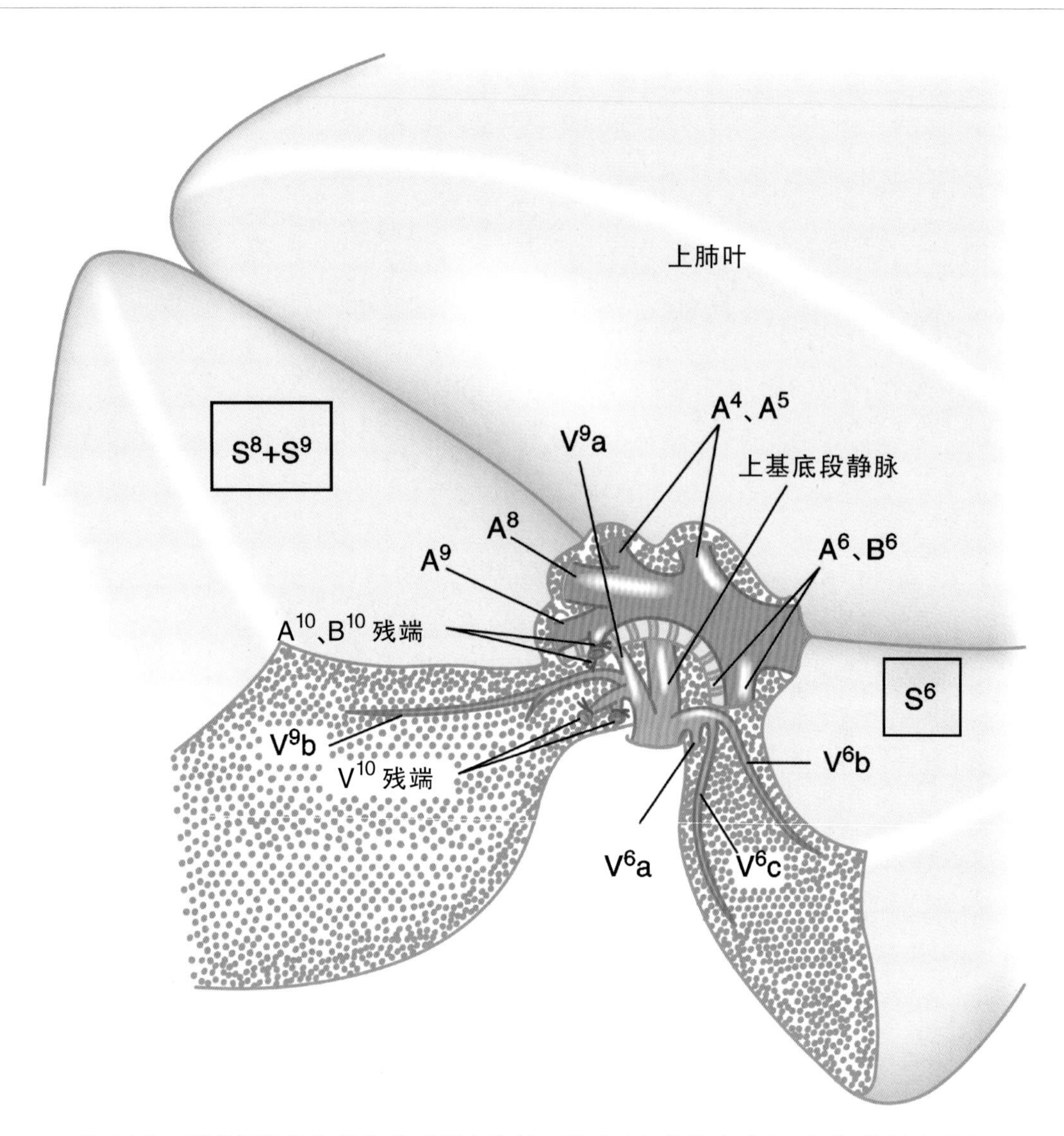

图 6.4.7 S^{10}段切除术后，S^6和S^8+S^9完全分离。V^6b和V^6c保留于S^6上，而V^9b保留于S^9上。

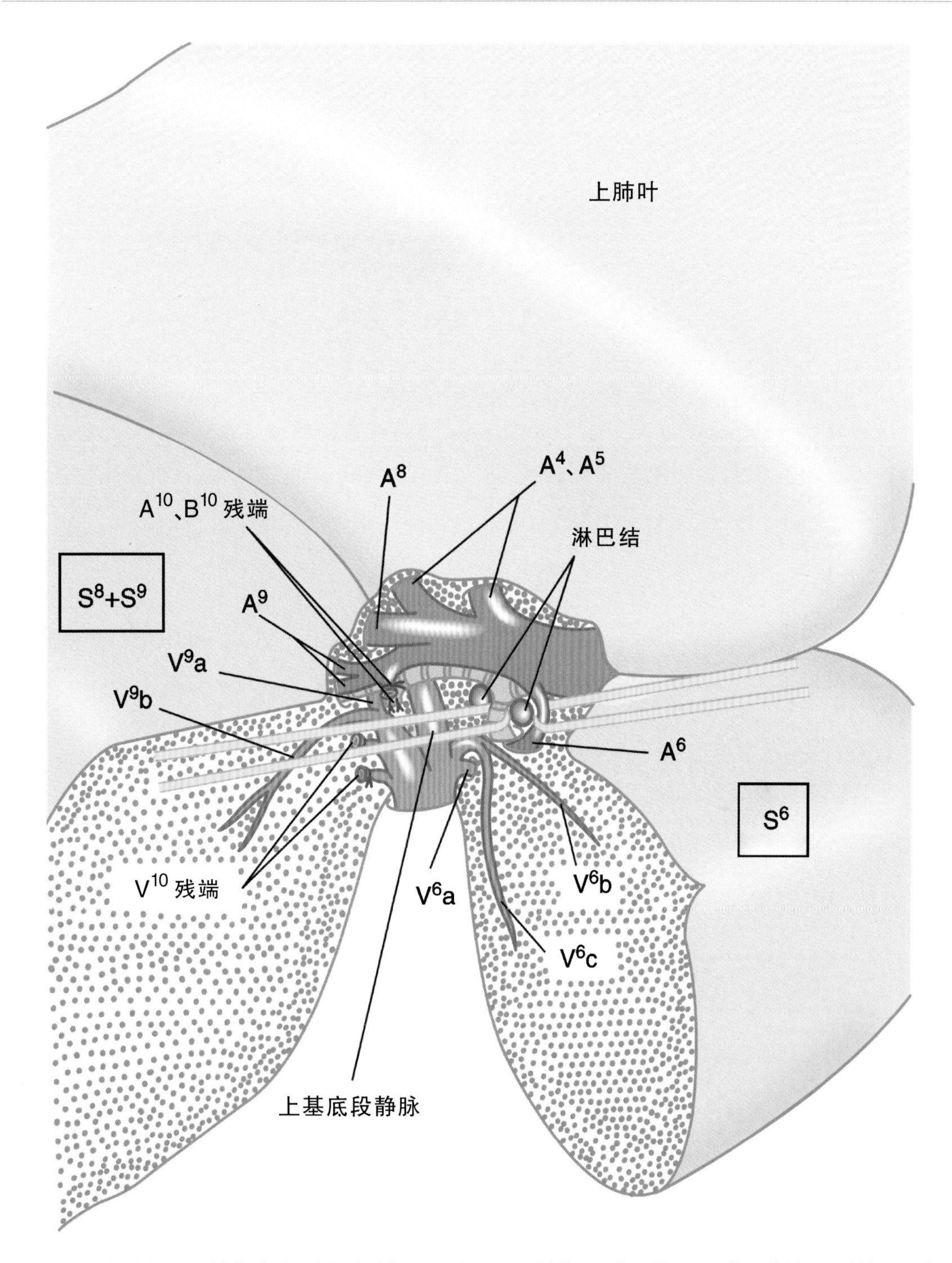

图 6.4.8　B^6、A^6 和 A^{8-10} 被牵引开以便于解剖 12l 组和 13 组(围绕 B^6)淋巴结,这些淋巴结沿 S^{10} 到第 7 组淋巴结的淋巴链分布。

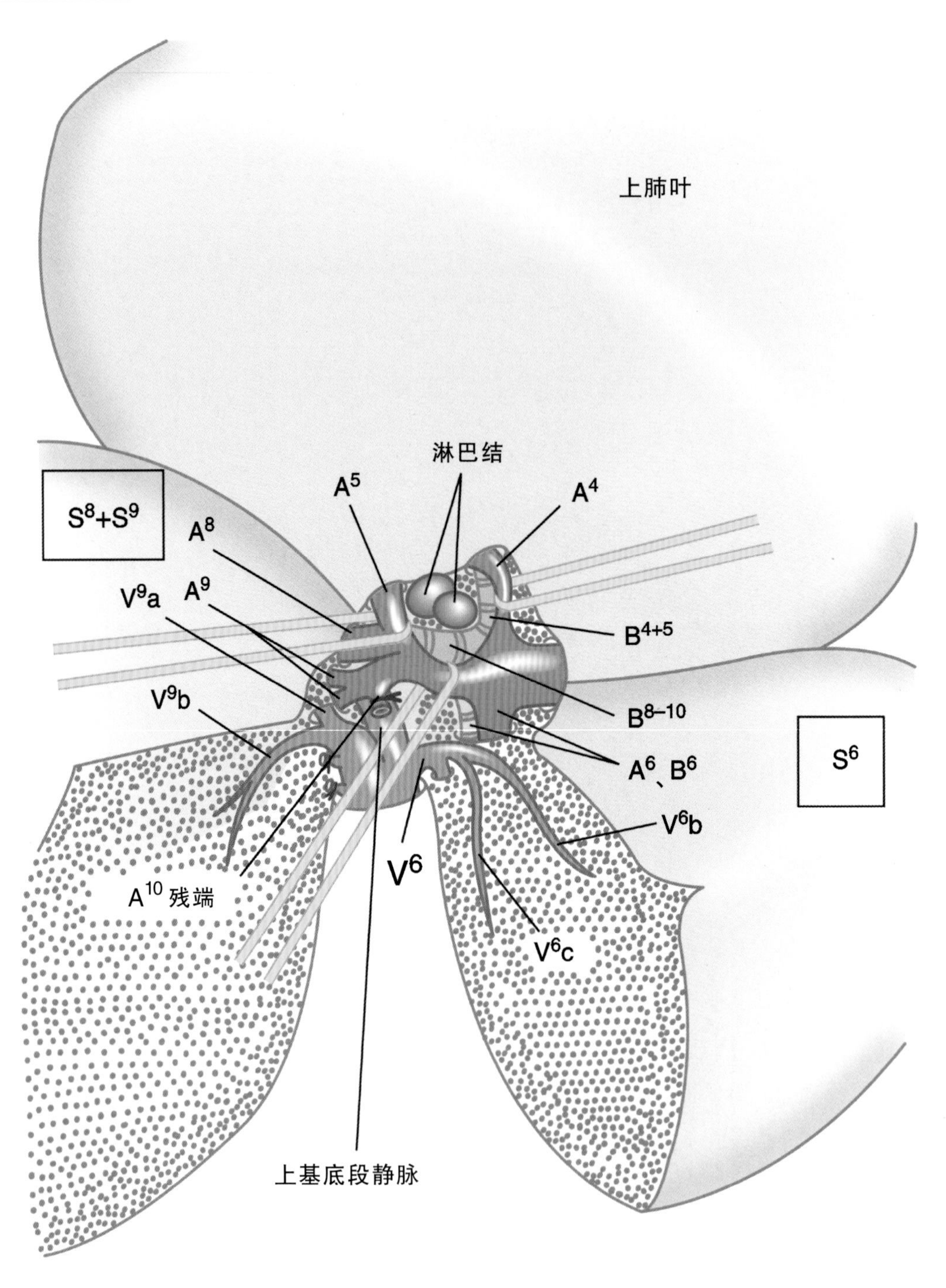

图 6.4.9 位于 B^{4+5} 和下叶支气管之间的 11 组淋巴结在将 A^{4+5} 和 A^{8-10} 牵开后被切除。

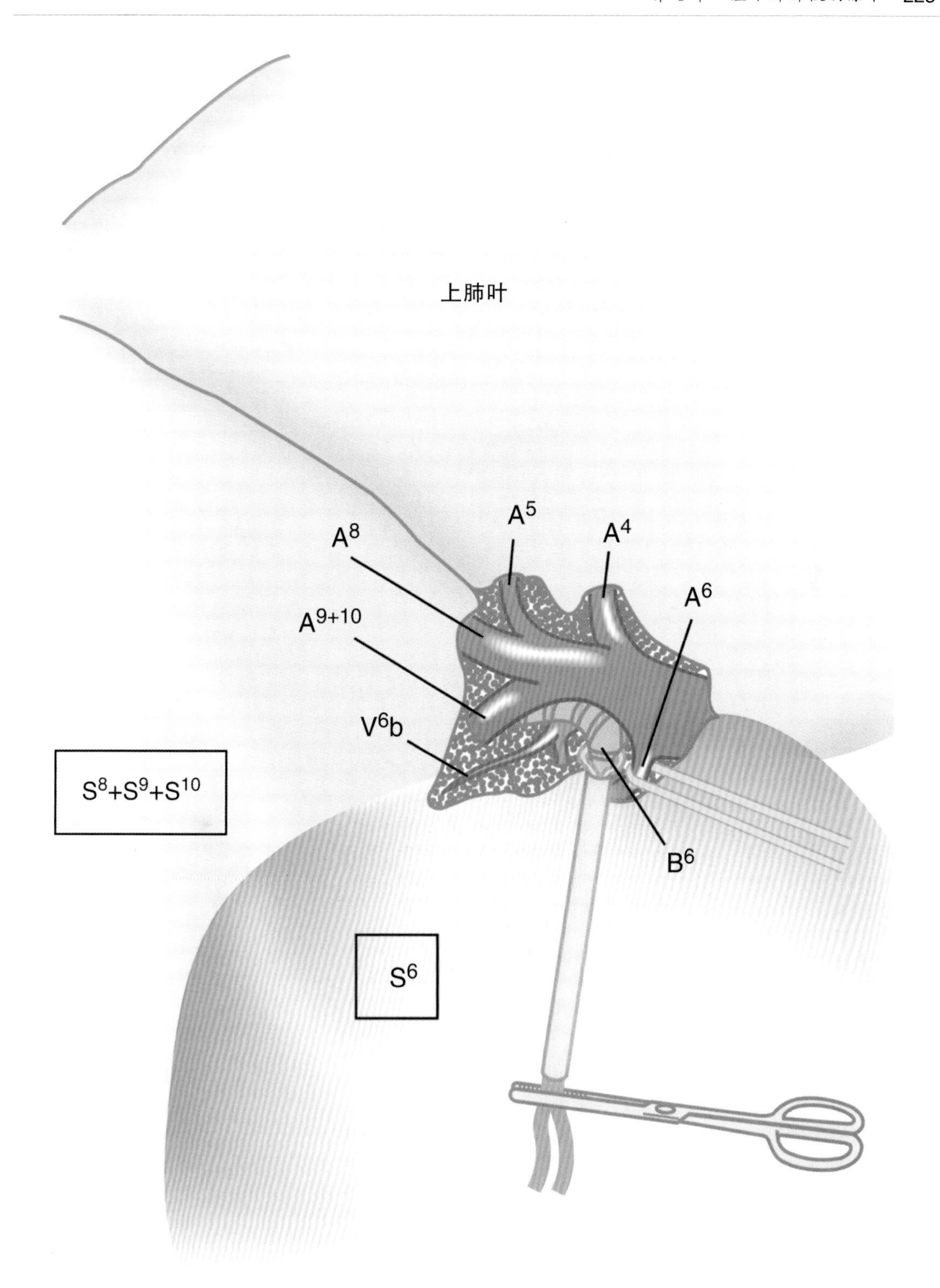

图 6.4.10　图 6.4.10 和图 6.4.11 显示另外一种 S^{10} 段切除的方法。S^{10} 段切除术的难点在于 A^{10} 的显露和辨认。因为 A^{10} 走向背侧，并且 S^{10} 并不毗邻叶间裂，所以前面所描述的从叶间裂辨认 A^{10} 有时是十分困难的，这里显示的入路是在显露 A^{10} 以前分离 S^{6} 和 S^{10}。这一观念基于以下事实：因为 S^{6} 和 S^{10} 最终在 S^{10} 段切除中将被分离，而分离后也便于暴露 A^{10}。为了达到这一目的，可最先显露 A^{6} 和 B^{6}，接下来以止血带牵开 B^{6}。通过对 B^{6} 进行喷射通气而后夹闭 B^{6} 的方法以制造出一个在充气的 S^{6} 和萎陷的 S^{8}+S^{9}+S^{10} 之间的膨胀–萎陷分界线。

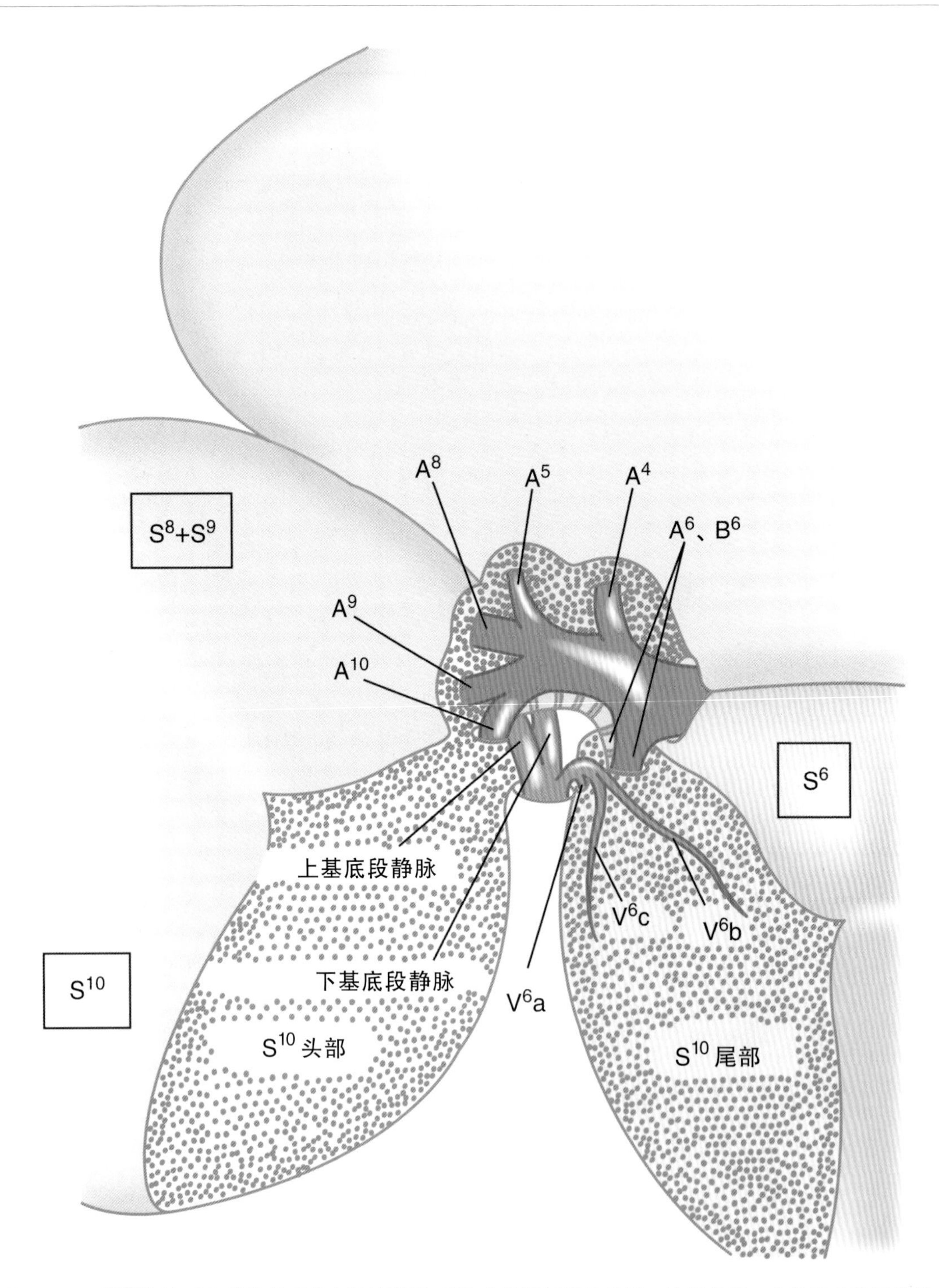

图 6.4.11 沿膨胀的 S^6 和萎陷的 S^{8-10} 之间的膨胀-萎陷分界线切开肺组织，这提供了一个从患者背侧观察 A^9 和 A^{10} 的视角，也便于显露和辨认这些分支。S^6 和 S^8 间的界线也可以这一方法沿着膨胀-萎陷分界线切开。

6.5　左 S^9+S^{10} 段切除术

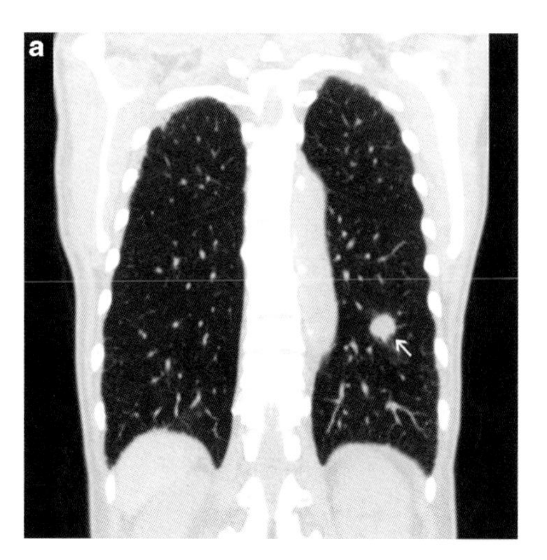

冠状面(CT 扫描)

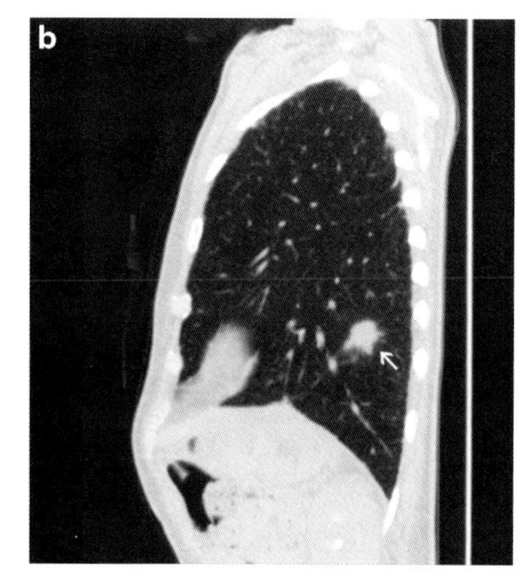

矢状面(CT 扫描)

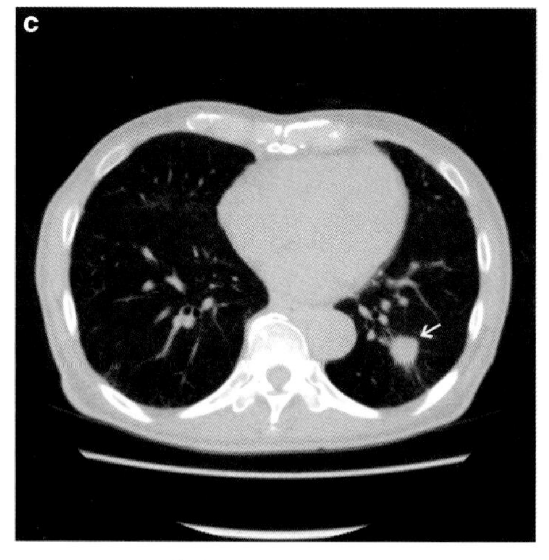

横断面(CT 扫描)

男性,75 岁,CT 显示一个实质性的 2.4cm 结节,其位于 S^9 和 S^{10} 之间,纤支镜活检诊断为腺癌。因为肺功能不佳，患者接受了左侧 S^{9+10} 段切除术。最终病理诊断为 pT1bN0M0 乳头状腺癌。

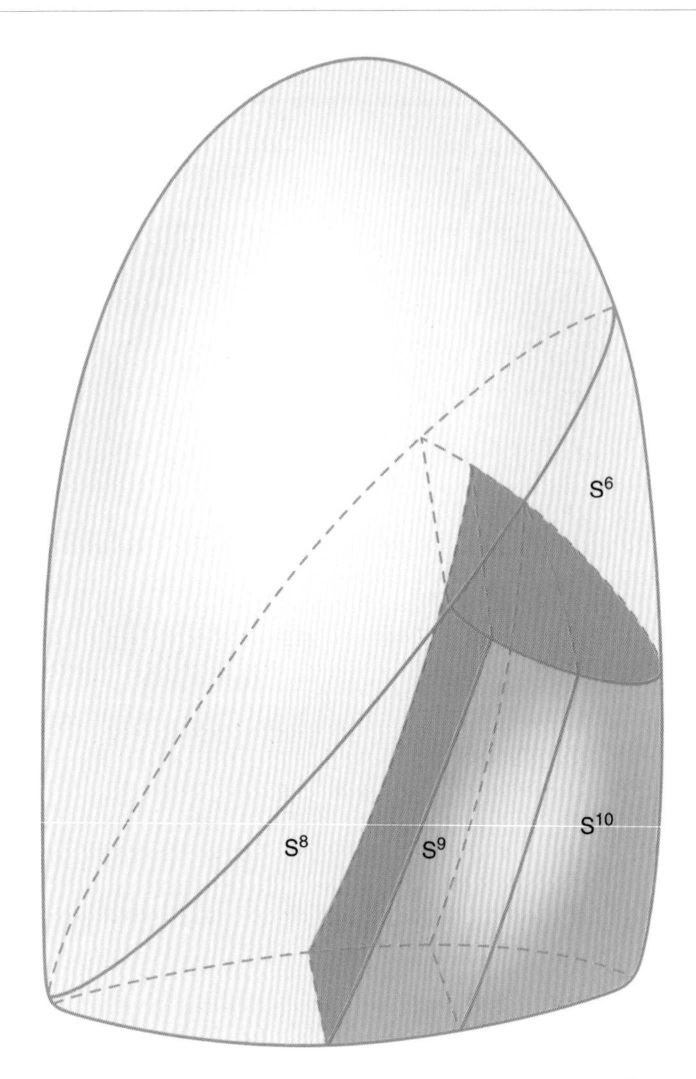

图 6.5.1　肺段动脉(A^{8-10})和支气管(B^{8-10})在 HRCT 的横断面、冠状面和矢状面进行辨认。在气管插管后，通过纤支镜进一步确认 B^8、B^9 和 B^{10} 的分支和大小。本节中的图显示最常见的解剖分支情况，即 B^8 和 B^{9+10} 为两个分支。经第五肋间的后外侧切口最适合于 S^{9+10} 段切除术。

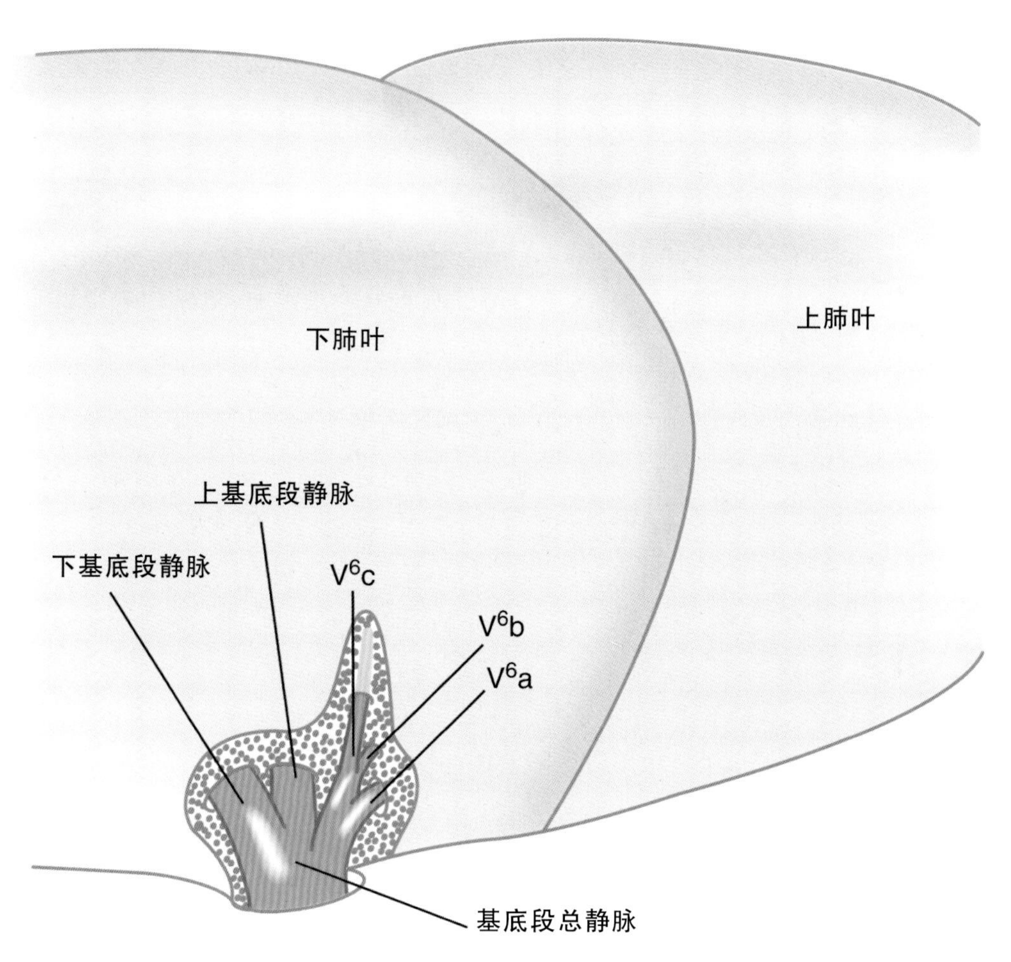

图 6.5.2　游离下肺韧带以显露 V^6 和下基底段总静脉。下基底段静脉不应该在此位置切断,因为 V^{9+10} 通常不是下基底段静脉。V^{9+10} 等同于下基底段静脉的机会只有 24%。

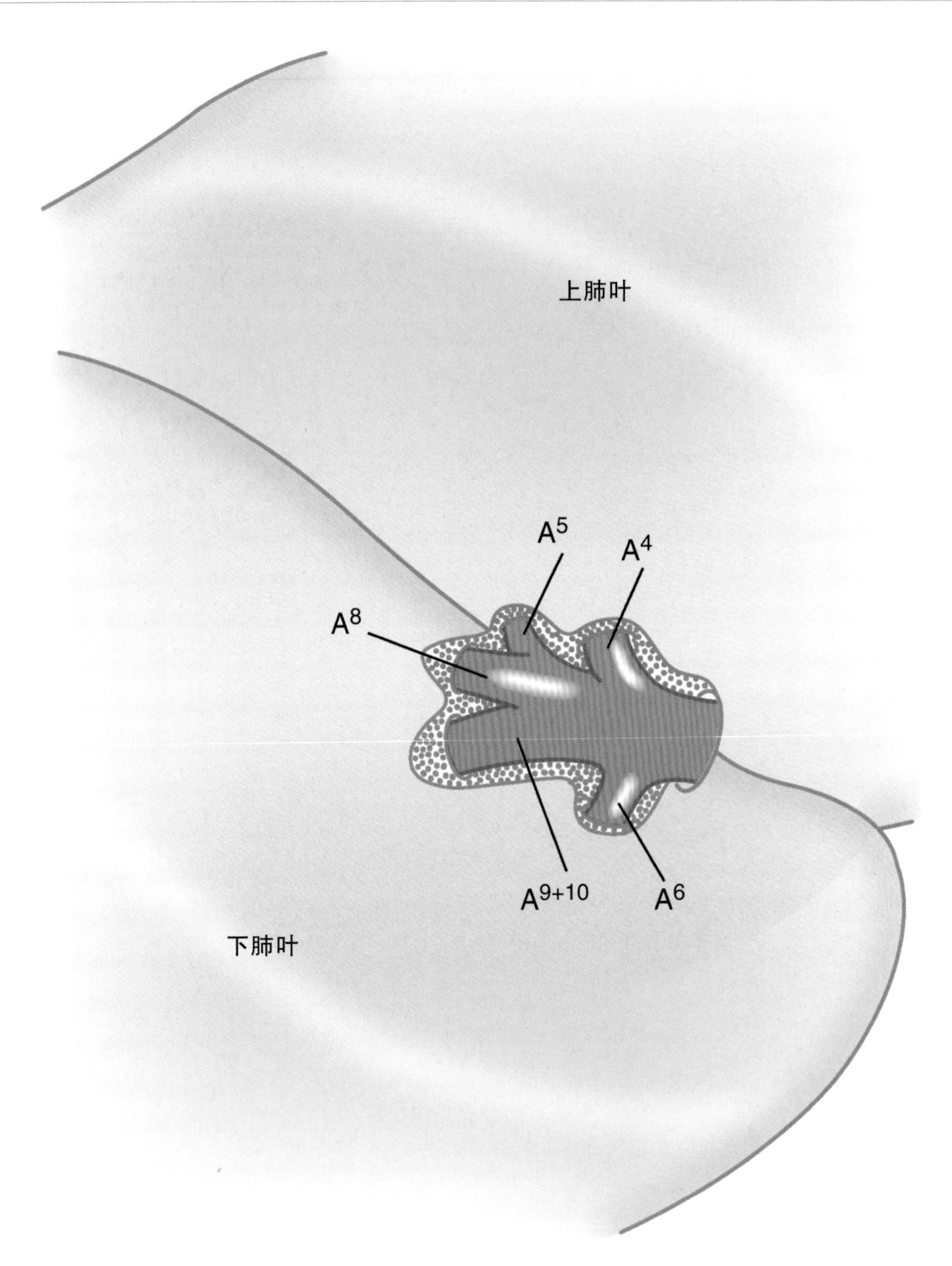

图 6.5.3　术者立于患者的背侧。对于 S^8、S^9 和 S^{10} 段切除来说，显露 A^6、A^8 和 A^{9+10} 的分支以阻止对肺动脉分支的错误辨认，以及对随后的肺门淋巴结切除是非常重要的。A^8a 和 A^9a 的分支有时是复杂的，例如 A^8a 分支由 A^{9+10} 发出，以及 A^9a 由 A^8 发出。

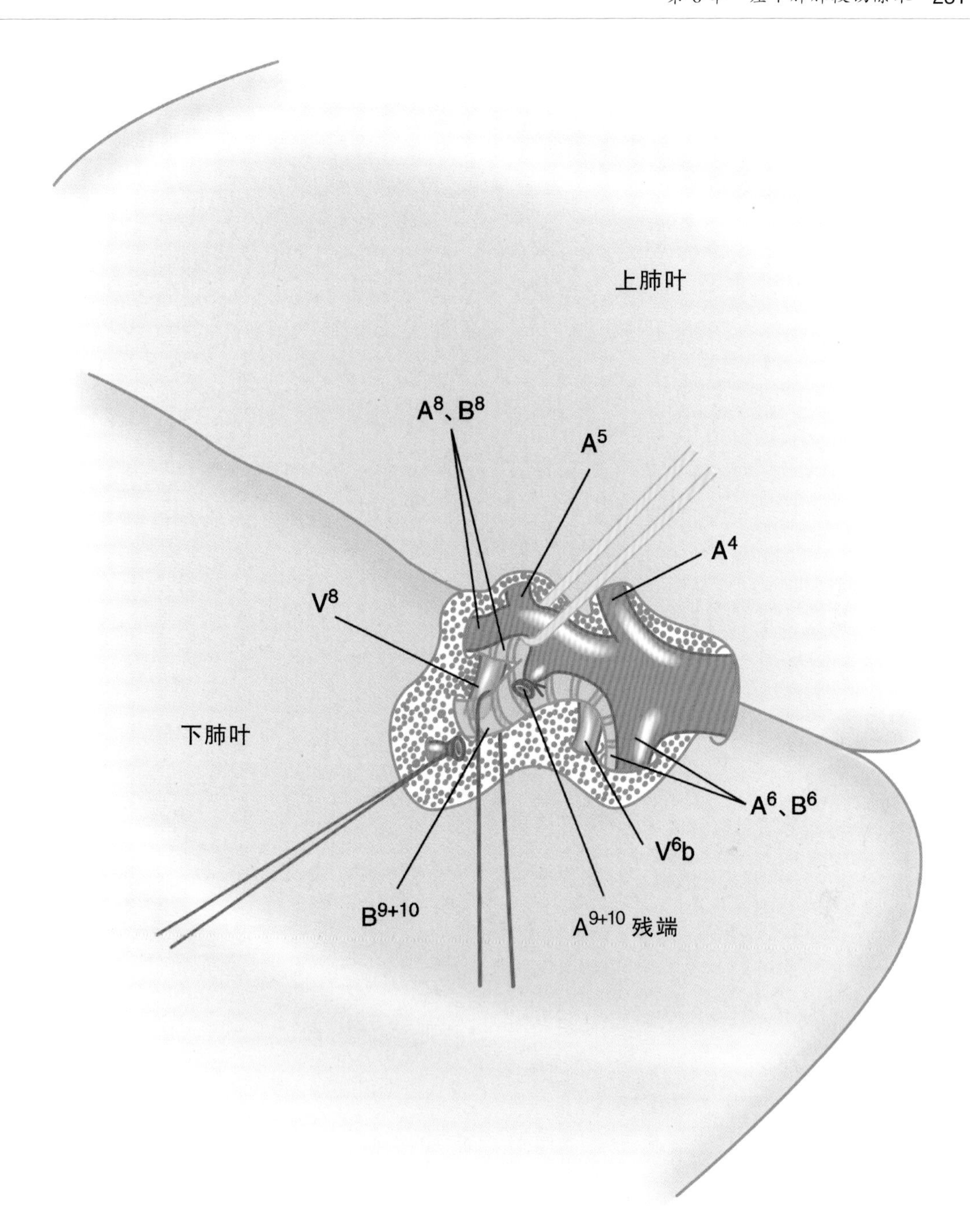

图 6.5.4　切断 A^{9+10}，显露在其后方的 B^{9+10}。B^{9+10} 小心套线以避免损伤其后方的 V^{8-10}。此外，也可以通过进入 B^8、B^9 和 B^{10} 的纤支镜的光源指示辨认 B^{9+10}。

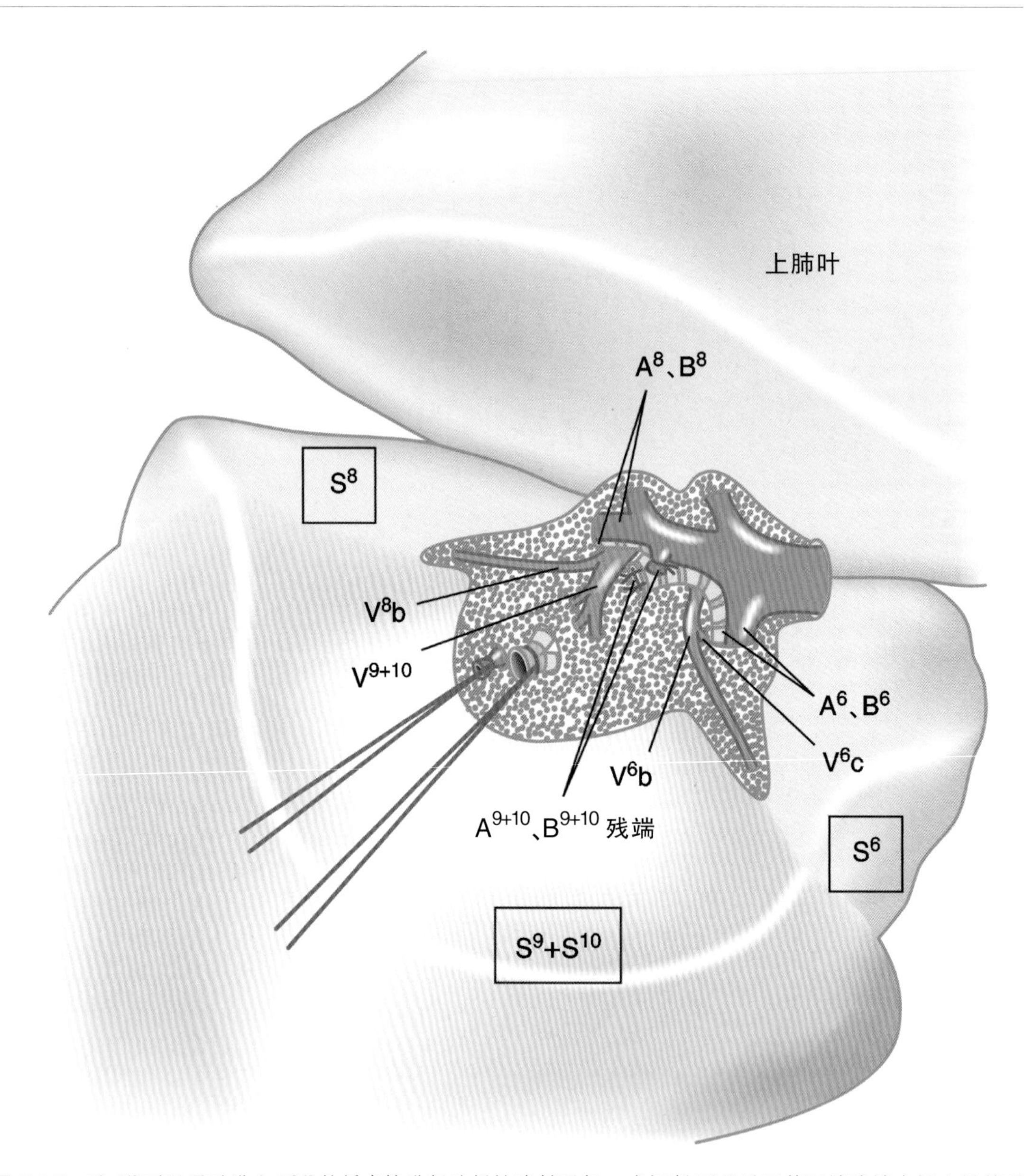

图 6.5.5 S^9+S^{10} 可以通过进入 B^{9+10} 的纤支镜进行选择性喷射通气，或切断 B^{9+10} 后于其远端残端内插入导管后充气。远端残端随后关闭以保持 S^9+S^{10} 的充气状态。B^{9+10} 的近端残端以缝合或结扎关闭。当 S^9+S^{10} 通过纤支镜进行喷射通气充气时，B^{9+10} 可以用切割缝合器切断。B^{9+10} 的远端残端随后被提起，并从其背侧充分游离以使其离开肺门。提起 B^{9+10} 远端残端以显露进入 S^9+S^{10} 的 V^9 和 V^{10} 分支。切断这些静脉分支进一步将 B^{9+10} 的远端残端和残端外侧的肺组织一起抬起。残端两侧的肺组织沿着 V^6c(S^6 和 S^{10} 之间)和 V^8b(S^8 和 S^9 之间)以及膨胀-萎陷分界线用电凝切开。

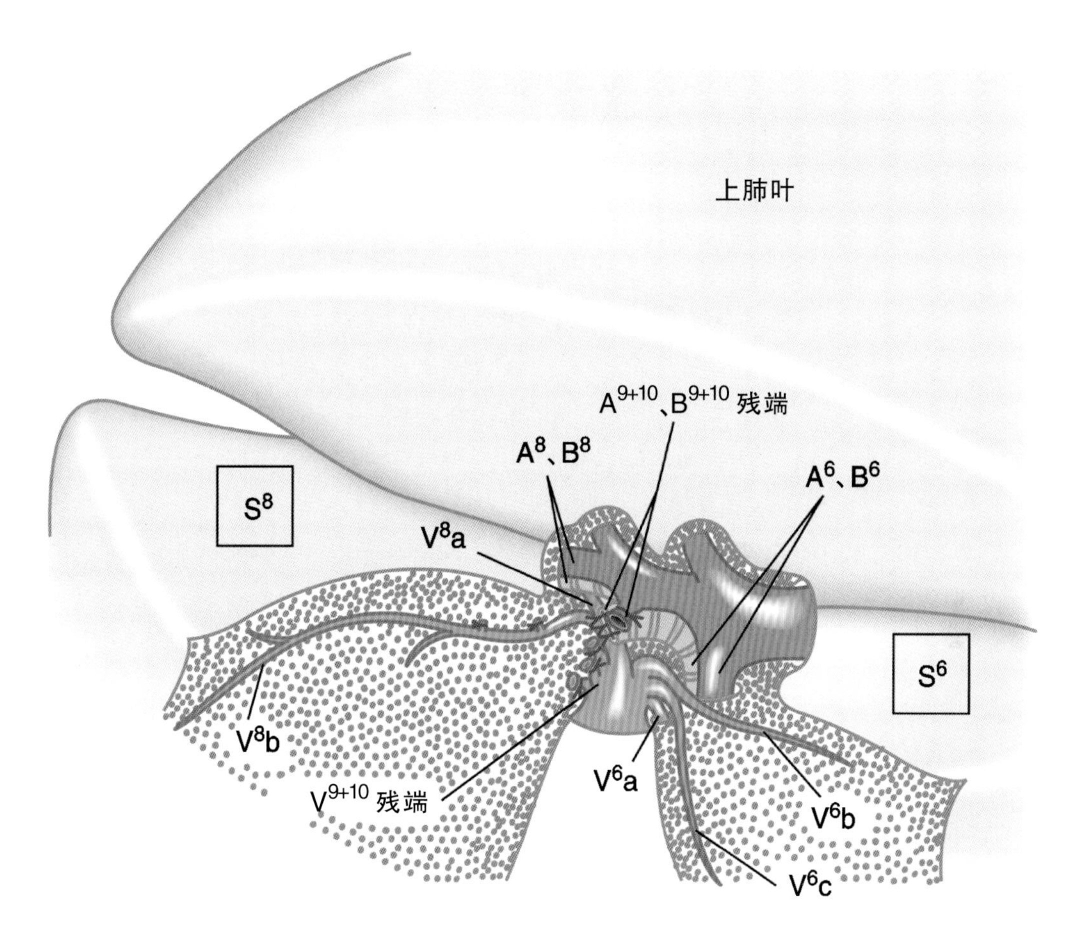

图 6.5.6　在 S^{9+10} 切除后，S^6 和 S^8 完全分开。V^6b 和 V^6c 保留于 S^6 上，V^8b 保留于 S^8 上。

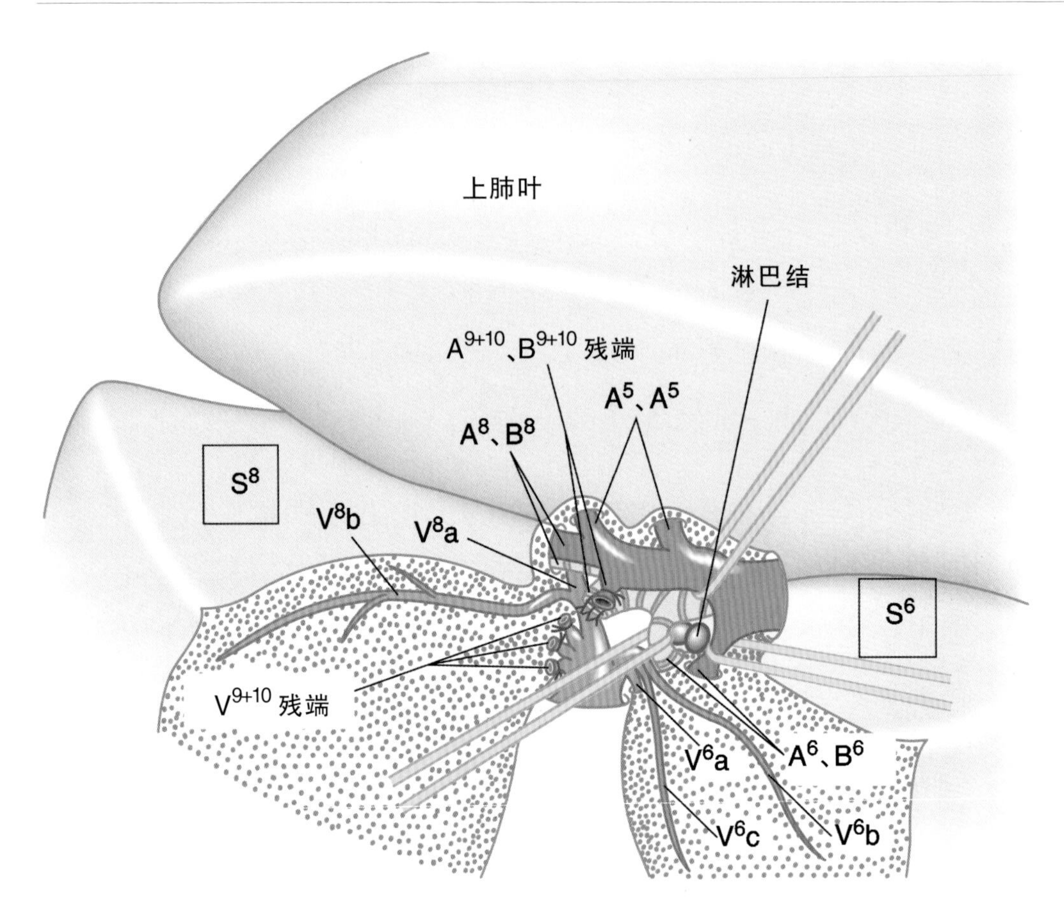

图 6.5.7 将 B^6、A^6 和 A^{8-10} 套线以进行肺门淋巴结切除，随后将沿着从 S^{9+10} 到第 7 组淋巴结的淋巴链分布的 12l 组和 13 组(围绕 B^6)淋巴结切除。将 A^4 和 A^5 套线以切除 11 组淋巴结。

第 7 章

袖式段切除术

7.1 左 $S^{1+2}+S^3$(固有段)袖式段切除术

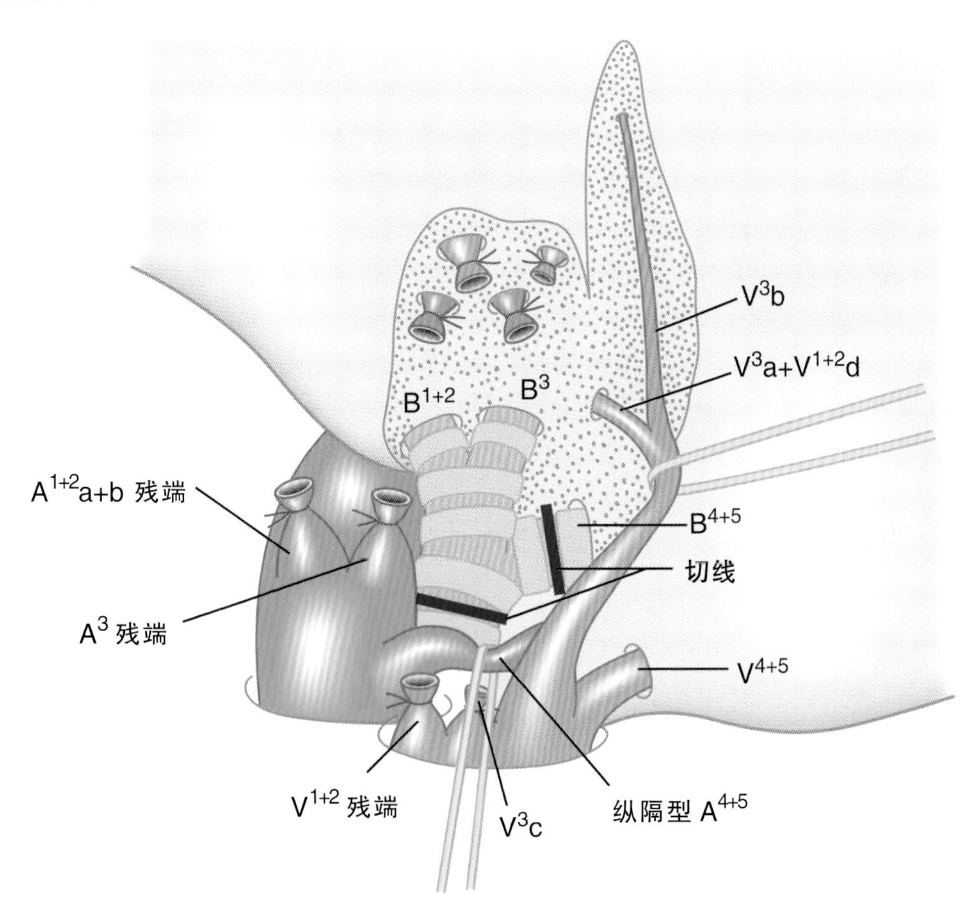

图 7.1.1 肺动脉、肺静脉和支气管的暴露同左上肺叶的肺段切除。左上肺叶的肺门由腹侧向背侧暴露，显露肺静脉、肺动脉和支气管。辨认 V^3b，并向外侧牵开，V^3b 也是 S^3b 和 S^4b 的边界。V^3a 和 $V^{1+2}d$ 通常会合并为 V^3b 背侧的同一干分支，其也要暴露并辨认清楚。纵隔型 A^{4+5}(或 A^5)需要保留。显露所有固有段的肺静脉，然后切断 V^{1+2}、V^3c、$V^{1+2}d$ 和 V^3a，但 V^3b(S^3b 和 S^4b 之间)则要保留。切断固有段的肺动脉分支(A^3、$A^{1+2}a+b$ 和 $A^{1+2}c$)。辨认上叶支气管 B^{1-3} 和 B^{4+5}，并以纤支镜进入 B^{1-3}。可以选择性地以喷射通气对 S^{1-3} 充气。当肿瘤位于 B^{1-3} 的开口并阻碍纤支镜进入 B^{1-3} 时，纤支镜可进入 B^{4+5} 并对 S^{4+5} 进行充气，以帮助分辨 S^{1-3} 和 S^{4+5} 的膨胀-萎陷分界线。随后切断 B^{4+5} 和上叶支气管以保证足够的手术切缘(袖式切除)。快速术中冰冻切片病理检查确认切缘无肿瘤残留。位于 $S^{1+2}+S^3$ 和 S^4+S^5 之间的段间平面通常可以用电凝切开以完整切除固有段。上叶支气管和舌段支气管则以可吸收缝线缝合。

7.2　左 S^4+S^5(舌段)袖式段切除术

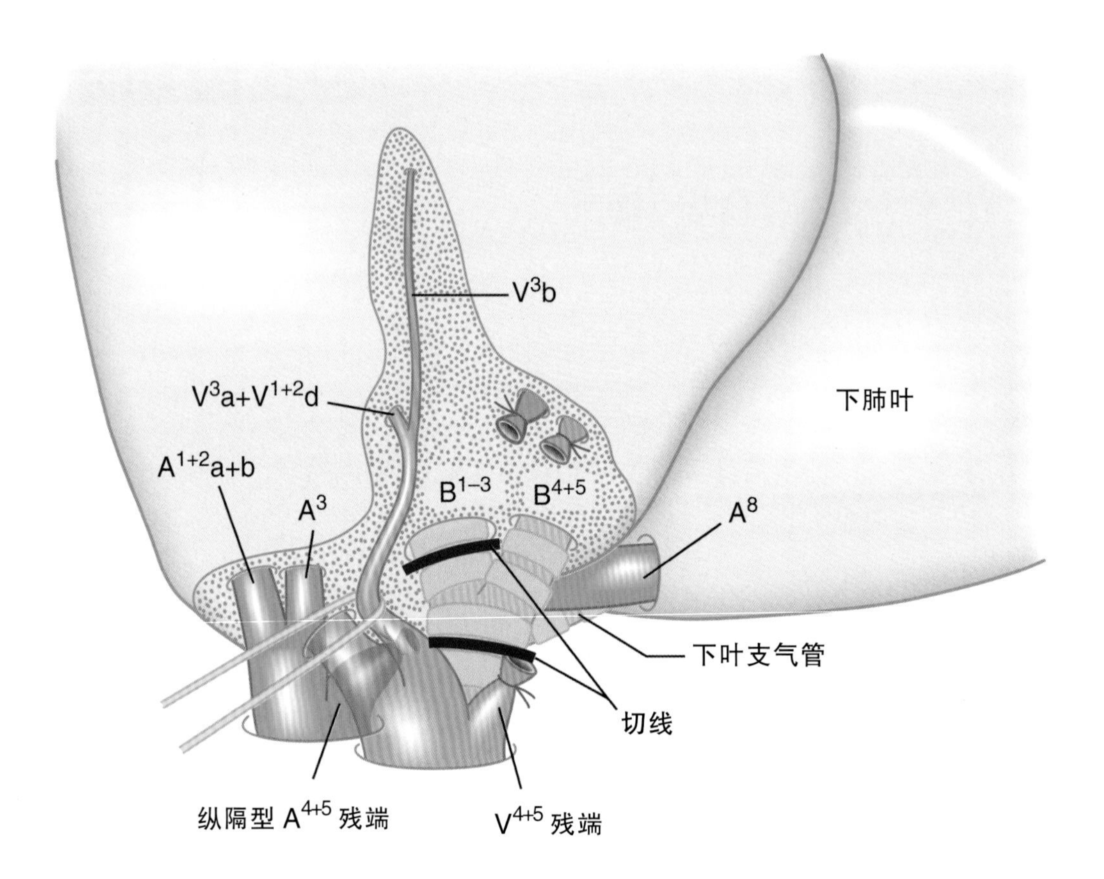

图 7.2.1　左上肺叶的肺门由腹侧向背侧显露，同舌段切除术一样暴露肺静脉、肺动脉和支气管。辨认并将 V^3b 向外侧牵拉显露，这也是 S^3b 和 S^4b 的界线。如有发现纵隔型 A^{4+5}(或 A^5)需要确认并切断。切断发至舌段(A^4 和 A^5)的肺动脉分支。显露所有的舌段静脉，并切断 V^4 和 V^5，而保留 V^3b(S^3b 和 S^4b 之间)。分离出上叶支气管 B^{1-3} 和 B^{4+5}，并将纤支镜置入 B^{4+5}。S^{4+5} 可以通过喷射通气进行充气。如果肿瘤位于 B^{4+5} 的开口而阻碍了纤支镜进入 B^{4+5}，则可以将纤支镜进入 B^{1-3}，并对 S^{1-3} 充气以帮助显示 S^{1-3} 和 S^{4+5} 之间的膨胀-萎陷分界线。切断 B^{1-3} 和上叶支气管并留下足够切缘(袖式切除)。快速术中冰冻切片病理检查确认切缘无肿瘤累及。S^{1+2}+S^3 和 S^4+S^5 之间的段间平面通常可以使用电凝切开以完整切除舌段。上叶固有段支气管(B^{1-3})以及上叶支气管以可吸收缝线进行吻合。

7.3　右 S^6 袖式段切除术

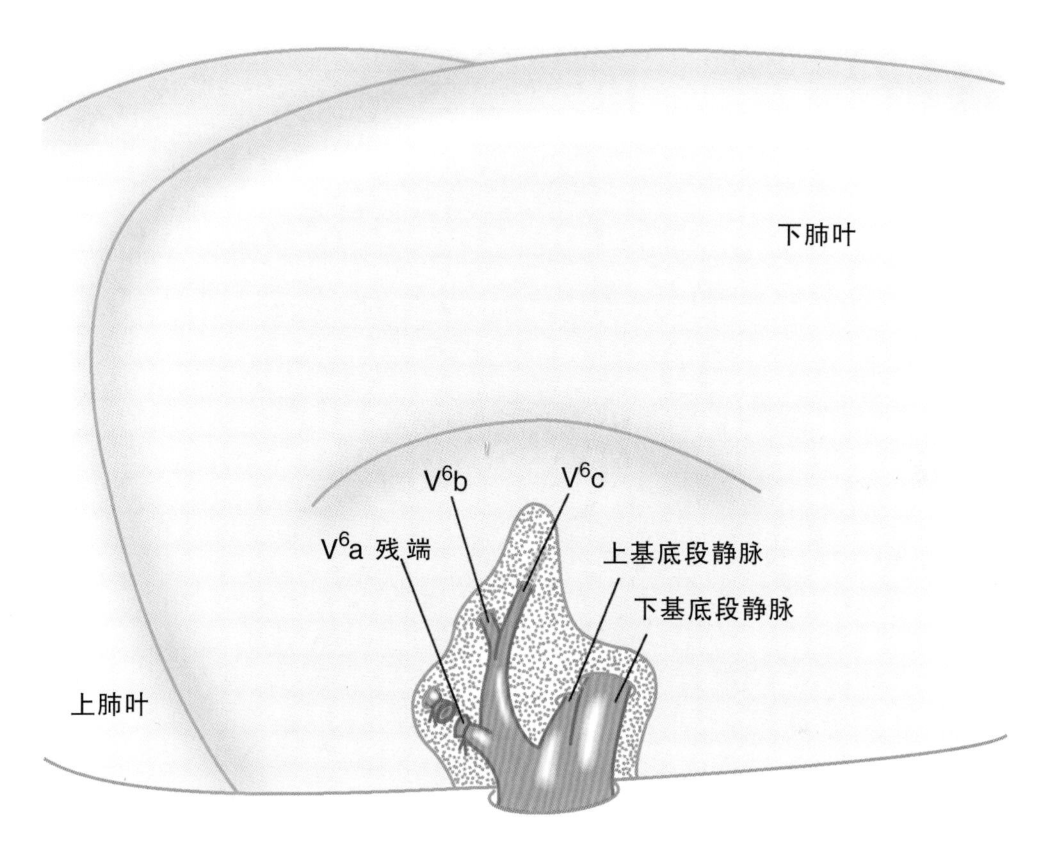

图 7.3.1　S^6 的袖式肺段切除术的指征最为常见。除了支气管的处理方式以外,这一术式和 S^6 段切除术相似。总的说来就是切断 V^6a,暴露并最终保留 V^6b 和 V^6c。

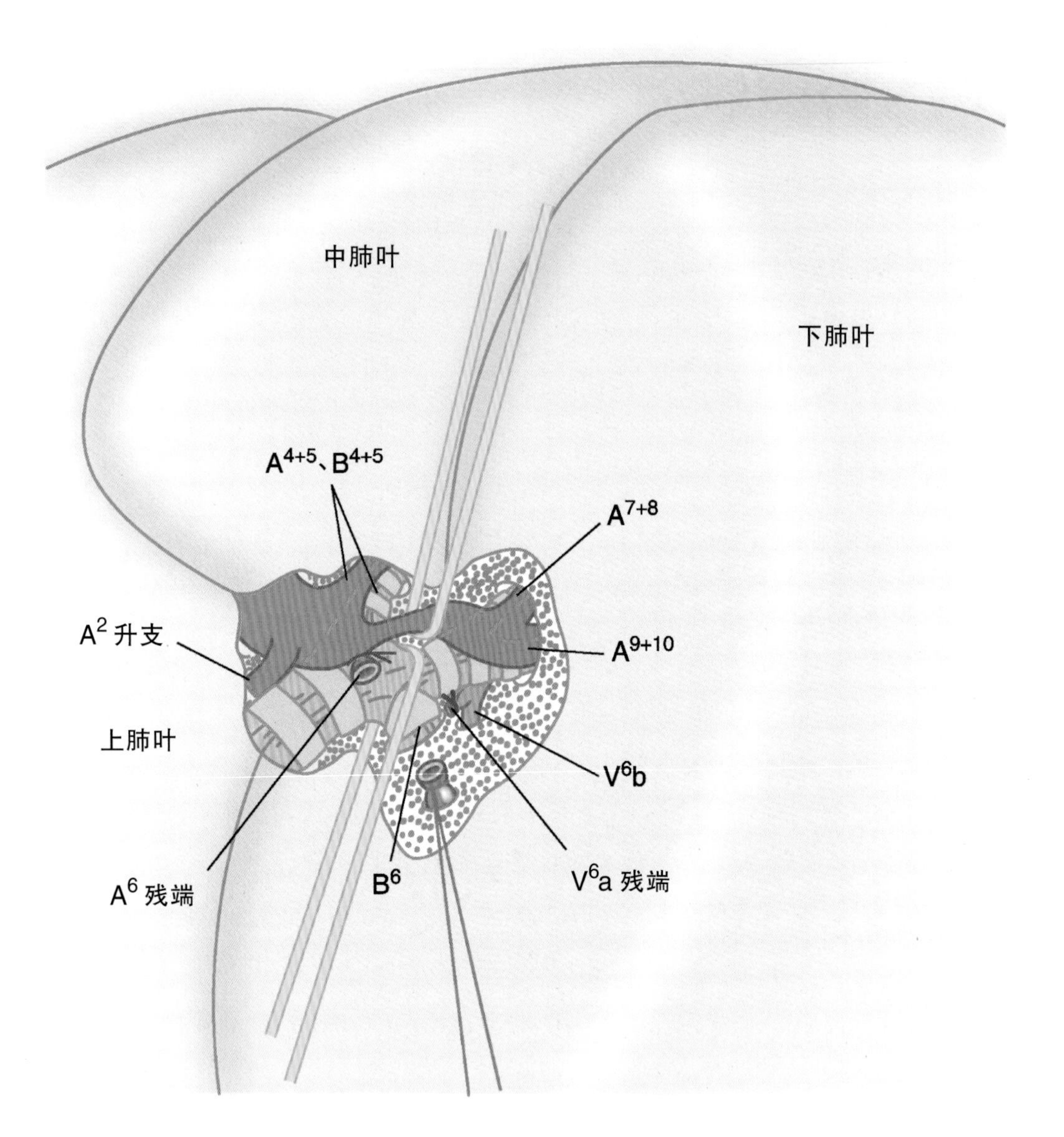

图 7.3.2　显露 A^2、A^{4+5}、A^6 和 A^{7-10} 升支的分支。切断 A^6，并将 A^{8-10} 套带，同时将之向腹侧牵开以暴露中间支气管。将中间支气管和下叶支气管套带。可见走行于 B^6 后方的 V^6b。

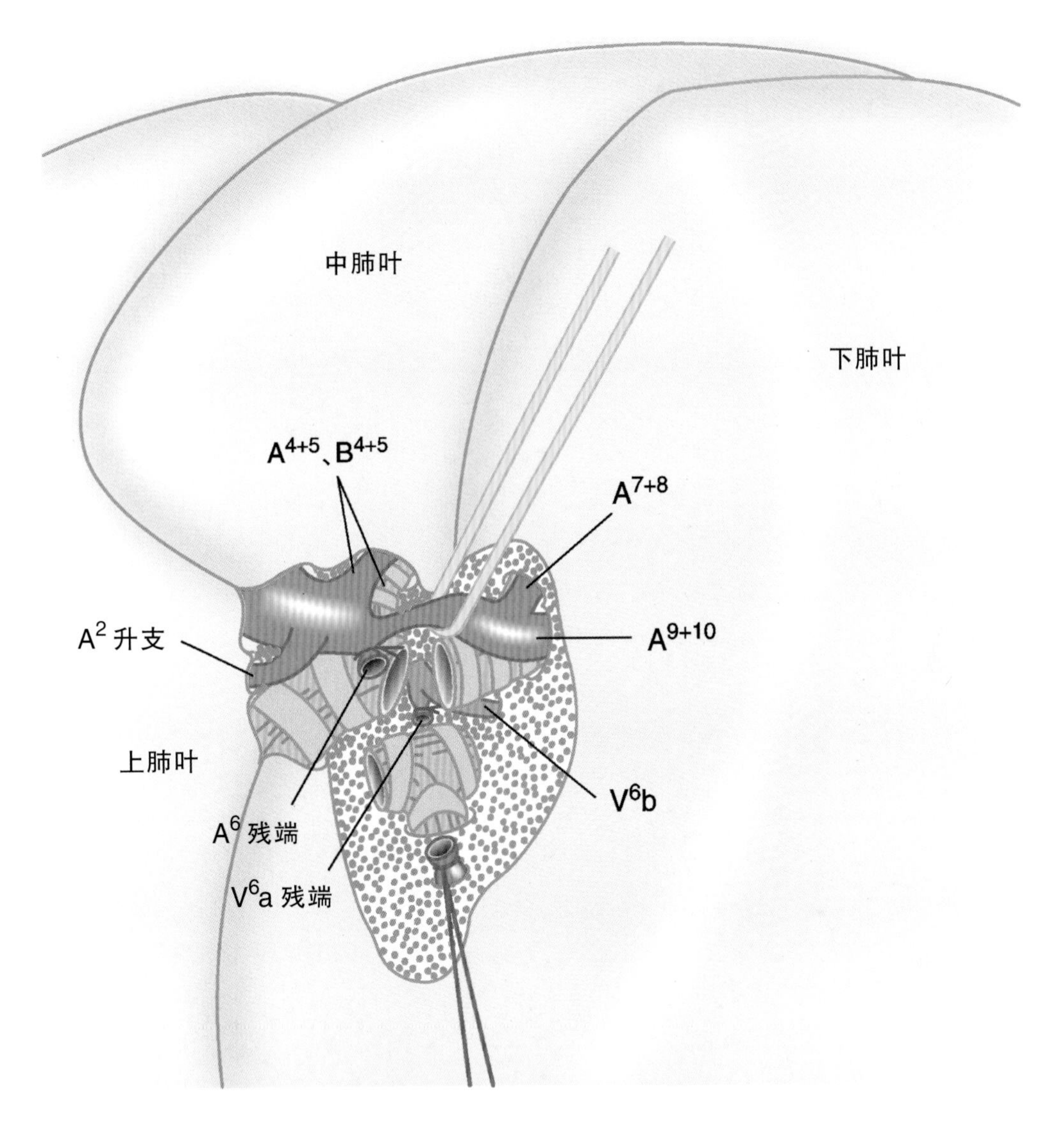

图 7.3.3　堵塞 B^6 的肿瘤常需要行此术式，而这一术式较难以喷射通气建立一个膨胀-萎陷分界线。因此，为显露 S^6 的边界可暴露 V^6b 和 V^6c。A^{8-10} 以套线向腹侧牵拉。中间支气管和中叶支气管、B^6 以及基底段支气管充分显露后行袖式切除术。

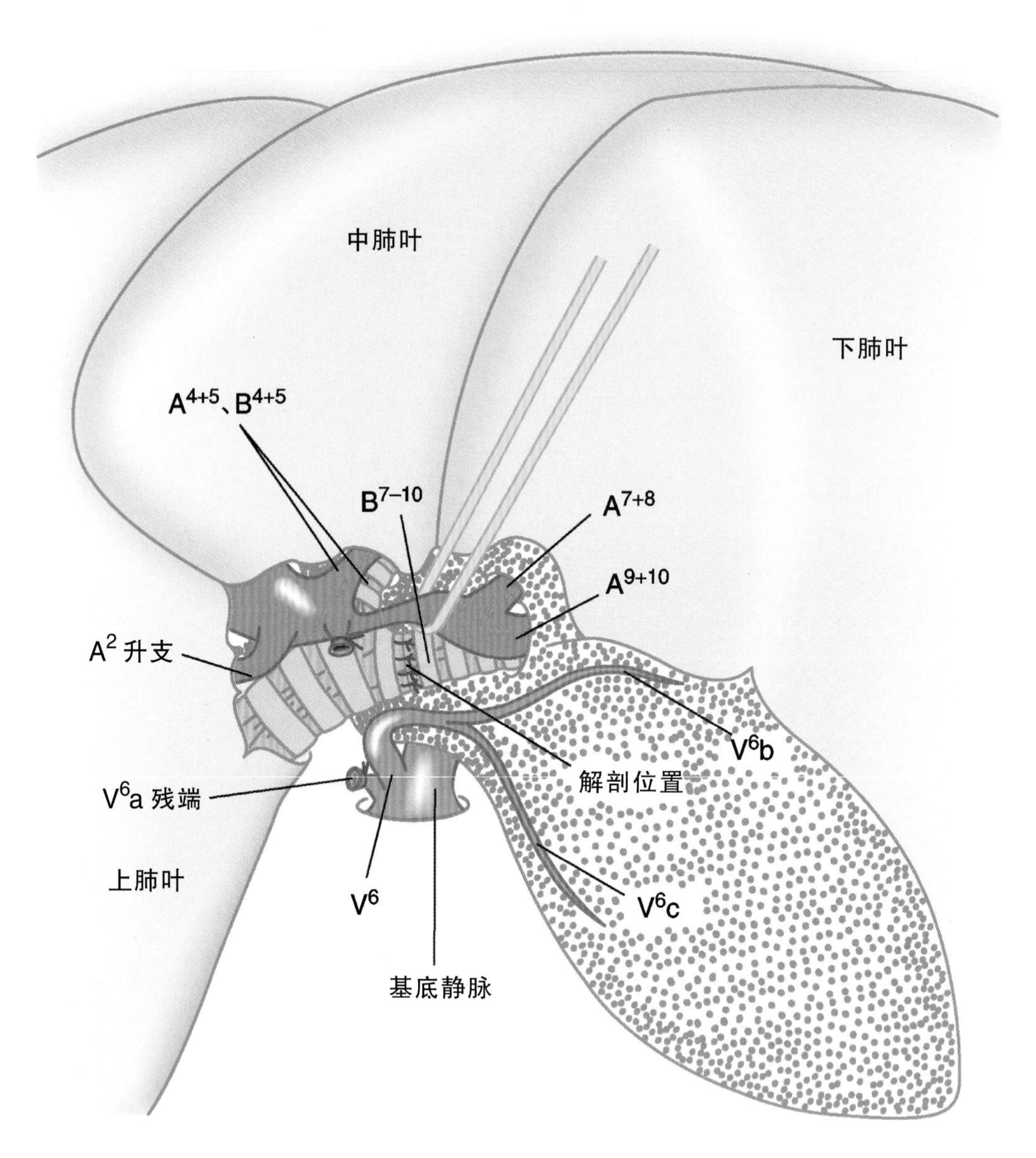

图 7.3.4　支气管残端以可吸收单股线缝合，段支气管比叶支气管更软，因此解剖位置的吻合口狭窄要充分考虑。肺门淋巴结切除和 S^6 段切除术相似。

参考文献

病理生理学

1. Nomori H, Shimosato Y, Kodama T, et al. Subtypes of small cell carcinoma of the lung. Hum Pathol. 1986;17:604–13.
2. Nomori H, Horinouchi H, Kaseda S, et al. Evaluation of the malignant grade of thymoma by morphometric analysis. Cancer. 1988;61:982–8.
3. Nomori H, Ishihara T, Torikata C. Malignant grading of cortical and medullary differentiated thymoma by morphometric analysis. Cancer. 1989;64:1694–9.
4. Nomori H, Nakajima T, Noguchi M, et al. Cytofluorometric analysis of metastases from lung adenocarcinoma with special reference to the difference between hematogenous and lymphatic metastases. Cancer. 1991;67:2941–7.
5. Nomori H, Hirohashi S, Noguchi M, et al. Tumor cell heterogeneity and subpopulations with metastatic ability in differentiated adenocarcinoma of the lung. Chest. 1991;99:934–40.
6. Nomori H, Horio H, Kobayashi R, et al. Protein 1 serum levels in lung cancer patients receiving chemotherapy. Eur Respir J. 1995;8:1654–7.
7. Nomori H, Horio H, Fuyuno G, et al. Protein 1(Clara cell protein) serum levels in healthy subjects and patients with bacterial pneumonia. Am J Respir Crit Care Med. 1995;152:746–50.
8. Nomori H, Horio H, Takagi M, et al. Clara cell protein correlation with hyperlipidemia. Chest. 1996;110:680–4.
9. Okada M, Nishio W, Sakamoto T, et al. Effect of histologic type and smoking status on the interpretation of serum carcinoembryonic antigen value in non-small cell lung carcinoma. Ann Thorac Surg. 2004;78:1004–9.
10. Mimura T, Ito A, Okada M, et al. Novel marker D2–40, combined with calretinin, CEA and TTF-1: an optimal set of immunodiagnostic markers for pleural mesothelioma. Cancer. 2007;109:933–8.
11. Yuki T, Sakuma T, Okada M, et al. Pleomorphic carcinoma of the lung. J Thorac Cardiovasc Surg. 2007;134:399–404.
12. Mori T, Nomori H, Ikeda K, et al. Microscopic-sized microthymoma in patients with myasthenia gravis. Chest. 2007;131: 847–9.
13. Mori T, Nomori H, Ikeda K, et al. The distribution of parenchyma, follicles, and lymphocyte subsets in thymus of patients with myasthenia gravis with special reference to the remission after thymectomy. J Thorac Cardiovasc Surg. 2007;133:634–8.
14. Asakura K, Izumi Y, Nomori H, et al. Mediastinal germ cell tumor with somatic-type malignancy: report of 5 stage I/II cases. Ann Thorac Surg. 2010;90:1014–6.
15. Takahashi Y, Ishii G, Nomori H, et al. Fibrous stroma is associated with poorer prognosis in lung squamous cell carcinoma patients. J Thorac Oncol. 2011;6:1460–7.
16. Mimae T, Tsuta K, Okada M, et al. Steroid receptor expression in thymomas and thymic carcinomas. Cancer. 2011;117: 4396–405.
17. Tanaka S, Hattori N, Okada M, et al. Krebs von den Lungen-6 (KL-6) is a prognostic biomarker in patients with surgically resected nonsmall cell lung cancer. Int J Cancer. 2012;130:377–87.
18. Mimae T, Okada M, Hagiyama M, et al. Upregulation of notch2 and six1 is associated with progression of early-stage lung adenocarcinoma and a more aggressive phenotype at advanced stages. Clin Cancer Res. 2012;18:945–55.
19. Tanaka S, Hattori N, Okada M, et al. Interferon (alpha, beta and omega) receptor 2 is a prognostic biomarker for lung cancer. Pathobiology. 2012;79:24–33.

肺功能

1. Nomori H, Kobayashi R, Fuyuno G, et al. Preoperative respiratory muscle training. Chest. 1994; 105:1782–8.
2. Okada M, Ota T, Okada M, et al. Right ventricular dysfunction after major pulmonary resection. J Thorac Cardiovasc Surg. 1994;108:503–11.
3. Okada M, Okada M, Ishii N, et al. Right ventricular ejection fraction in the preoperative risk evaluation of candidates for pulmonary resection. J Thorac Cardiovasc Surg. 1996;112:364–70.
4. Nomori H, Horio H, Fuyuno G, et al. Respiratory muscle strength after lung resection with special reference to age and procedures of thoracotomy. Eur J Cardiothorac Surg. 1996;10:352–8.
5. Nomori H, Ishihara T. Pressure-controlled ventilation via a mini-tracheostomy tube for patients with neuromuscular disease. Neurology. 2000;55:698–702.
6. Nomori H, Horio H, Suemasu K. Assisted pressure control ventilation via a mini-tracheostomy tube for postoperative respiratory management of lung cancer patients. Respir Med. 2000;94:214–20.
7. Nomori H. Tracheostomy tube enabling speech during mechanical ventilation. Chest. 2004;125:1046–51.
8. Harada H, Okada M, Sakamoto T, et al. Functional advantage following radical segmentectomy over lobectomy for lung cancer. Ann Thorac Surg. 2005;80:2041–5.
9. Kashiwabara K, Nomori H, Mori T. Relationship between functional preservation after segmentectomy and volume-reduction effects after lobectomy in stage I non-small cell lung cancer patients with emphysema. J Thorac Oncol. 2009;4:1111–6.
10. Yoshimoto K, Nomori H, Mori T, et al. Prediction of pulmonary function after lung lobectomy by subsegments counting, computed tomography, single photon emission computed tomography and computed tomography: a comparative study. Eur J Cardiothorac Surg. 2009;35:408–13.
11. Yoshimoto K, Nomori H, Mori T, et al. Quantification the impact of segmentectomy on pulmonary function by perfusion SPECT/CT. J Thorac Cardiovasc Surg. 2009;137: 1200–5.
12. Yoshimoto K, Nomori H, Mori T, et al. Postoperative change in pulmonary function of the ipsilateral preserved lung after segmentectomy versus lobectomy. Eur J Cardiothorac Surg. 2010;37:36–9.

诊断

1. Nomori H, Horio H, Fuyuno G, et al. Lung adenocarcinoma diagnosed by open lung or thoracoscopic vs. bronchoscopic biopsy. Chest. 1998;114:40–4.
2. Nomori H, Horio H, Naruke T, et al. Use of technetium-99 m tin colloid for sentinel lymph node identification in non-small cell lung cancer. J Thorac Cardiovasc Surg. 2002; 124:486–92.
3. Ohtsuka T, Nomori H, Horio H, et al. Radiological examination for peripheral lung cancers and benign nodules less than 10 mm. Lung Cancer. 2003;42:291–6.
4. Nomori H, Ohtsuka T, Naruke T, et al. Differentiating between atypical adenomatous hyperplasia and bronchiolo-alveolar carcinoma using the computed tomography number histogram. Ann Thorac Surg. 2003;76:867–71.
5. Nomori H, Ohtsuka T, Naruke T, et al. Histogram analysis of computed tomography numbers of clinical T1N0M0 lung adenocarcinoma, with special reference to lymph node metastasis and tumor invasiveness. J Thorac Cardiovasc Surg. 2003;126: 1584–9.
6. Okada M, Nishio W, Sakamoto T, et al. Discrepancy of computed tomographic image between lung and mediastinal windows as a prognostic implication in small lung adenocarcinoma. Ann Thorac Surg. 2003;76:1828–32.
7. Okada M, Nishio W, Sakamoto T, et al. Correlation between computed tomographic findings, bronchioloalveolar carcinoma component and the biologic behavior of small-sized lung adenocarcinomas. J Thorac Cardiovasc Surg. 2004;127:857–61.
8. Nomori H, Watanabe K, Ohtsuka T, et al. Evaluation of F-18 fluorodeoxyglucose(FDG) PET scanning for pulmonary nodules less than 3 cm in diameter, with special reference to the CT images. Lung Cancer. 2004;45:19–27.
9. Nomori H, Watanabe K, Ohtsuka T, et al. In vivo identification of sentinel lymph nodes for clinical stage I non-small cell lung cancer for abbreviation of mediastinal lymph node dissection. Lung Cancer. 2004;46:49–55.
10. Nomori H, Watanabe K, Ohtsuka T, et al. The size of metastatic foci and lymph nodes yielding false-negative and false-positive lymph node staging with positron emission tomography in patients with lung cancer. J Thorac Cardiovasc Surg. 2004; 127:1087–92.
11. Nomori H, Watanabe K, Ohtsuka T, et al. Fluorine 18-tagged fluorodeoxyglucose positron emission tomographic scanning to predict lymph node metastasis, invasiveness, or both, in clinical T1N0M0 lung adenocarcinoma. J Thorac Cardiovasc Surg. 2004;128: 396–401.
12. Watanabe K, Ohtsuka T, et al. Visual and semiquantitative analyses for F-18 fluorodeoxyglucose PET scanning in pulmonary nodules 1 cm to 3 cm in size. Ann Thorac Surg. 2005;79:984–8.
13. Nomori H, Kosaka N, Watanabe K, et al. ^{11}C-acetate positron emission tomography imaging for lung adenocarcinoma 1 to 3 cm in size with ground-glass opacity images on computed tomography. Ann Thorac Surg. 2005;80:2020–5.
14. Ohtsuka T, Nomori H, Watanabe K, et al. Positive imaging of thymoma by ^{11}C-acetate positron emission tomography. Ann Thorac Surg. 2006;81:1132–4.
15. Ohtsuka T, Nomori H, Watanabe K, et al. Prognostic significance of [^{18}F]fluorodeoxyglucose uptake on positron emission

tomography in patients with pathological stage I lung adenocarcinoma. Cancer. 2006;107:2468–73.

16. Watanabe K, Nomori H, Ohtsuka T, et al. Usefulness and complications of computed tomography-guided lipiodol marking for fluoroscopy-assisted thoracoscopic resection of small pulmonary nodules: experience with 174 nodules. J Thorac Cardiovasc Surg. 2006;132:320–4.
17. Kaji M, Nomori H, Watanabe K, et al. ^{11}C-acetate and ^{18}F-fluorodeoxyglucose positron emission tomography of pulmonary adenocarcinoma. Ann Thorac Surg. 2007;83:312–4.
18. Ikeda K, Nomori H, Mori T, et al. Impalpable pulmonary nodules with ground-glass opacity: success for making pathological sections with preoperative marking by lipiodol. Chest. 2007;131:502–6.
19. Ikeda K, Awai K, Nomori H, et al. Differential diagnosis of ground-glass opacity nodules: CT number analysis by three-dimensional computerized quantification. Chest. 2007;132:984–90.
20. Nomori H, Ikeda K, Mori T, et al. Sentinel node identification in clinical stage Ia non-small cell lung cancer by a combined single photon emission computed tomography/computed tomography system. J Thorac Cardiovasc Surg. 2007;134:182–7.
21. Okada M, Tauchi S, Iwanaga K, et al. Associations among bronchioloalveolar carcinoma component, positron emission tomographic, computed tomographic findings and malignant behavior in small lung adenocarcinomas. J Thorac Cardiovasc Surg. 2007;133:1448–54.
22. Nomori H, Shibata H, Uno K, et al. ^{11}C-Acetate can be used in place of 18F-fluorodeoxyglucose for positron emission tomography imaging of non-small cell lung cancer with higher sensitivity for well-differentiated adenocarcinoma. J Thorac Oncol. 2008;3: 1427–32.
23. Mori T, Nomori H, Ikeda K, et al. Diffusion-weighted magnetic resonance imaging for diagnosing malignant pulmonary nodules/masses: comparison with positron emission tomography. J Thorac Oncol. 2008;3:358–64.
24. Ikeda K, Nomori H, Mori T, et al. Epidermal growth factor receptor mutations in multicentric lung adenocarcinomas and atypical adenomatous hyperplasias. J Thorac Oncol. 2008;3:467–71.
25. Ikeda K, Nomori H, et al. Novel germline mutation: EGFR V843I in patient with multiple lung adenocarcinomas and family members with lung cancer. Ann Thorac Surg. 2008;85:1430–2.
26. Nomori H, Mori T, Ikeda K, et al. Diffusion-weighted magnetic resonance imaging can be used in place of positron emission tomography for N staging of non-small cell lung cancer with fewer false-positive results. J Thorac Cardiovasc Surg. 2008; 135:816–22.
27. Shibata H, Nomori H, Uno K, et al. ^{11}C-acetate for positron emission tomography imaging of clinical stage IA lung adenocarcinoma: comparison with ^{18}F-fluorodeoxyglucose for imaging and evaluation of tumor aggressiveness. Ann Nucl Med. 2009; 23:609–16.
28. Ohba Y, Nomori H, et al. Evaluation of visual and semiquantitative assessments of fluorodeoxyglucose-uptake on PET scans for the diagnosis of pulmonary malignancies 1 to 3 cm in size. Ann Thorac Surg. 2009;87:886–91.
29. Nomori H, Ohba Y, Yoshimoto K, et al. Difference of sentinel lymph node identification between tin colloid and phytate in patients with non-small cell lung cancer. Ann Thorac Surg. 2009;87:906–10.
30. Shibata H, Nomori H, Uno K, et al. ^{18}F-fluorodeoxyglucose and ^{11}C-acetate positron emission tomography are useful modalities for diagnosing the histological type of thymoma. Cancer. 2009;115:2531–8.
31. Ohba Y, Nomori H, Mori T, et al. Is diffusion-weighted magnetic resonance imaging superior to fluorodeoxyglucose-positron emission tomography in non-small cell lung cancer? J Thorac Cardiovasc Surg. 2009;138:439–45.
32. Yamauchi Y, Izumi Y, Nomori H, et al. Diagnostic performance of percutaneous core-needle lung biopsy under CT scan fluoroscopic guidance for pulmonary lesions measuring ≤10 mm. Chest. 2011;140:1669–70.
33. Yamauchi Y, Izumi Y, Nomori H, et al. Percutaneous cryoablation for pulmonary nodules in the residual lung after pneumonectomy: report of two cases. Chest. 2011; 140:1633–7.
34. Nakayama H, Okumura S, Okada M, et al. Value of integrated positron emission tomography revised using a phantom to evaluate malignancy grade of lung adenocarcinoma: a multicenter study. Cancer. 2010;111:3170–7.
35. Okada M, Nakayama H, Okumura S, et al. Multicenter analysis of HR-CT and PET/CT findings to choose therapeutic strategies for clinical stage IA lung adenocarcinoma. J Thorac Cardiovasc Surg. 2011;141:1384–91.
36. Tsutani Y, MiyataY, Okada M, et al. Difference in prognostic significance of maximum standardized uptake value on [18F]-fluoro-2-deoxyglucose positron emission tomography between adenocarcinoma and squamous cell carcinoma of the lung. Jpn J Clin Oncol. 2011;41:890–6.
37. Tsutani Y, Miyata Y, Okada M, et al. Prognostic significance of using solid versus whole tumor size on high-resolution computed tomography for predicting pathologic malignant grade of tumors in clinical stage IA lung adenocarcinoma: a multicenter study. J Thorac Cardiovasc Surg. 2012 ;143:607–12.

外科学

1. Nomori H, Kaseda S, Kobayashi K, et al. Adenoid cystic carcinoma of the trachea and main-stem bronchus. J Thorac Cardiovasc Surg. 1988;96:271–7.
2. Nomori H, Kobayashi R, Kodera K, et al. Indications for an expandable metallic stent for tracheobronchial stenosis. Ann Thorac Surg. 1993;56:1324–8.
3. Okada K, Okada M, Yamamoto S, et al. Successful resection of a recurrent leiomyosarcoma of the pulmonary trunk. Ann Thorac Surg. 1993;55:1009–12.
4. Nomori H, Morinaga S, Kobayashi R, et al. Cervical thymic cancer infiltrating the trachea and thyroid. Eur J Cardiothorac Surg. 1994;8:222–4.
5. Nomori H, Hasegawa T, Kobayashi R, et al. The "reversed" latissimus dorsi muscle flap with conditioning delay for closure of a lower thoracic tuberculous empyema. Thorac Cardiovasc Surg. 1994;42:182–4.
6. Okada M, Tsubota N, Yoshimura M, et al. Simultaneous occurrence of three primary lung cancers. Chest. 1994;105:631–2.
7. Nomori H, Kobayashi R, Hasegawa T. Intrathoracic transposition of the musculocutaneous flap in treating empyema. Thorac Cardiovasc Surg. 1995;43:171–5.
8. Nomori H, Horio H, Nara S. Synchronous reconstruction of the trachea and innominate artery in thyroid carcinoma. Ann Thorac Surg. 1995;60:1421–2.
9. Nomori H, Nara S, Horio H. Modified trap-door thoracotomy for malignancies invading the subclavian and innominate vessels. Thorac Cardiovasc Surg. 1995;43:204–7.
10. Okada M, Nishio W, Sakamoto T, et al. Sleeve lobectomy for lung carcinoma in a patient with muscular dystrophy. Thorac Cardiovasc Surg. 1996;44:264–5.
11. Nomori H, Horio H. Endofinger for tactile localization of pulmonary nodules during thoracoscopic resection. Thorac Cardiovasc Surg. 1996;44:50–3.
12. Nomori H, Horio H. Colored collagen is a long-lasting point marker for small pulmonary nodules in thoracoscopic operations. Ann Thorac Surg. 1996;61: 1070–3.
13. Okada M, Kawaraya N, Kujime K, et al. Omentopexy for anastomotic dehiscence after tracheal sleeve pneumonectomy. Thorac Cardiovasc Surg. 1997;45:144–5.
14. Nomori H, Horio H. Gelatin-resorcinol-formaldehyde-glutaraldehyde glue-spread stapler prevents air leakage from the lung. Ann Thorac Surg. 1997;63:352–5.
15. Nomori H, Horio H, Fuyuno G, Kobayashi R. Non-serratus-sparing antero-axillary thoracotomy with disconnection of anterior rib cartilage. Chest. 1997;111:572–6.
16. Nomori H, Horio H, Hasegawa T. Chest wall reconstruction using a titanium hollow screw reconstruction plate. Thorac Cardiovasc Surg. 1997;45:35–7.
17. Nomori H, Horio H, Fuyuno G, et al. Opening of infectious bulla with use of video-assisted thoracoscopic surgery. Chest. 1997;112:1670–3.
18. Nomori H, Horio H, Fuyuno G, Morinaga S. Contacting metastasis of a fibrous tumor of the pleura. Eur J Cardiothorac Surg. 1997;12:928–30.
19. Nomori H, Horio H, Suemasu K. Daily and long-term balloon dilatation via minitracheostomy in cicatric bronchial stenosis. Ann Thorac Surg. 1998;66:2100–2.
20. Nomori H, Horio H, Imazu Y, et al. De-epithelialization for esophageal cyst by video-assisted thoracoscopic surgery monitored by esophagoscopy. Thorac Cardiovasc Surg. 1998;46:107–8.
21. Nomori H, Nara S, Morinaga S, et al. Primary malignant lymphoma of superior vena cava. Ann Thorac Surg. 1998;66:1423–4.
22. Okada M, Tsubota N, Yoshimura M, et al. Operative approach for multiple primary lung carcinomas. J Thorac Cardiovasc Surg. 1998;115:836–40.
23. Okada M, Tsubota N, Yoshimura M, et al. Proposal for reasonable mediastinal lymphadenectomy in bronchogenic carcinomas. J Thorac Cardiovasc Surg. 1998;116:949–53.
24. Okada M, Tsubota N, Yoshimura M, et al. How should interlobar pleural invasion be classified? Prognosis of resected T3 non-small cell lung cancer? Ann Thorac Surg. 1999;68:2049–52.
25. Okada M, Tsubota N, Yoshimura M, et al. Evaluation of TNM classification for lung carcinoma with ipsilateral intrapulmonary metastasis. Ann Thorac Surg. 1999;68:326–30.
26. Okada M, Tsubota N, Yoshimura M, et al. Prognosis of completely resected pN2 non–small cell lung carcinomas. J Thorac Cardiovasc Surg. 1999;118:270–5.
27. Okada M, Tsubota N, Yoshimura M, et al. Extended sleeve lobectomy for lung cancer: the avoidance of pneumonectomy. J Thorac Cardiovasc Surg. 1999;118:710–3.
28. Okada M, Tsubota N, Yoshimura M, et al. Role of pleural lavage cytology before resection for primary lung carcinoma. Ann Surg. 1999;229:579–84.
29. Nomori H, Horio S, Morinaga S, Suemasu K. Gelatin-resorcinol formaldehyde-glutaraldehyde(GRFG) glue for sealing pulmonary air leakage during thoracoscopic surgery. Ann Thorac Surg. 1999;67:212–6.
30. Nomori H, Horio H, Suemasu K. Dumon stent placement via tracheal tube. Chest. 1999;115: 582–3.
31. Nomori H, Horio S, Suemasu K. Anterior limited thoracotomy with intrathoracic illumination for lung cancer: its advantages over antero-axillary and posterolateral thoracotomy. Chest. 1999;115:874–80.
32. Nomori H, Horio H, Suemasu K. Mixing collagen with fibrin glue to strengthen the sealing effect for pulmonary air leakage. Ann Thorac Surg. 2000;70:1666–70.

33. Nomori H, Horio H, Imazu Y, Suemasu K. Double stenting for esophageal and tracheobronchial stenosis. Ann Thorac Surg. 2000;70:1803–7.
34. Nomori H, Horio H, Suemasu K. The efficacy and side effects of gelatin-resorcinol formaldehyde glutaraldehyde (GRFG) glue for preventing and sealing pulmonary air leakage. Surg Today. 2000;30:244–8.
35. Okada M, Tsubota N, Yoshimura M, et al. Induction therapy for non-small cell lung cancer with involved mediastinal nodes in multiple stations. Chest. 2000;118:123–8.
36. Okada M, Tsubota N, Yoshimura M, et al. Survival related to lymph node involvement in lung cancer after sleeve lobectomy compared with pneumonectomy. J Thorac Cardiovasc Surg. 2000;119:814–9.
37. Okada M, Yoshikawa K, Hatta T, et al. Is segmentectomy with lymph node assessment an alternative to lobectomy for non-small cell lung cancer of 2 cm or smaller? Ann Thorac Surg. 2001;71:956–60.
38. Nomori H, Horio H, Suemasu K. Early removal of chest drainage tubes and oxygen support after a lobectomy for lung cancer facilities earlier recovery of the 6-minute walking distance. Surg Today. 2001;31:395–9.
39. Nomori H, Horio H, Naruke T, Suemasu K. Posterolateral thoracotomy is behind limited thoracotomy and thoracoscopic surgery in terms of postoperative pulmonary function and walking capacity. Eur J Cardiothorac Surg. 2001;21:155–6.
40. Nomori H, Horio H, Suemasu K. Comparison of short-term versus long-term epidural analgesia after limited thoracotomy with special reference to pain score, pulmonary function, and respiratory muscle strength. Surg Today. 2001;31:191–5.
41. Nomori H, Horio H, Suemasu K. Differentiating early malignant lung tumors from inflammatory nodules to minimize the use of video-assisted thoracoscopic surgery or open biopsy to establish a diagnosis. Surg Today. 2001;31:102–7.
42. Nomori H, Horio H, Naruke T, Suemasu K. What is the advantage of a thoracoscopic lobectomy over a limited thoracotomy procedure for lung cancer surgery? Ann Thorac Surg. 2001; 72:879–84.
43. Nomori H, Horio H, Naruke T, Suemasu K. Fluoroscopy-assisted thoracoscopic resection of lung nodules marked with lipiodol. Ann Thorac Surg. 2001;74:170–3.
44. Nomori H, Horio H, Suemasu K. Intrathoracic transposition of a pectoralis major and pectoralis minor muscle flap for empyema in patients previously subjected to posterolateral thoracotomy. Surg Today. 2001;31:295–9.
45. Nomori H, Ohtsuka T, Horio H, Naruke T, Suemasu K. Thoracoscopic lobectomy for lung cancer with a largely fused fissure. Chest. 2003;123:619–22.
46. Okada M, Sakamoto T, Nishio W, et al. Characteristics and prognosis of patients after resection of non-small cell lung carcinoma measuring 2 cm or less in greatest dimension. Cancer. 2003;98:535–41.
47. Okada M, Sakamoto T, Nishio W, et al. Pleural lavage cytology in non-small cell lung cancer. J Thorac Cardiovasc Surg. 2003; 126:1911–5.
48. Okada M, Nishio W, Sakamoto T, et al. Long-term survival and prognostic factors of 5-year survivors with complete resection of non-small cell lung carcinoma. J Thorac Cardiovasc Surg. 2003;126:558–62.
49. Matsuoka H, Nishio W, Okada M, et al. Resection of chest wall invasion in patients with non-small cell lung cancer. Eur J Cardiothorac Surg. 2004;26:1200–4.
50. Ohtsuka T, Nomori H, Horio H, Naruke T, Suemasu K. Is major pulmonary resection by video-assisted thoracic surgery an adequate procedure in clinical stage I lung cancer? Chest. 2004;125:1742–6.
51. Okada M, Nishio W, Sakamoto T, et al. Evolution of surgical outcomes for non-small cell lung cancer. Ann Thorac Surg. 2004;77:1926–30.
52. Okada M, Nishio W, Sakamoto T, et al. Prognostic significance of perioperative serum carcinoembryonic antigen in non-small cell lung cancer. Ann Thorac Surg. 2004;78: 216–21.
53. Okada M, Nishio W, Sakamoto T, et al. Sleeve segmentectomy for non-small cell lung carcinoma. J Thorac Cardiovasc Surg. 2004;128:420–4.
54. Matsuoka H, Okada M, Sakamoto T, et al. Complications and outcomes after pulmonary resection for cancer in patients 80 to 89 years of age. Eur J Cardiothorac Surg. 2005;28:380–3.
55. Okada M, Sakamoto T, Yuki T, et al. Hybrid surgical approach of video-assisted minithoracotomy for lung cancer. Chest. 2005;128:2696–701.
56. Okada M, Sakamoto T, Yuki T, et al. Border between N1 and N2 stations in lung carcinoma. J Thorac Cardiovasc Surg. 2005;129:825–30.
57. Okada M, Nishio W, Sakamoto T, et al. Effect of tumor size on prognosis in non-small cell lung cancer. J Thorac Cardiovasc Surg. 2005;129:87–93.
58. Nomori H, Imazu Y, Watanabe K, et al. Radiofrequency ablation of pulmonary tumors and normal lung tissue in Swine and rabbits. Chest. 2005;127:973–7.
59. Ikeda K, Nomori H, Mori T, et al. Size of metastatic and non-metastatic mediastinal lymph nodes in non-small cell lung cancer. J Thorac Oncol. 2006;1:949–52.
60. Okada M, Sakamoto T, Yuki T, et al. Selective mediastinal lymphadenectomy for clinico-surgical stage I non-small cell lung cancer. Ann Thorac Surg. 2006;81:1028–32.
61. Okada M, Koike T, Higashiyama M, et al. Radical sublobar resection for small-sized non-small cell lung cancer. J Thorac Cardiovasc Surg. 2006;132:769–75.
62. Okada M, Mimura T, Ikegaki J, et al. A novel video-assisted anatomical segmentectomy technique-selective segmental inflation via bronchofiberoptic jet followed by cautery cutting. J Thorac Cardiovasc Surg. 2007;133:753–8.
63. Nomori H, Ikeda K, Mori T, et al. Sentinel node navigation segmentectomy for c-T1N0M0 non-small cell lung cancer. J Thorac Cardiovasc Surg. 2007;133:780–5.
64. Okada M, Mimura T, Ohbayashi C, et al. Radical surgery for malignant pleural mesothelioma. Interact Cardiovasc Thorac Surg. 2008;7:102–6.
65. Okada M. Radical sublobar resection for lung cancer. Gen Thorac Cardiovasc Surg. 2008;56:151–7.
66. Nomori H. Sentinel node mapping in lung cancer. The Japanese experience. Semin Thorac Cardiovasc Surg. 2009;21:316–22.

67. Kobayashi H, Nomori H, Mori T, et al. Extrapleural pneumonectomy with reconstruction of diaphragm and pericardium using autologous materials. Ann Thorac Surg. 2009;87:1630–2.
68. Nomori H, Ohba Y, Shibata H, et al. Required area of lymph node sampling during segmentectomy for clinical stage IA non-small cell lung cancer. J Thorac Cardiovasc Surg. 2010;139:38–42.
69. Mimae T, Hirayasu T, Okada M, et al. Advantage of absorbable suture material for pulmonary artery ligation. Gen Thorac Cardiovasc Surg. 2010;58:511–5.
70. Lim E, Clough R, Okada M, et al. Impact of positive pleural lavage cytology on survival in patients having lung resection for non-small-cell lung cancer: an international individual patient data meta-analysis. J Thorac Cardiovasc Surg. 2010;139: 1441–6.
71. Nakamura K, Saji H, Okada M, et al. A phase III randomized trial of lobectomy versus limited resection for small-sized peripheral non-small cell lung cancer. Jpn J Clin Oncol. 2010;40:271–4.
72. Miyoshi K, Mimura T, Okada M, et al. Surgical treatment of clinical N1 non-small cell lung cancer: ongoing controversy over diagnosis and prognosis. Surg Today. 2010;40: 428–32.
73. Miyata Y, Okada M. Hybrid video-assisted thoracic surgery basilar (S9–10) segmentectomy. Semin Thorac Cardiovasc Surg. 2011;23:73–7.
74. Asakura K, Nomori H, Izumi Y, et al. Effect of cutting technique at the intersegmental plane during segmentectomy on expansion of the preserved segment: comparison between staplers and scissors in ex vivo pig lung. Eur J Cardiothorac Surg. 2011; 40:e34–8.
75. Fukutomi T, Kohno M, Nomori H, et al. Sentinel node microscopic metastasis detected after segmentectomy for lung cancer followed by completion lobectomy: two case reports. Thorac Cardiovasc Surg. 2011 May 12 [Epub ahead of print].
76. Horinouchi H, Nomori H, Izumi Y, et al. How many pathological T1N0M0 non-small cell lung cancers can be completely resected in one segment? Special reference to high-resolution computed tomography findings. Surg Today. 2011;41:1062–6.
77. Nomori H, Kohno M, Izumi Y, et al. Sentinel nodes in lung cancer: our 10 years-experience. Surg Today. 2011;41:889–95.
78. Nomori H, Mori T, Iyama K, et al. Risk of bronchioloalveolar carcinoma in patients with human T-cell lymphotropic virus type 1 (HTLV-I): case–control study results. Ann Thorac Cardiovasc Surg. 2011;17:19–23.
79. Nomori H, Mori T, Izumi Y, et al. Is completion lobectomy merited for unanticipated nodal metastases after radical segmentectomy for cT1N0M0/pN1–2 non-small cell lung cancer? J Thorac Cardiovasc Surg. 2011 Nov 19 [Epub ahead of print].
80. Okui M, Kohno M, Nomori H, et al. Combined subsegmentectomy for S(2)(b) (horizontal subsegment of the posterior segment) and S(3)(a) (lateral subsegment of the anterior segment) in the right upper pulmonary lobe. Gen Thorac Cardiovasc Surg. 2011; 59:632–5.
81. Nakayama T, Kohno M, Nomori H, et al. Innovative segmentectomy to remove the posterior segment of the lower lobe (S^{10}) of the lung. Surg Today. 2012;42:104–6.
82. Okada M, Tsutani Y, Ikeda T, et al. Radical hybrid video-assisted thoracic segmentectomy: long-term results of minimally invasive anatomical sublobar resection for treating lung cancer. Interact Cardiovasc Thorac Surg. 2012;14:5–11.
83. Nomori H, Mori T, Ikeda K, et al. Segmentectomy for cT1N0M0 non-small cell lung cancer: a prospective study at a single institute. J Thorac Cardiovasc Surg. 2012;144:87–93.
84. Ikeda T, Miyata Y, Okada M, et al. Fibrinogen/thrombin-based collagen fleece [TachoComb(R)] promotes regeneration in pulmonary arterial injury. Eur J Cardiothorac Surg. 2012;41:926–32.

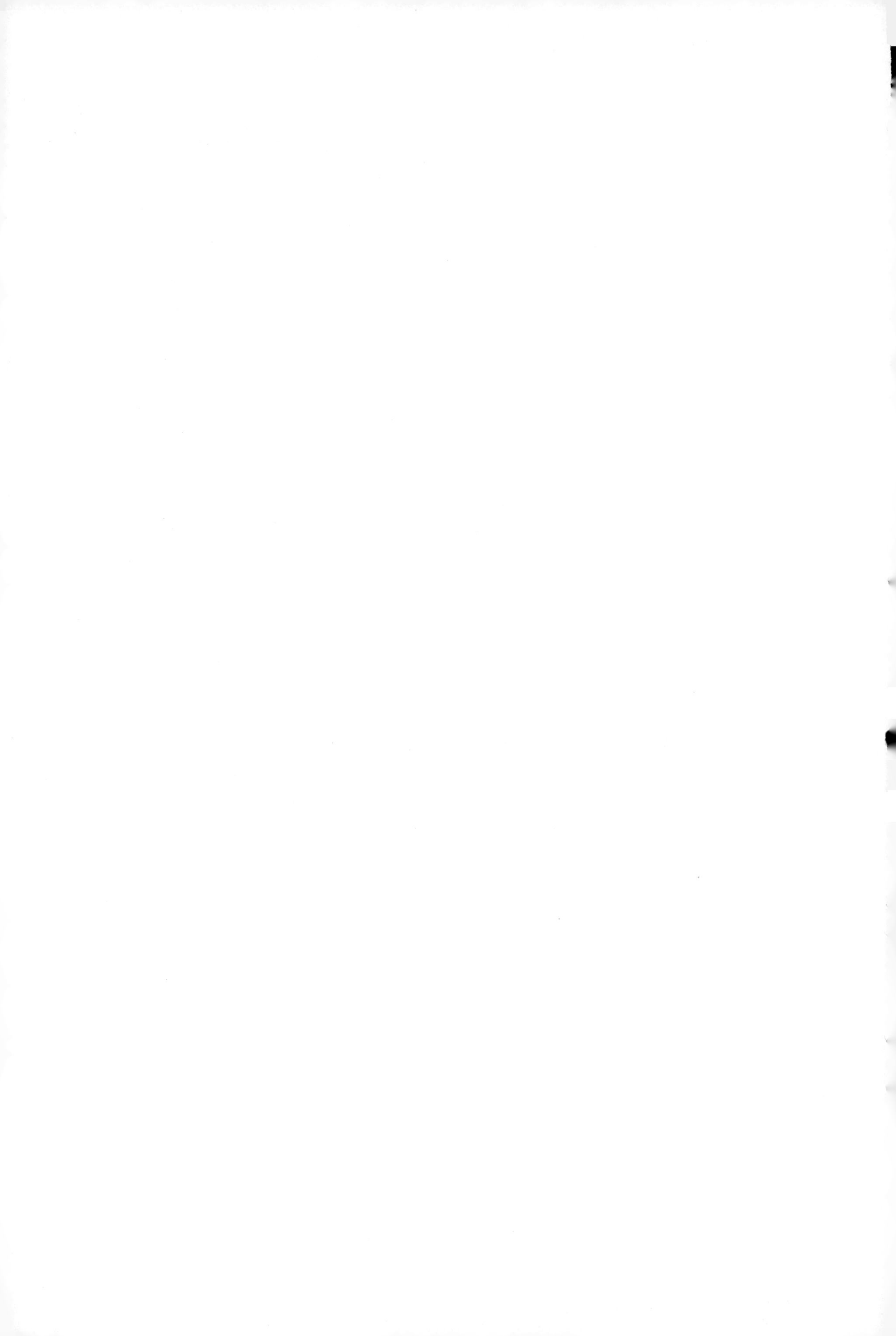